中華日報專欄

趣談藥用植物 (下)

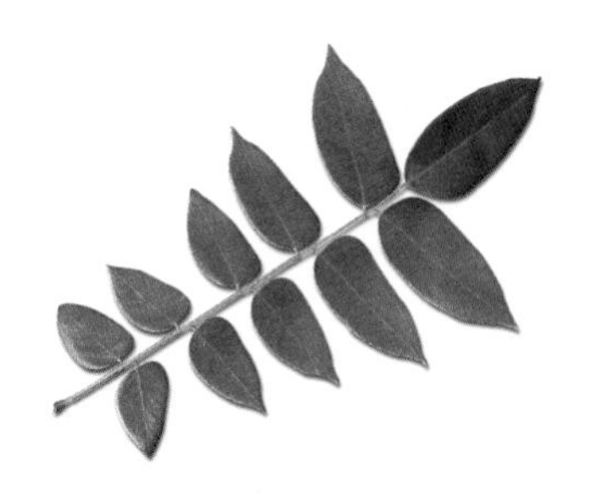

洪心容、黃世勳、黃啓睿　合著

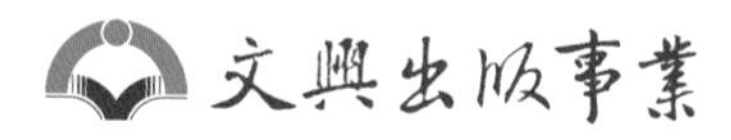

推薦序

————向默默耕耘台灣—藥用植物介紹推廣的伉儷致意

在全球化的衝擊下，世界各地居民面臨如何一方面享受全球化所帶來的便利、福祉，另方面保存持續各地居民生活特色與文化認同的困惑、掙扎與抉擇。台灣的過去、現在與未來，我們有多少認知、省思與探索？我們如何面對自己，面向世界？

筆者有幸，與洪心容、黃世勳賢伉儷結識多年，心容為中國醫藥學院(今中國醫學大學)學士後中醫系畢業並在其附設醫院接受臨床住院醫師訓練；世勳在中國醫藥學院藥學系畢業後，在國立陽明大學傳統醫藥研究所完成碩士學位，並有國際學術論文發表。在這樣紮實的專業訓練下，他們憑著對綠色生命的熱愛，四處走訪觀察、攝影，一方面親沐自然，吐納清新，一方面將有情花木，拍攝成精美圖片，加上文字介紹，成就出一系列圖文並茂的”趣談藥用植物”————這是他們賢伉儷2003年”自己孩子出生”一般的喜悅與感動！今年亦欣逢他們愛情結晶的出生，第一胎呱呱落地後，初為人父母之喜悅與生活步調稍亂之情景可想而知。

此書乃集結心容、世勳於中華日報專欄—趣談藥物植物之系列文章而成，與先前國立自然科學博物館簡訊之專欄成書”藥用植物拾趣”互為雙璧，相得益彰。筆者有幸先睹為快，除了向心容、世勳賢伉儷致意肯定外，更向讀者各界推薦，歡迎光臨”趣談藥用植物”，分享喜悅與感動。

國立陽明大學 傳統醫藥研究所

教授 黃怡超 敬上

2003年12月31日

出版序

一向就喜歡植物。從小，不論是牆縫中硬鑽出來的，柔柔嫩嫩的小鐵線蕨，或是鄰居牆上大剌剌招搖著豔黃一夏的軟枝黃蟬，都能讓我駐足兼發愣的看上半天，總覺得它們正絮絮的訴說著特有的言語。因此，在還未入學的年歲，我就彷彿知道，春天是綠葉伸展的季節，繽紛花雨總在夏天飛落；當果熟纍懸，就大約是秋季走近；而清冷的枝頭也就宣告著冬季的來臨。

不知道你生命的映像中是否也有植物串起的片片段段？像是沿著排水溝列植的小葉欖仁，遠遠望去，在帶點蕭條感的冬日夕照下，彷彿涵融了整個城市的深邃悠遠；大學校園裡熱熱鬧鬧綻放在綠地中央的波斯菊群落，正用鮮豔的五彩，描繪著生命的鮮活景象；我尤其喜歡神氣的在行道旁站崗的臺灣欒樹，一年四季都用不同的面貌展耀多姿的風采。

可是，直到上了大學，接觸了醫藥領域，我才學會用更深沉的眼光，去重新認識我向來所熟悉的植物朋友，也訝異於它們觀賞以外的價值。它們可以醫病，可以充飢；能夠建屋，能夠造紙；還能保水、護土，有說不完的用途。看看，它們為人們做了這麼多，卻依然默默的站在自己的位置上，沒有喧鬧，沒有邀功，以至於讓人們忘了它們的存在。所以，今天我是用一種疼惜的心情，來幫植物們說說它們的事，一棵植物是一個故事，雖然看起來都不是什麼轟烈的行止，可是這些為人們的涓滴付出匯集起來，卻成就了大部分人類歷史的區塊。

過去十數年來我們夫妻持續在各媒體發表這些植物的故事，已累積有數百篇的文字，年前國立自然科學博物館已經以「藥用植物拾趣」之名出版一部分，而這套刊載於中華日報醫藥版的「趣談藥用植物」專欄單行本，則是應讀者要求而集結發行。在此成書之際，首先要感謝中華日報醫藥版主編羊憶玫小姐所提供的專欄版面，讓我們有了與眾多植物愛好者交流的空間，同時還要感謝恩師──國立陽明大學傳統醫藥學研究所所長黃怡超教授，在日常繁忙的教學研究工作之外，還提筆為本書寫序，在這裡一併表達誠摯的謝意。另外，順便一提，我們那選在爸媽忙得恨不得有三頭六臂的時刻出生的寶貝兒子啓睿，也搶著以書中「睿寶寶」的形象先跟大家打聲招呼，並且順理成章躋身作者之列，因為當他還在肚子裡的時候，爸媽早就帶著他四處去拜訪許多尚未謀面的植物朋友了。

如果你也有與植物相關的故事想告訴大家，不論是與植物的邂逅，或應用植物的經驗，都歡迎與我們連絡，讓我們一起把這些共存共榮的綠色朋友介紹給大家，希望更多人都能因此感受到植物對人們的無私、對整個生存環境的貢獻，期待每個人的生活裡都有與植物們互動的美好印象。

我想，只要能夠，我們會一直為它們代言下去。

發行人 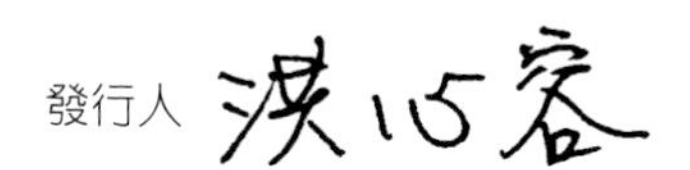

趣談藥用植物（下）

中華日報 醫藥版專欄

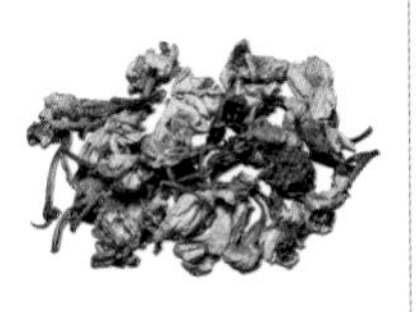

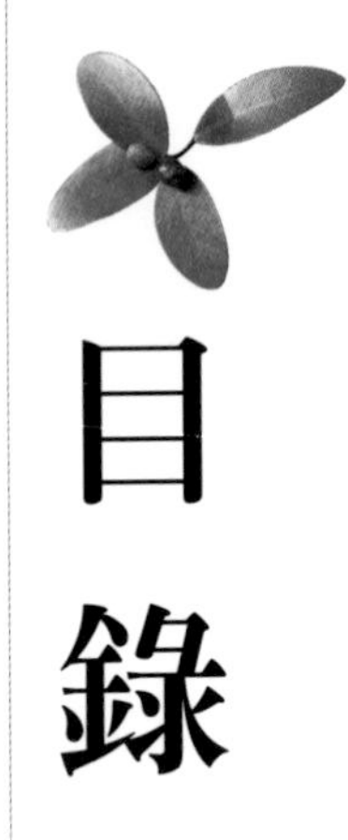

目錄

◎洪心容、黃世勳、黃啓睿 合著

Ginkgo biloba L. 銀杏

銀杏又稱「公孫樹」，因其生長緩慢，於公輩種植，常至孫輩始開花結果，故得此別名。它可算是地球上最具魅力的植物，自中生代侏儸紀出現以來，存活時間已超過兩億年，是當今世界上最古老的樹種之一，也是不折不扣的活化石。而第二次世界大戰時，日本長崎和廣島遭受原子彈轟炸之後，原本草木不生之地，只有銀杏最先冒出芽來，其生命力之強，超越了原爆核塵。它的屬名*Ginkgo*，一般k不發音，其產生據說是因一時的筆誤，原來當年歐洲學者在把日文「銀杏」音譯成Ginkyo時，竟將y寫成了g，而成了Ginkgo，後來的分類學者不知有錯，直接用作銀杏之植物屬名，也就沿用至今了。

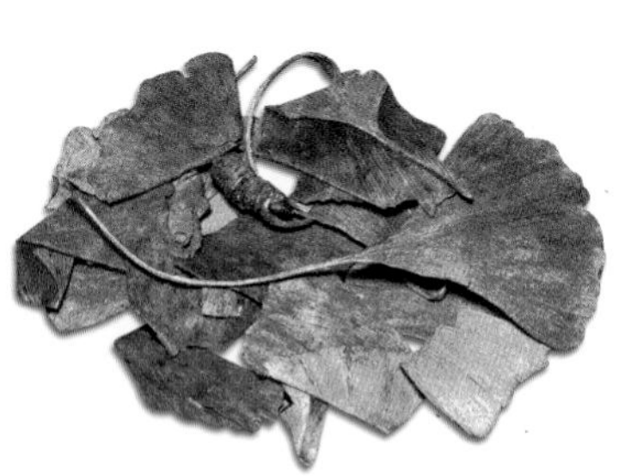
銀杏葉藥材

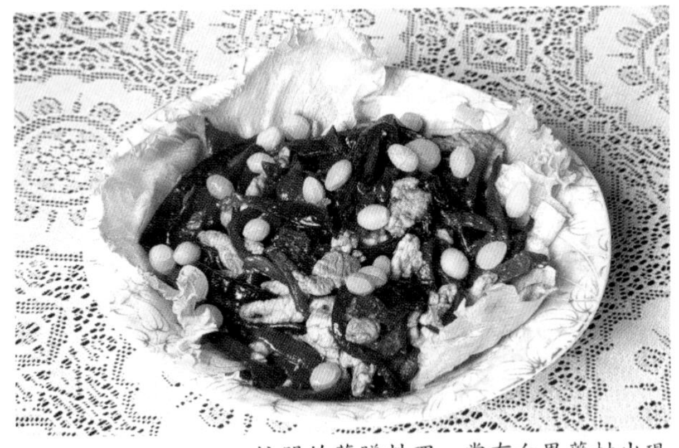
坊間的藥膳料理，常有白果藥材出現

銀杏原產於中國大陸、日本，其種仁可入藥，一般在10~11月間採收成熟果實，除去具有糞便般惡臭的肉質外種皮，洗淨曬乾後，即為大家所熟知的「白果」，其外殼(種皮)為白色，入藥時，需搗破去外殼，只使用淡黃色種仁。白果除了可做成美味的藥膳之外，也是歷代中醫師所慣用之中藥，能斂肺氣、定喘咳，治哮喘、痰嗽、白帶、遺精等。然而現今引起醫學界莫大興趣的，則是銀杏葉萃取物製劑對於心腦血管病變方面的療效，有增加腦循環血流量、擴張末梢血管、防止血液凝集及清除人體代謝過程所產生的過氧自由基等功能，並被製成各種劑型，廣泛應用於臨床上，可治療記憶力衰退、腦震盪後遺症、中風、老人失智症、間歇性跛行

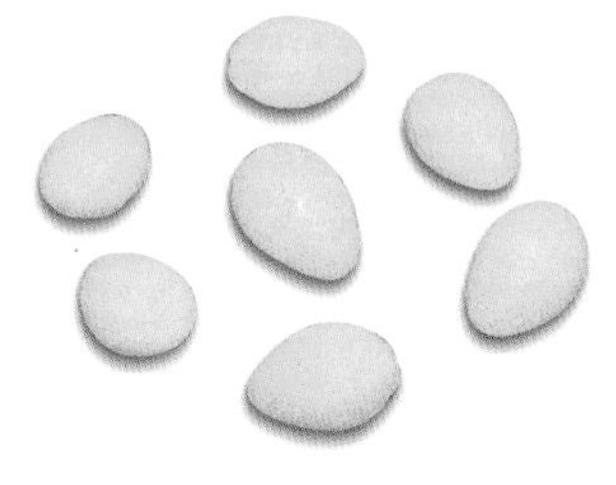

一般使用的白果藥材，為銀杏之淡黃色種仁

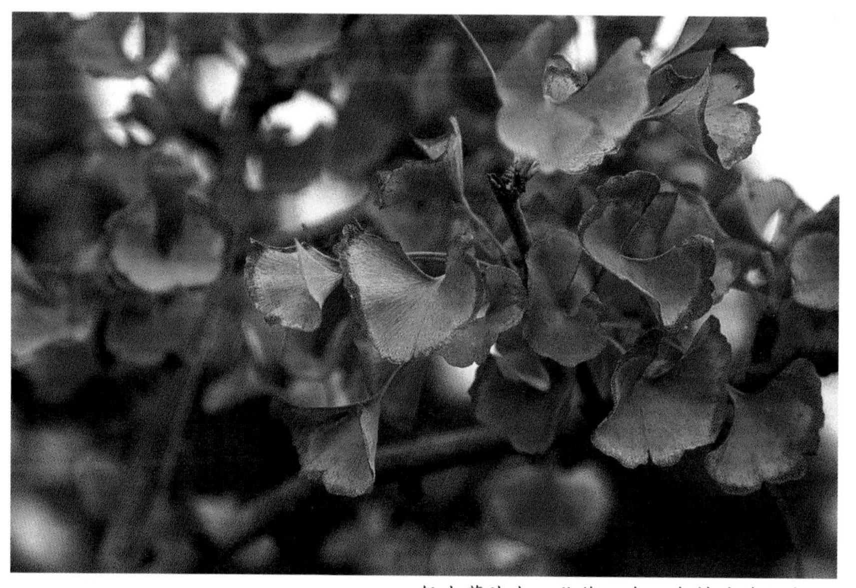

銀杏葉片在入秋後，會逐漸轉為黃紅色。

症、手腳麻痺冰冷、各種動脈閉塞症、雷諾氏症候群、糖尿病性網膜病變、慢性青光眼、梅尼爾氏症、聽力減退等，一時之間「銀杏葉的藥用」反而變成了醫藥界的熱門話題，因此目前某些中藥房也都有銀杏葉備售。

不過，關於服食白果過量之中毒，常見於兒童，古代已有記載，今日亦時有所聞，症狀有嘔吐、昏迷、頭痛、發熱、抽筋、煩躁不安、呼吸困難等現象，少數因中毒嚴重或搶救過遲而致死，因此

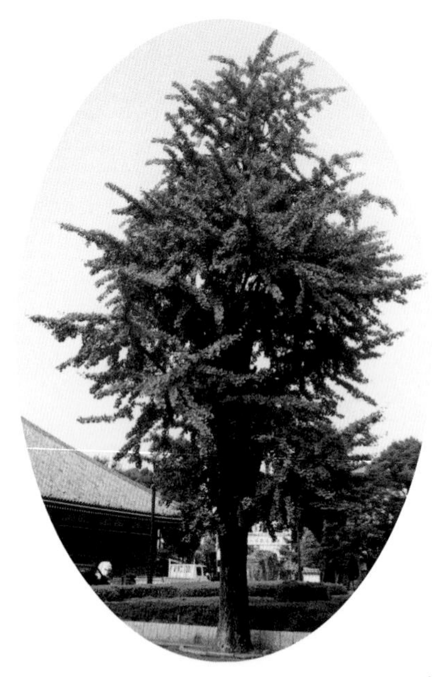

日本淺草觀音寺的庭院中，高大又生意盎然的銀杏樹

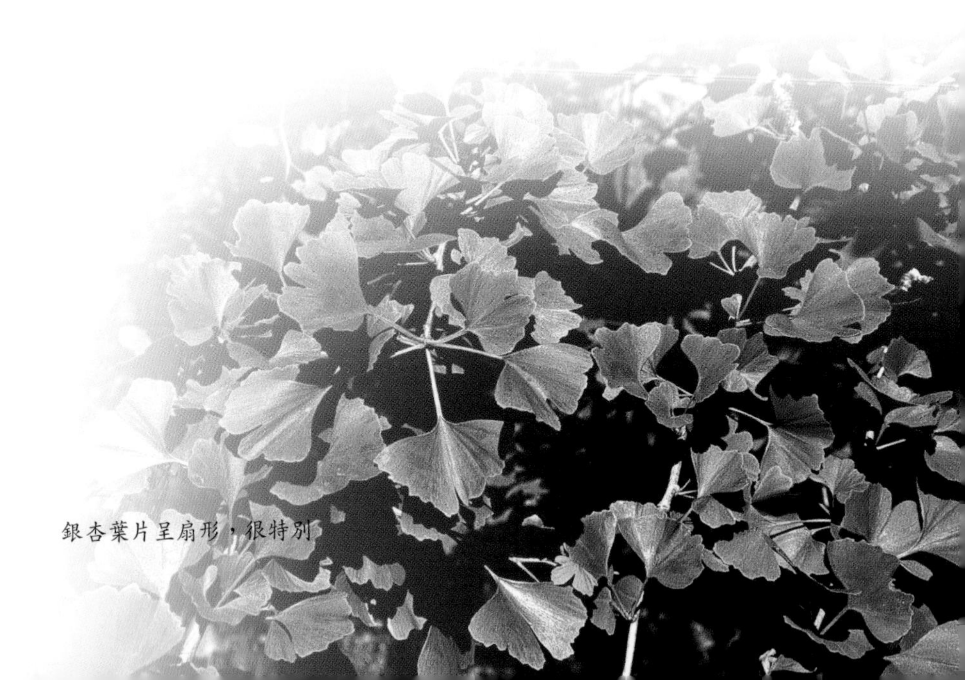

銀杏葉片呈扇形，很特別

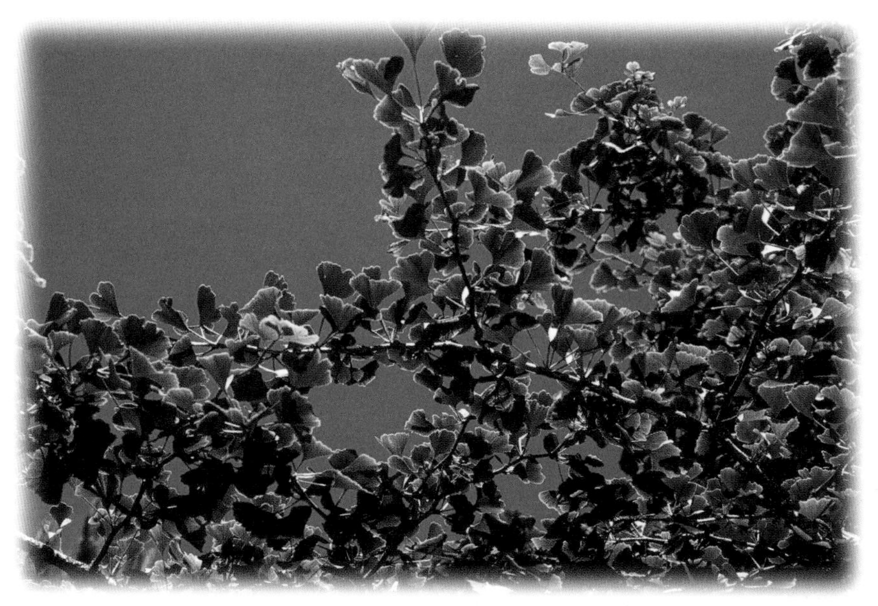

銀杏與藍天相映

食用時不可不慎，尤其兒童的服食量更應密切注意。而白果殼的作用恰與仁相反，故必要時可用白果殼30~60克煎服解毒，這也是白果炮製時，須去除外殼的原因。

銀杏為落葉性喬木，入秋後扇形葉片轉為黃紅色，令人愛不釋手，其樹形挺直，器宇軒昂，蘇東坡詠讚它：「四壁峰山，滿目潔秀如畫；一樹擎天，圈圈點點文章」。在臺灣，僅中部溪頭山區有早年栽植的小面積銀杏林，其餘為民間零星的觀賞栽培，但在日本，由於銀杏的樹型優美，幾乎全國多栽為行道樹，以美化市容，且在寺廟的庭園中常可見樹齡長達數百年甚至千年的銀杏樹。看著在靜謐的神社旁，悠然展現風華的銀杏樹，對曾造訪過當地的遊客來說，確實是一幅在腦海中不易磨滅的，清雅祥和的畫面。

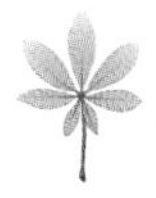

本篇原載於 中華民國九十年五月八日 中華日報 第十二版

Eucommia ulmoides Oliv. 杜仲

大家都吃過一道著名的藥膳「麻油杜仲爆腰花」吧！由於杜仲的強筋健骨作用，使得這道菜餚成為藥膳宴席料理的名菜之一，它也是婦女產後固腰膝所不可或缺的膳食喔！但是除了美味佳餚之外，您對杜仲的認識有多少呢？

杜仲是杜仲科杜仲屬唯一的一種植物，為中國大陸特有種，主要產在四川、湖北、河南等長江流域各省，但仍以四川所產「川杜仲」品質最佳，其藥用部位為樹皮，通常需種植10年才可採收。選購時，以藥材大而完整、乾燥質輕、折斷時聲響清脆、絲度愈濃密強韌、不易分離者，品質愈佳。

而其名稱之由來，傳說遠在中國五代時期，終南山住有一位名叫杜仲之人，長年煉丹，希望求得不死之藥，然而，數十年過去，頭髮依然在白，身體也日

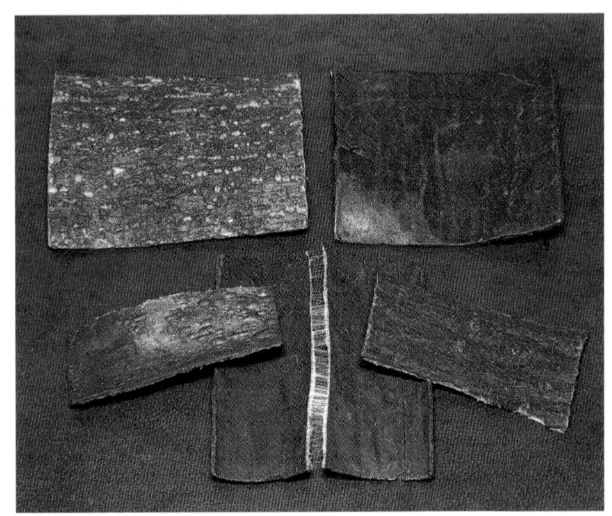

將杜仲藥材折斷，其斷面有銀白色細絲

漸衰老，終日鬱悶。有一天，杜仲突然發現，自家門前一片茂林，從自己幼時至今，一直鬱鬱蔥蔥，生意盎然。乃取其皮葉，熬水飲之，後得道飛升而去，後人便將此樹命名為「杜仲」，著名藥書《本草綱目》於杜仲部分亦記載：「昔有杜仲服此得道，因以名之」，而杜仲又別名思仲、思仙等。

藥用方面，杜仲有補肝腎、強筋骨、益腰膝、安胎等功效，而在腰痛的治療上，更是不可缺少。在中藥的配伍上，杜仲常與續斷同用，不但可提高外傷、婦女經期腰痛用方之療效，也有助於骨折斷面的癒合，並且有安胎的作用。另外，藥理研究亦證實杜仲有降血壓作用，惟需搭配其他降壓中藥使用，如：黃芩、夏枯草

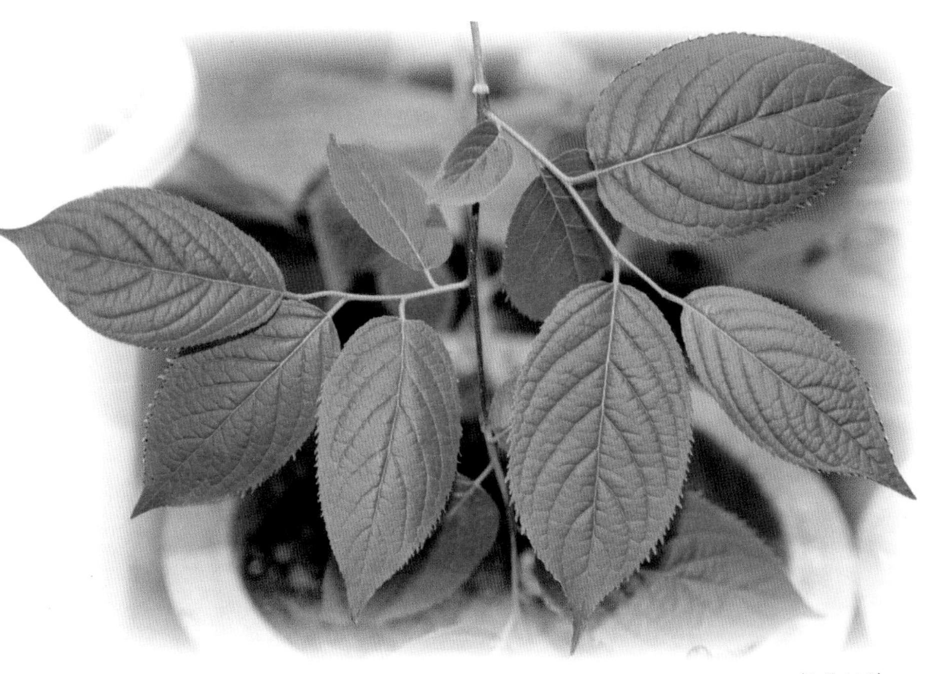

杜仲植株

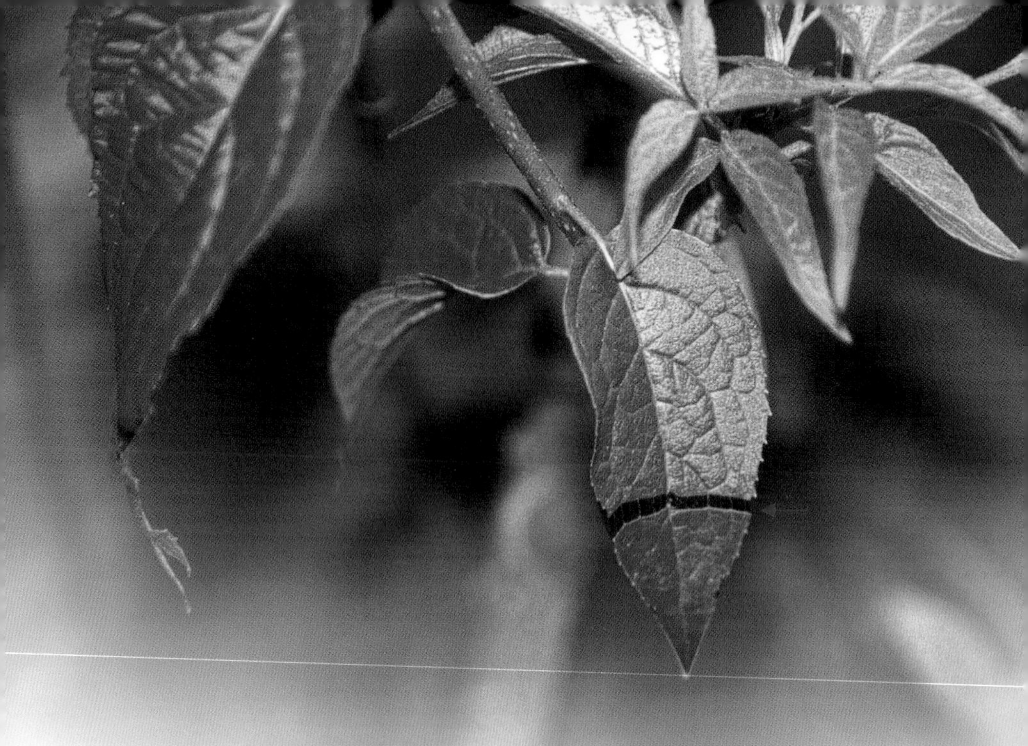

將杜仲的葉片撕裂，亦可見銀白色細絲(箭頭處)

等，才能提高治療的有效率。而對於男性陽萎問題，多吃「麻油杜仲爆腰花」也是一種不錯的飲食輔助療法。

1970年代，臺灣省林業試驗所初次將杜仲引進臺灣育苗，並於十年後在臺中、臺東、花蓮等地試栽成功，目前仍有多位專家學者在為中藥材的本土生產做努力，期望有朝一日藥材的供應也能夠自給自足。雖然有許多環境及技術上的難題有待克服，但我們仍然認為這是一個值得期待的光明遠景，請大家一起來為他們加油打氣！

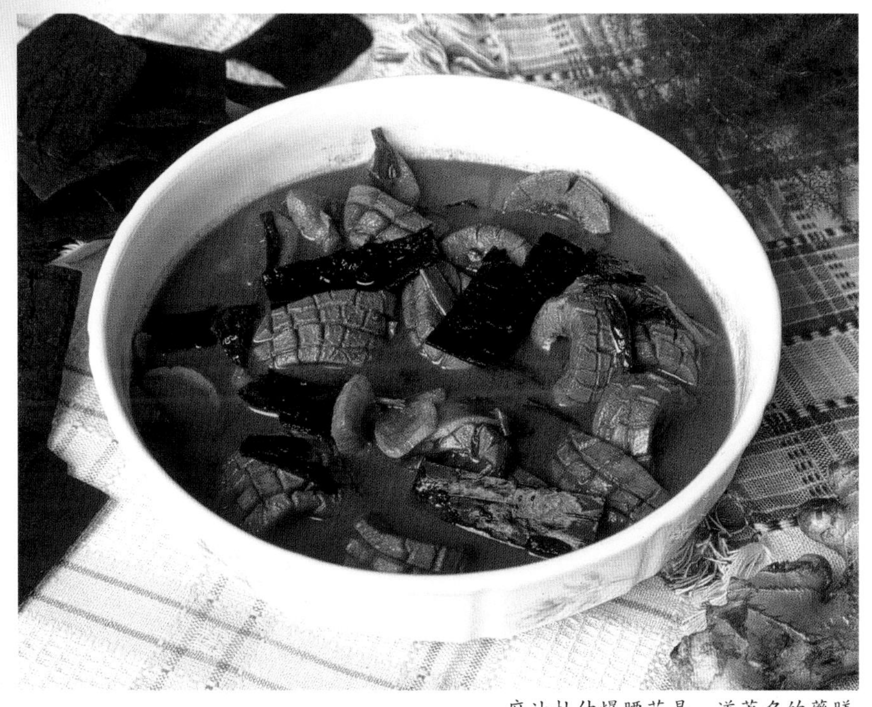

麻油杜仲爆腰花是一道著名的藥膳

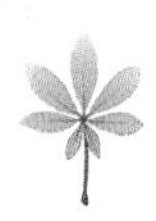

本篇原載於 中華民國九十年六月十九日 中華日報 第十二版

Nephrolepis auriculata (L.) Trimen 腎蕨

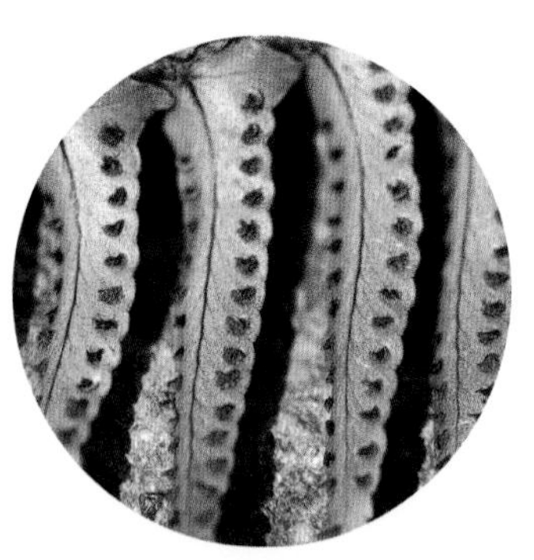
腎蕨因孢子囊群呈腎臟形而得名

腎蕨是臺灣全島低海拔地區極常見的蕨類植物，而喜愛花藝的人對它更是不陌生，因為它是相當常用的花材，有個好聽的別名叫「玉羊齒」，由於腎蕨繁殖力強，取材容易，所以比同為蕨類的山蘇花更受插花愛好者的歡迎。在野外，它常成群叢生，很是壯觀，若栽培成盆景，則別具雅趣風味。

它的特色是葉背上有一顆顆小巧如腎臟形的孢子囊群，此為其得名之由來。在藥用上，其全草有清熱、利濕、消腫、解毒的功效，在福建一帶，民衆則將其用於治黃疸、噎膈反胃、久痢等。而將嫩葉搗敷外用，可治刀傷、乳房腫痛等。其球狀塊莖在大陸藥材名則稱「馬騮卵」，能治咳嗽、吐血、泄瀉、疳積、尿血、疝氣、淋巴結核等。另外，我們常可在觀光地

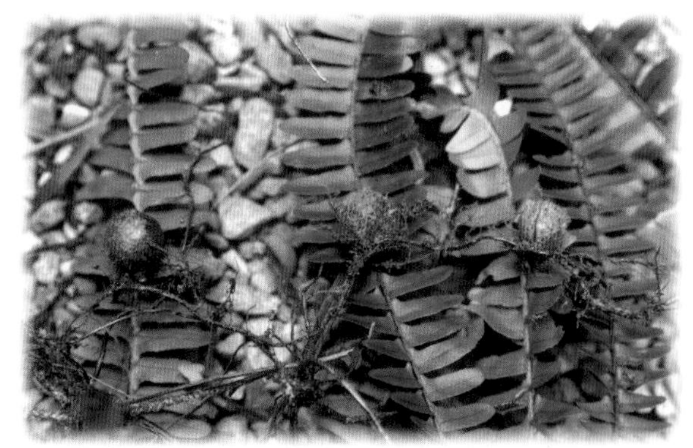
腎蕨因塊莖呈球狀，所以又有「球蕨」的別稱

區見到有人販售「鐵雞蛋」或「鳳凰蛋」，您可別以為是哪種雞所下的蛋喔，其實那就是腎蕨的地下塊莖呢！由於該塊莖多汁又甘甜，能生津止渴，因此深受登山者的喜愛。如果不想花錢買，那麼就親自動手挖吧！登山時選擇一處土壤潮濕且鬆軟的地帶，沿著腎蕨的根莖將砂土剝去，或許您就可以挖出連珠狀的「鳳凰蛋」來解解饞，但可要記得再將其植株栽回喔，以便造福下位幸運的野味獵食者。

看到這兒，您是不是已湧起一股親手栽植腎蕨的衝動呢？若您無暇蒔花種草，那麼下次到野外時，可別忘了與腎蕨作個面對面的接觸，仔細觀察它的生長形態喔！

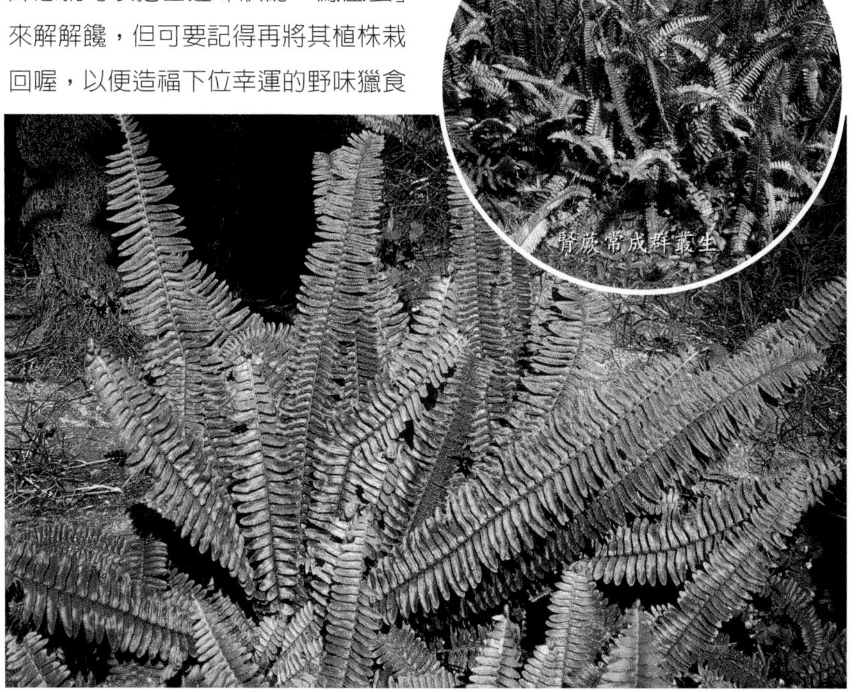
腎蕨常成群叢生

腎蕨是臺灣全島低海拔地區極常見的蕨類植物

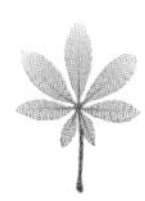
本篇原載於 中華民國九十年七月二十四日 中華日報 第十一版

山萮菜

Eutrema japonica (Miq.) Koidz.

在日本料理中，生魚片是著名的菜餚，喜愛它的人，除了品嚐生魚片的自然風味外，對於調味料芥末(稱Wasabi)更是愛不釋手，由於芥末具有很強的揮發性，入口後的瞬間，會使您感受到辛香、辣味、衝鼻的快感，這種用鼻子享受美食的方式，就是芥末獨具之特色，又因價錢昂貴，使它成為調味料中的高級品，並獲得許多人的垂青。芥末的原植物是十字花科的山萮菜，取其新鮮根莖研磨成醬即「芥末醬」，而芥末粉是其根莖經乾燥、研粉加工後的產品。

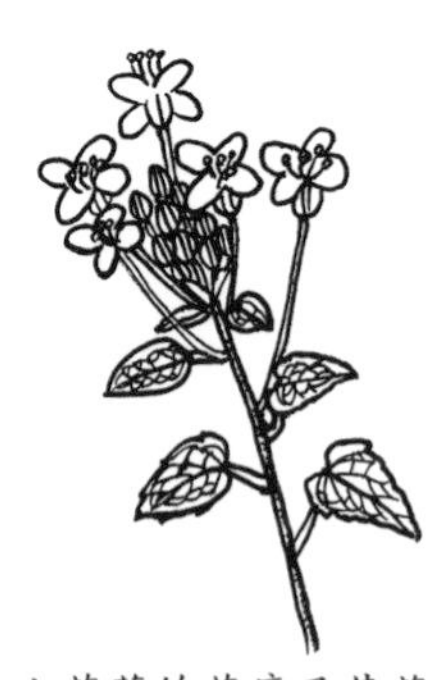

山萮菜的花序及其莖上葉(作者手繪)

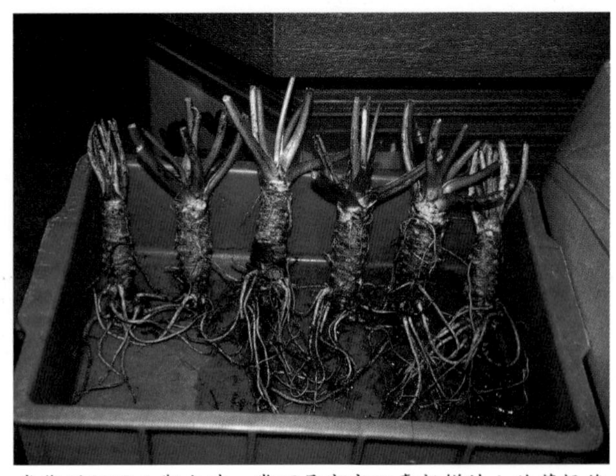

當您到阿里山觀光時，常可見商家販賣新鮮的山萮菜根莖

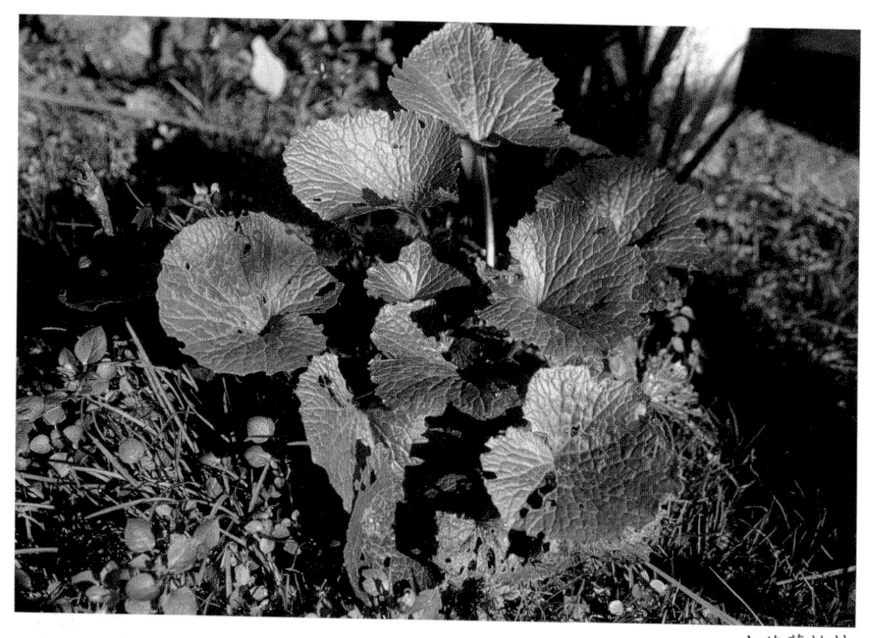
山萮菜植株

山萮菜早期的學名為*Wasabia japonica* (Miq.) Matsum.，該屬名*Wasabia*的產生即源於山萮菜的日語拼音「Wasabi」(芥末亦沿用此發音)。而由山萮菜的形態，我們也可清楚地觀察到十字花科植物的特徵，如：4枚花瓣互成十字對生，雄蕊6枚(4枚長、2枚短)，子房位於花被與雄蕊連接處之上方(習稱子房上位)，果實為長角果，成熟開裂後，種子常殘存於果梗上。植物界若具備上述條件者，它就有可能是十字花科家族的成員喔！在我們日常飲食所吃的蔬菜中，有許多即是屬於十字花科，就留待您去判別囉！

在臺灣中部阿里山山脈有大量山萮菜的栽培，為西元1920年由日本引進，當地居民多稱之為「山葵」，而栽培者就被稱為「葵農」。山萮菜的生育地多在疏林下的半遮陰區，而阿里山山脈獨特的天候環境，再加上其灌溉水源乾淨，所產山葵品質極佳，許多葵農都靠種植山葵，採收其根莖供外銷(主要為日本)，以謀生計。

而研究亦發現，芥末的特殊香味及辛辣味來源為芥子苷(Sinigrin)，是一種含有不飽合的有機硫化物，此成分常見於十字花科植物中，此成分被發現對腫瘤可能具有療效。而山葪菜多取根莖供藥用，對人體能促進食慾、幫助消化、驅寒、發汗、清血、預防蛀牙、止喘等，外用則可貼治神經痛。在生魚片中，做為調味料可殺菌消毒，防止食物中毒。也有食品業者，利用添加芥末，以預防食物發霉。但提醒您，芥末久置空氣中，辛辣味會消失殆盡，宜新鮮使用。

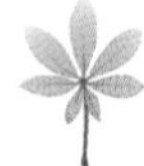
本篇原載於
中華民國九十年八月二十八日
中華日報 第十二版

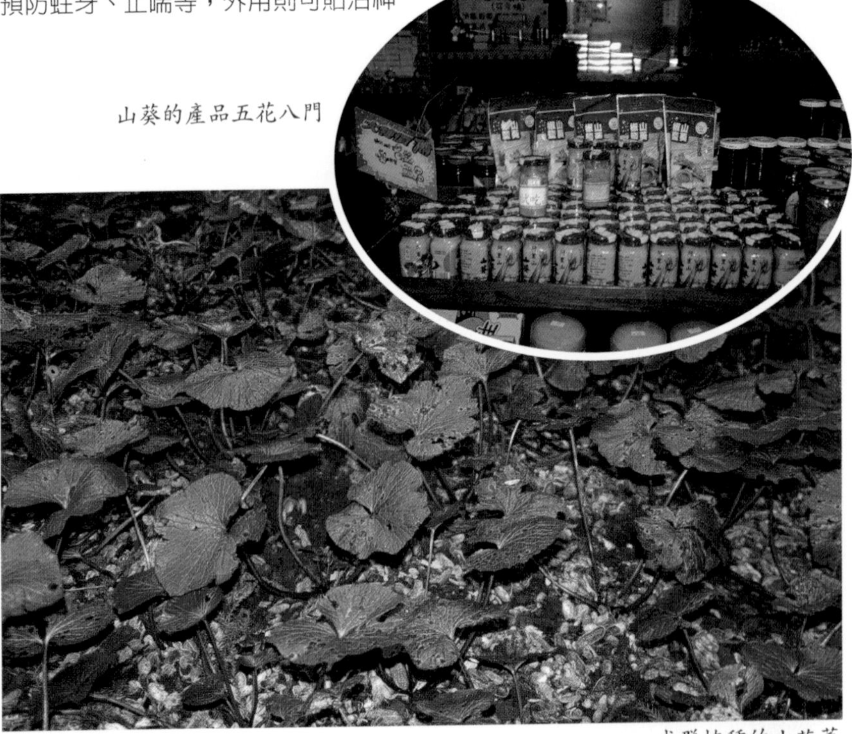

山葵的產品五花八門

成群植種的山蓊菜

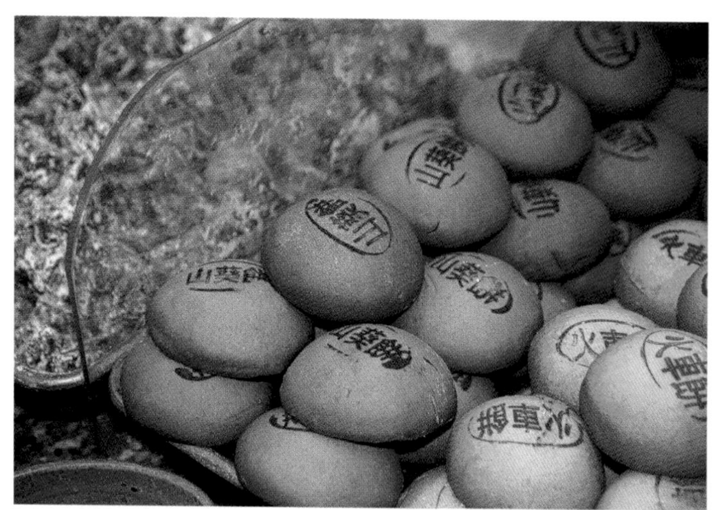

阿里山觀光區的山葵餅

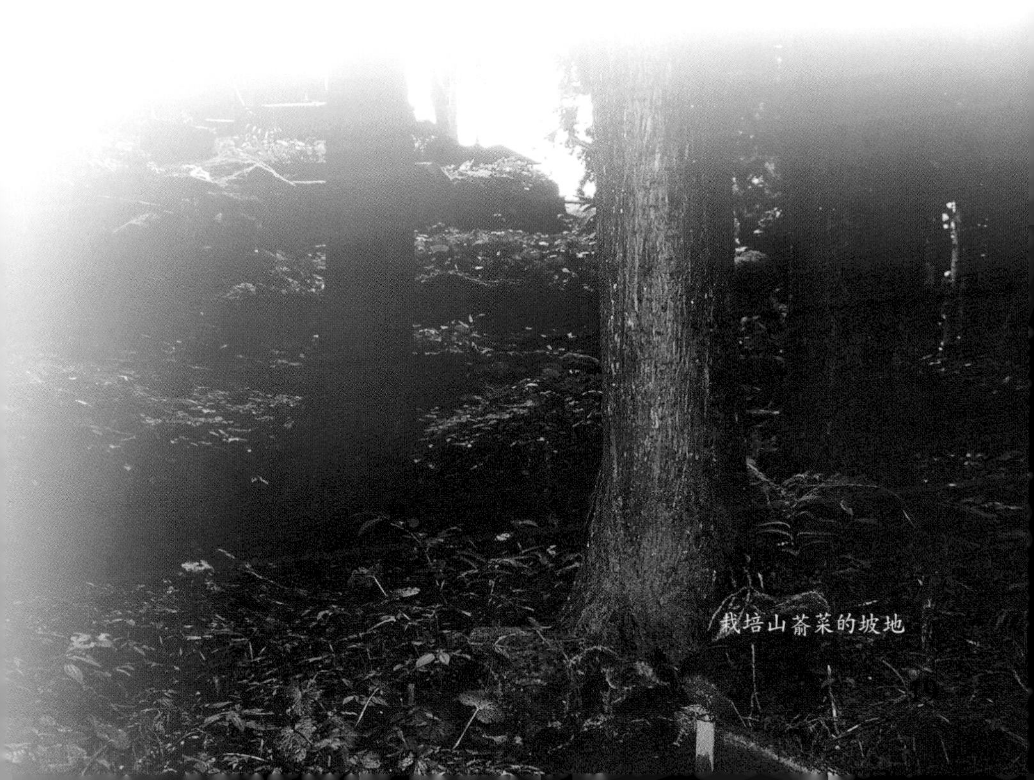

栽培山萮菜的坡地

Cleome gynandra L.

白花菜

Capparidaceae 白花菜科

白花菜為一年生草本植物，喜生長於溫和濕潤的氣候，每年5~9月為花、果期，尤其暑假7、8月間花開最多，在郊外如果您細心留意的話，一定可以發現它。

由於其蒴果呈長角形如羊角，亦名「羊角菜」，又因其花色白且掌狀複葉有小葉5枚，臺灣地區俗稱「白花五爪金龍」。藥用方面，全草含辛味揮發油，多於夏季採收，有解熱、利尿、袪瘀、退癀之效，能治風濕痺痛、痢疾、白帶、跌打損傷、痔瘡、瘧疾等，但多服有毒，症狀包括頭暈、噁心、嘔吐、多汗、視物模

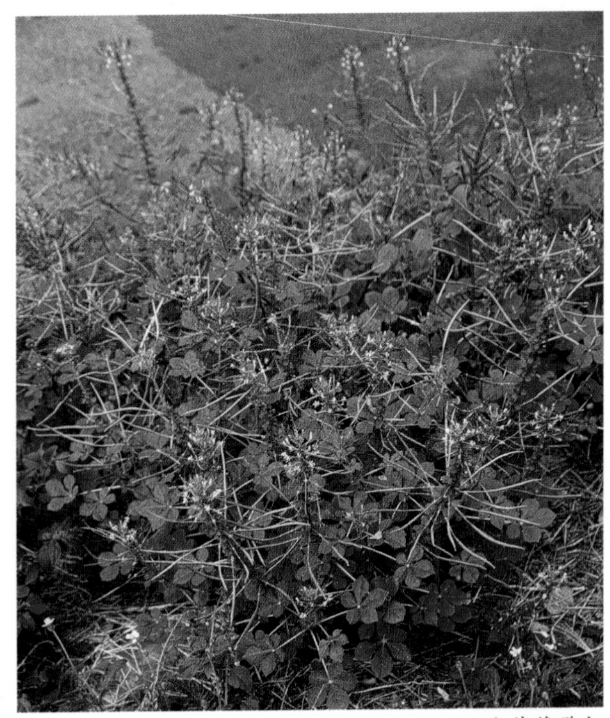

白花菜群生

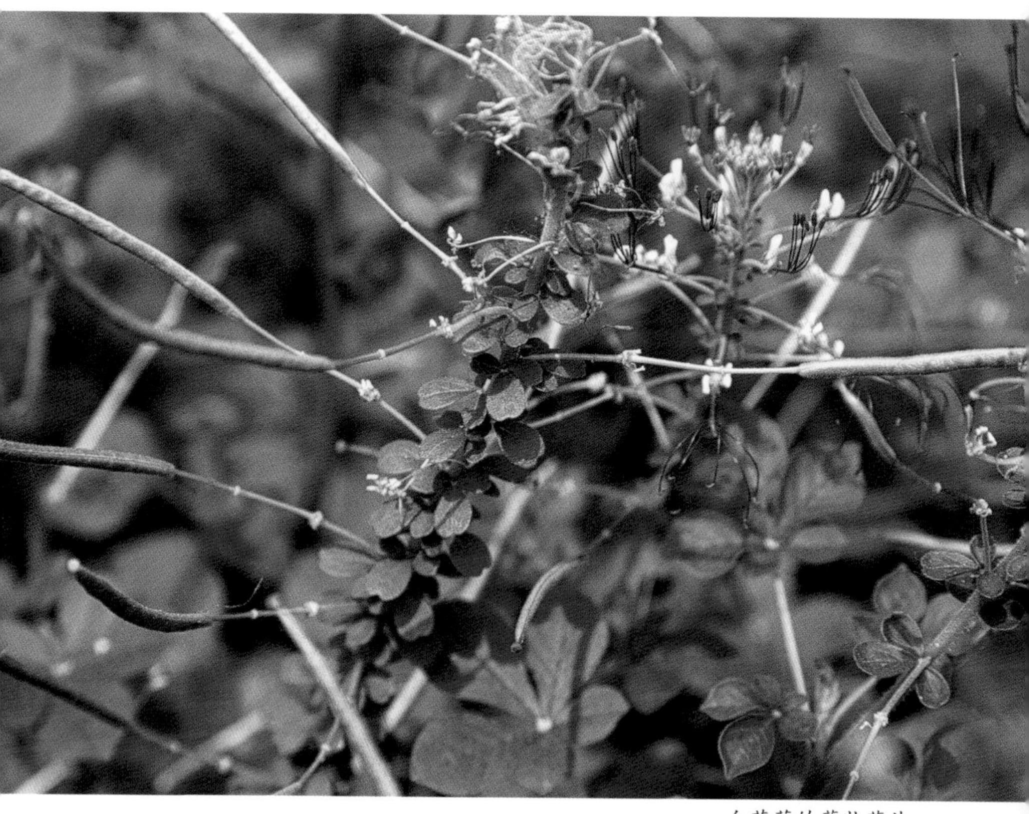

白花菜的葉狀苞片

糊、四肢麻木等，故需慎用。

臺灣於西元1911年自日本引進一種白花菜的同屬植物「西洋白花菜」(*C. spinosa* Jacq.)，其花大而紫艷，花期時常可見蜂蝶群集採蜜，故又名「醉蝶花」，是重要蜜源植物之一，今臺灣各地多見觀賞種植，但全草亦具效用，能治風濕疼痛、腰腳酸痛、跌打損傷、皮膚濕疹等，另外，西洋白花菜之種子可製油，以往供作香油固劑、化妝品、鐘錶機械油使用。

白花菜與西洋白花菜之區別，除了花的色澤明顯差異外，白花菜之掌狀複葉的小葉多為5枚，先端銳或

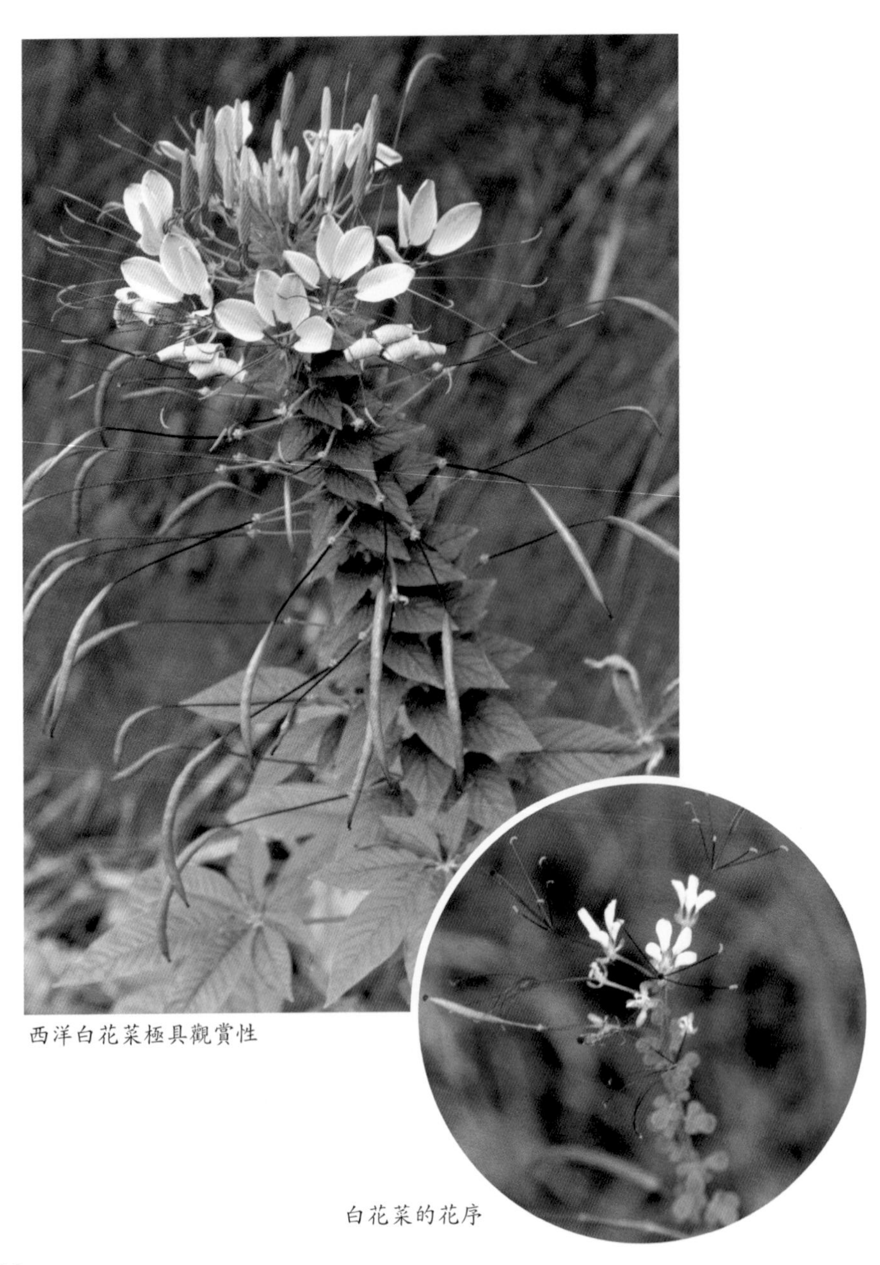

西洋白花菜極具觀賞性

白花菜的花序

鈍，成熟植株較矮小，而西洋白花菜之掌狀複葉的小葉則可達7枚之多，且先端急尖，成熟植株也較高大，是兩者未開花前的辨識原則。

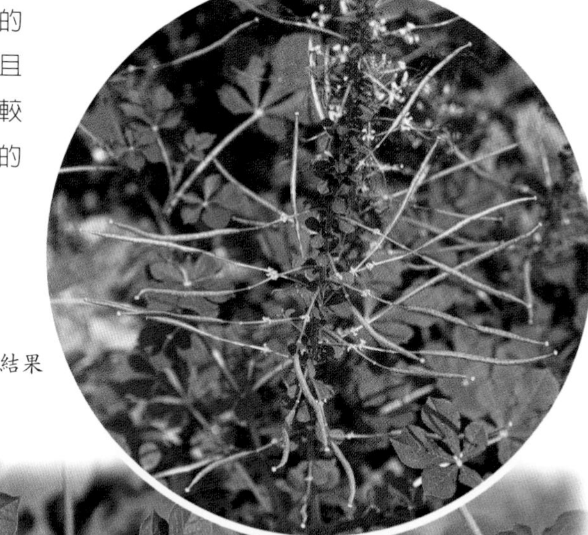

白花菜結果

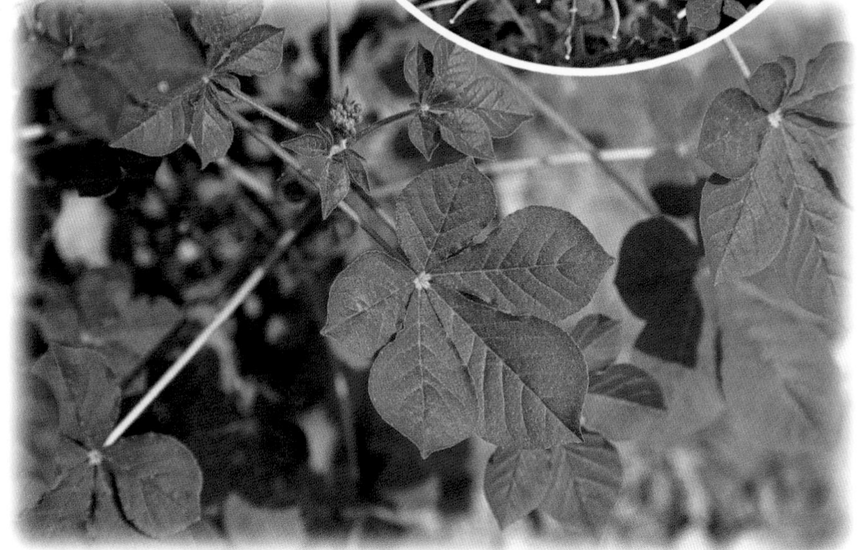

白花菜的掌狀複葉

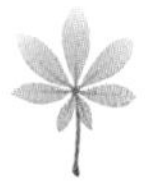

本篇原載於 中華民國九十年九月四日 中華日報 第十二版

咬人狗

Dendrocnide meyeniana (Walp.) Chew

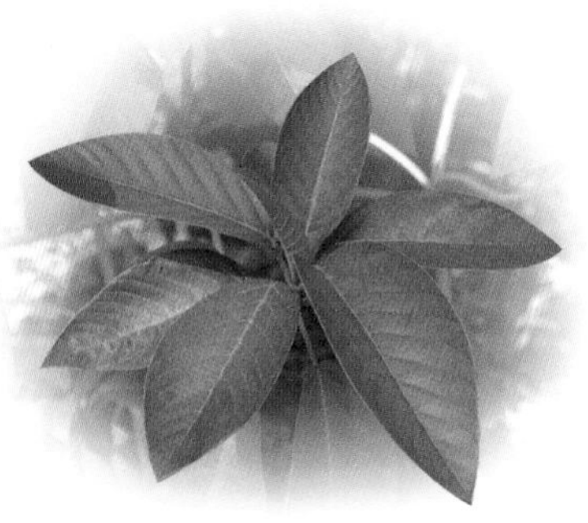
咬人狗葉子呈卵形或橢圓形

聽到咬人狗這名字，可別以為是隔壁人家看門的惡犬，它可是一種植物哦！當您在野外不小心被它葉上的焮毛(Stinging hair)刺傷時，其所釋放出的毒液會使人熱痛難忍，且發奇癢，需隔一天，始能恢復。所以，經驗過的人們，無不稱其是名副其實的「咬人狗」呢！

咬人狗通常分布於臺灣全島海拔800公尺以下的低地，溫熱潮溼的海岸濕地是其最適於生長的環境。在民間使用方面，一般多取其花或葉搗敷瘰癧(主要指頸部慢性淋巴結炎、淋巴結核)，治癰疽、膿腫等，能消腫止痛，但使用並不普遍。而在魯凱族的成年禮中，

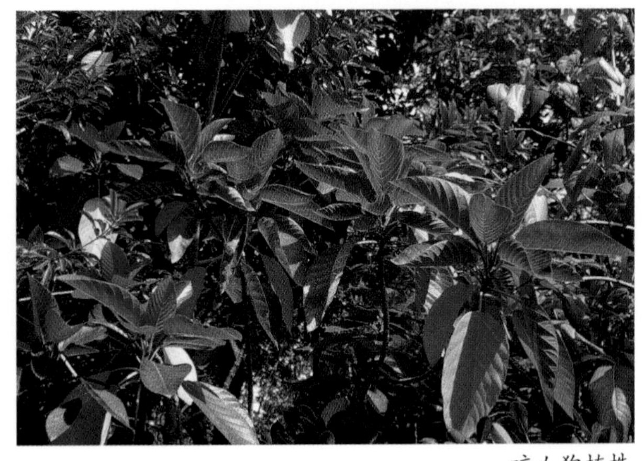
咬人狗植株

青少年需經過部落長老及頭目用咬人狗鞭打後始可加冕，完成儀式後，才能成為真正的魯凱族青年，加入捍衛族群的工作行列。同樣的，在卑南族的成年禮中，也曾傳有將咬人狗纏繞於未成年男子身上的關卡，試鍊男子是否真的能通過考驗，成為真正的男子漢。而排灣族則有種植咬人狗的習慣，待咬人狗繁衍成居家周邊的圍籬時，一旦外族或宵小夜襲部落，其可能因不慎觸碰而痛苦難耐，自然會知難而退，此為咬人狗的防禦用途。

談到咬人狗，大家一定會很快聯想到常見的「咬人貓」(*Urtica thunbergiana* Sieb. & Zucc.)，雖然，二者的外型相差甚多，但由於都具有焮毛，毒性相同，在有毒植物中，經常被相提並論，植物分類則同屬於蕁麻科植物。事實上，咬人狗並不如想像中的可怕，只要您對它輕輕撫摸，它是不易刺傷人的，倒是咬人貓，可就讓您碰不得了！

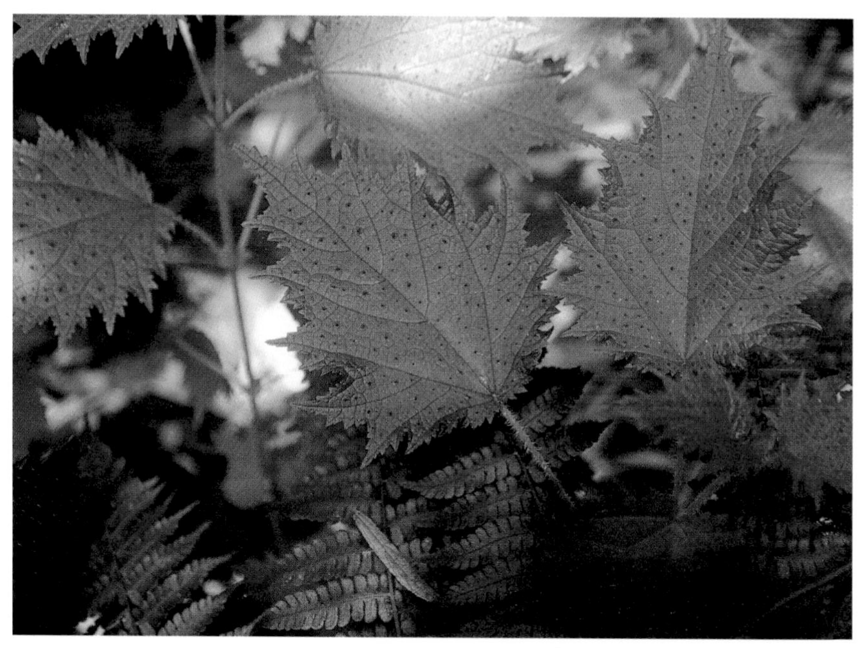

咬人貓與咬人狗是同科的有毒植物

不過，若是您在野外被咬人狗或咬人貓刺傷了，先別慌張，建議您尋找其周圍的海芋類植物(如：姑婆芋，請參見上冊第200頁)，取其莖上汁液，塗抹傷處，有助於疼痛的緩解。而令您料想不到的是，它們竟然都可供食用，咬人狗可採成熟果實生食，其花托味甘多汁，咬人貓則摘嫩葉煮食，做成蛋花湯，口味更佳。而採集時，除了小心不要被刺傷外，同時也應建立適當採集及留根留種的保育觀念，為了給下一代一個有青山綠水的世界，讓我們共同來愛護大自然吧！

咬人狗開花了

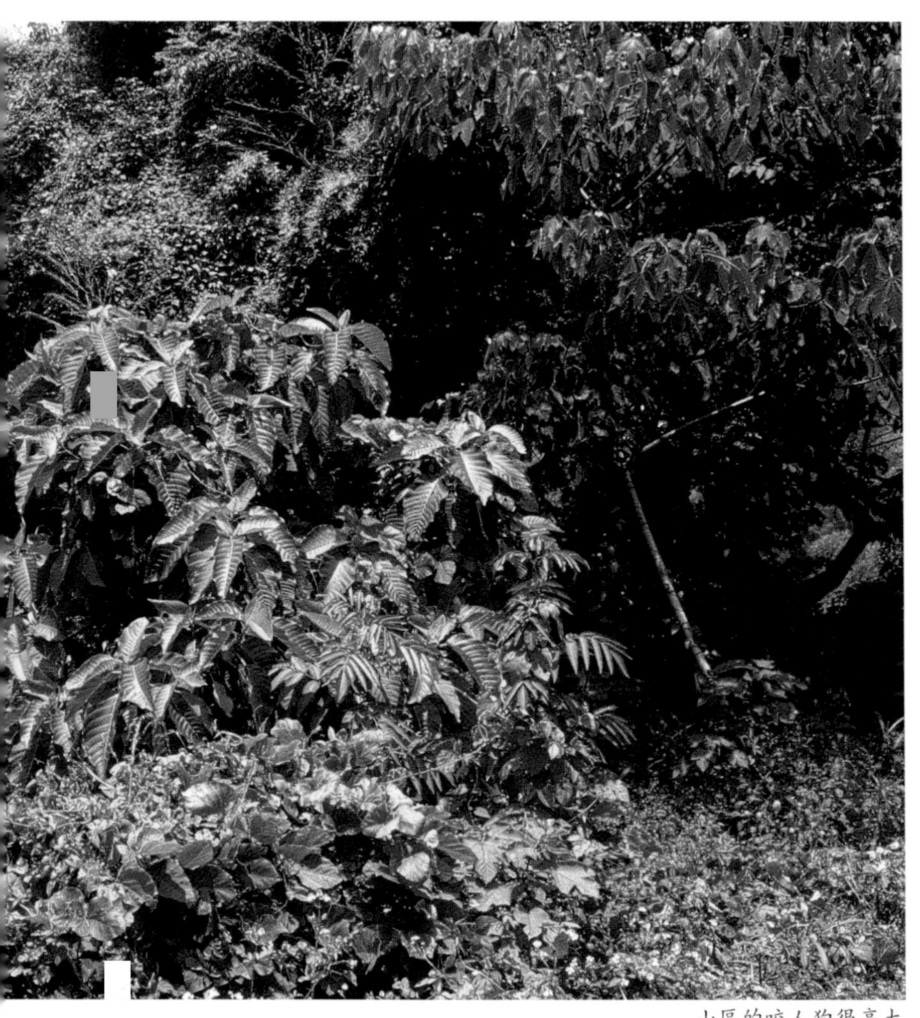

山區的咬人狗很高大

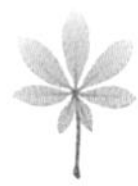

本篇原載於 中華民國九十年十月二日 中華日報 第十二版

Aristolochia liukiuensis Hatusima 琉球馬兜鈴

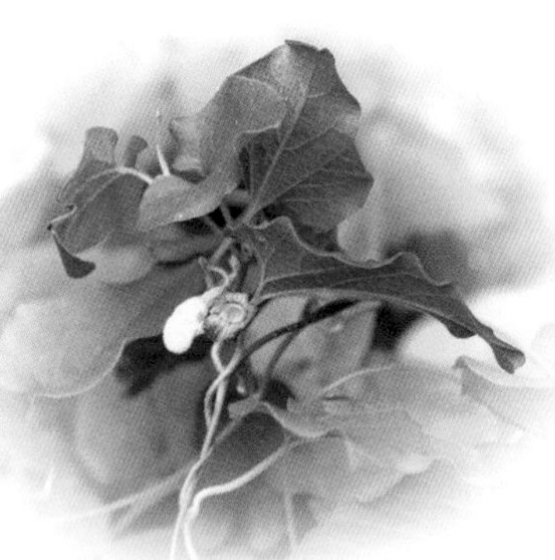
琉球馬兜鈴的花像煙斗

您曾經看過叼著煙斗的植物嗎？圖中的琉球馬兜鈴形如煙斗的花冠正是馬兜鈴科植物的重要特徵之一。

臺灣產之馬兜鈴屬(*Aristolochia*)植物種類不少，其各部位之入藥常互相混用，藥效相近。它們的根部名為「青木香」或「獨行根」，是昔日臺灣民間治療毒蛇咬傷之重要解毒劑，亦可治療腫毒。而中醫主要取其帶葉之莖藤，藥材名為「天仙藤」，有止痛、利尿之效，可治腹脘脹痛、癰腫、蛇蟲咬傷、妊娠水腫等。而有關於馬兜鈴屬植物的近代研究，目前最熱門的主題應為馬兜鈴酸(Aristolochic acid)，此類成分廣泛存在於該屬植物中，近來仍不斷

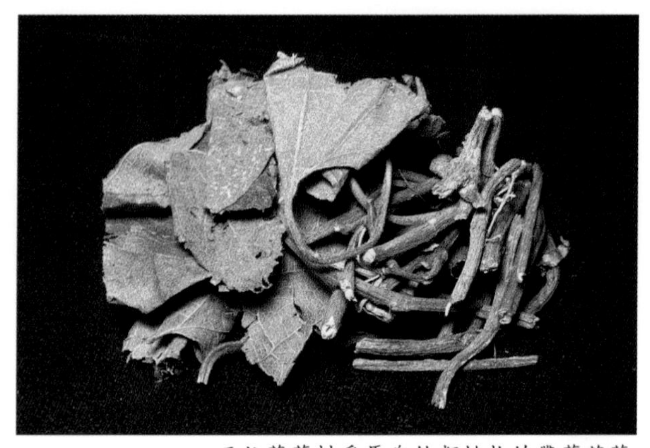
天仙藤藥材爲馬兜鈴類植物的帶葉莖藤

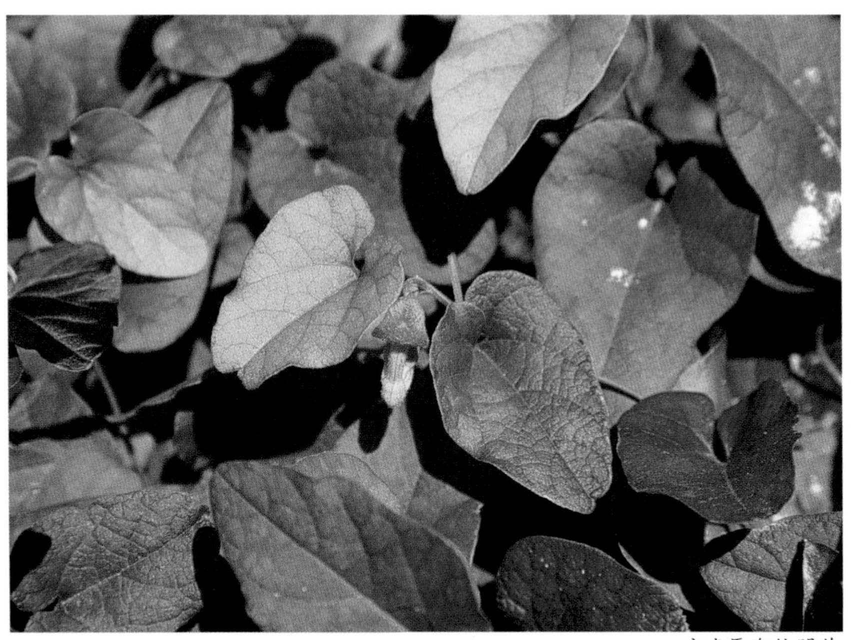

琉球馬兜鈴開花

被分離出各種相關的衍生物，而這些馬兜鈴酸類成分經藥理研究，有的被發現具抗癌、抑制水腫或抗血小板活性作用，但也有的被指出會終止懷孕，甚至是極強力的致癌原呢！所以，使用上仍有待進一步的評估，尤其是它的腎毒性問題，更是現今全球醫學研究極熱門的話題。

在藥材的偽用上，「馬兜鈴」藥材原本應為馬兜鈴屬植物已開裂的果實及種子，有鎮咳祛痰之效，但臺灣市場品卻多見以臺灣百合(*Lilium formosanum* Wall.)為來源植物，原因主要是臺灣百合的種子外觀與正品馬兜鈴極為相似，且同樣具有鎮咳祛痰

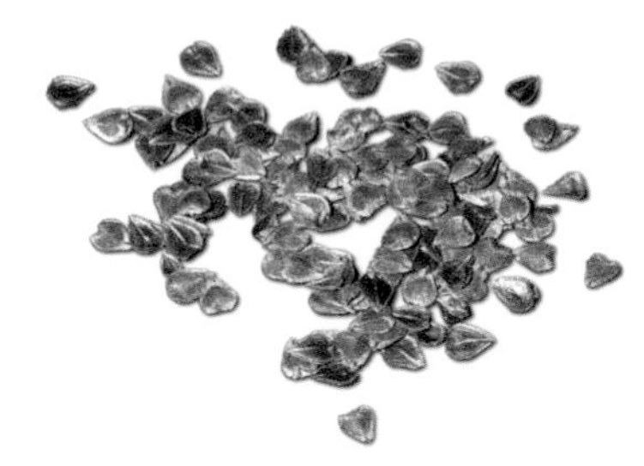

馬兜鈴類的種子

功效。但從本草考察來探討，百合子仍屬馬兜鈴藥材之偽品，故臺灣中藥市場特稱百合子為「本兜鈴」，有本地土產之意，這種習慣不只出現在臺灣，於大陸貴州、雲南等地亦見以百合屬(*Lilium*)植物的果實入藥當馬兜

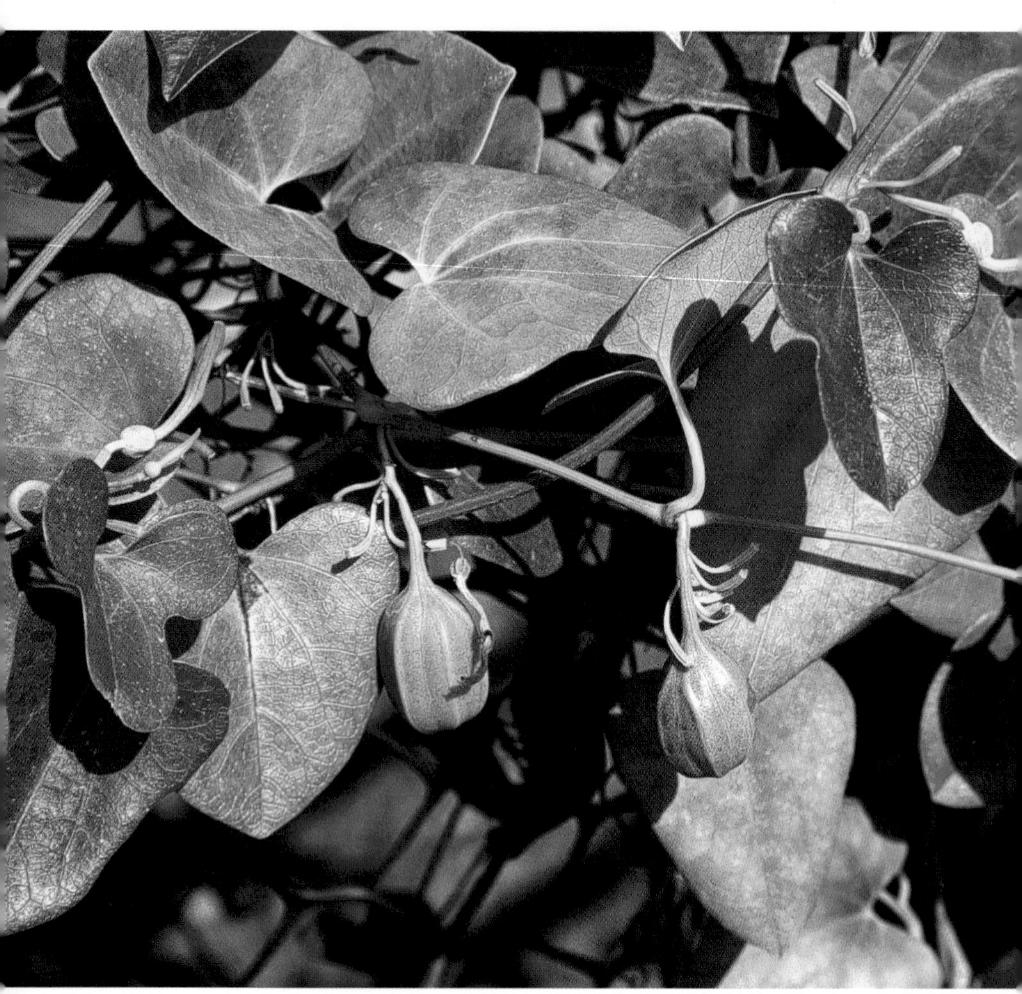

正逢花、果期的港口馬兜鈴(*A. zollingeriana* Miq.)

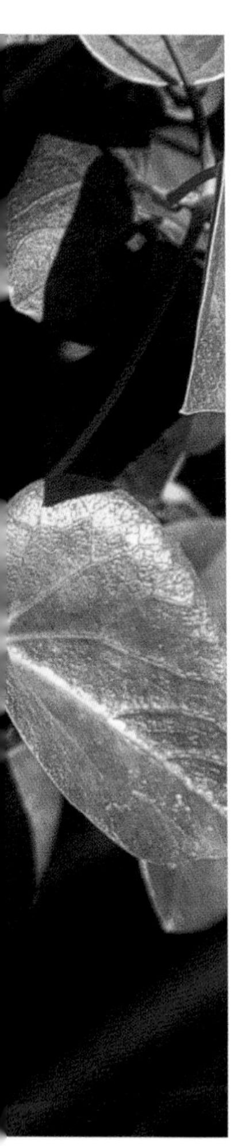

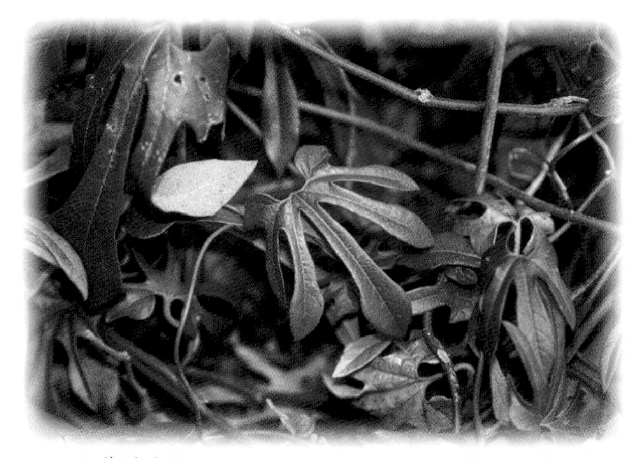

瓜葉馬兜鈴(*A. cucurbitifolia* Hayata)因葉似瓜葉而得名

鈴，藥材名另稱「百合子馬兜鈴」，這些名稱的出現，都是為了與正品馬兜鈴相區別，以避免大家混淆。

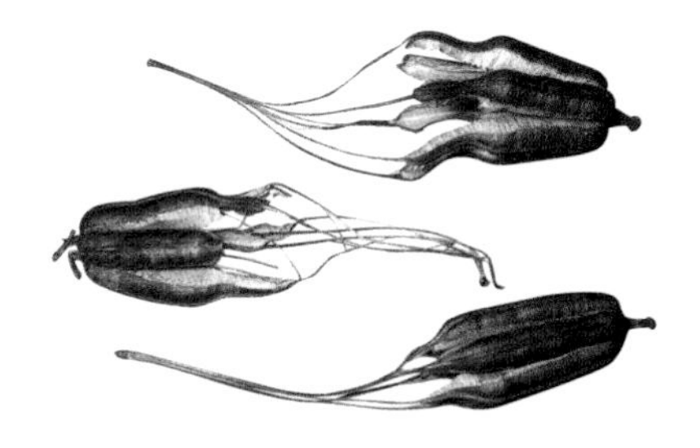

馬兜鈴類的果實

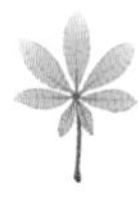

本篇原載於 中華民國九十年十月十六日 中華日報 第十二版

淺談馬兜鈴酸事件

西元2003年11月在國內外學者提出科學證據，證實馬兜鈴酸(Aristolochic acid)成分對人體有害之後，衛生署密集召開兩次緊急會議，決議全面禁用含馬兜鈴酸的中藥材及其製劑，製造、輸入之業者應回收市面產品，公布禁用含馬兜鈴酸的中藥材包括：廣防己、關木通、馬兜鈴、天仙藤、青木香等五種。由於所註銷之藥品許可證中，許多為民眾生活常用的成方，尤其以某家藥廠之「川貝枇杷膏」產品，最引人注目，而在媒體的大肆渲染下，也使得民眾誤以為所有藥廠的「川貝枇杷膏」皆被禁用，害得該成方的百年老店藥廠站出來為自己澄清，這使得馬兜鈴酸事件成為該年度臺灣醫療健康繼SARS事件後的另一大話題。

而關於馬兜鈴酸毒性問題的被重視，需追溯到西元1993年2月，當時比利時有位教授Jean-Louis Vanherweghem在針刺雜誌(The Lancet)上發表了一篇文章指出：在比利時首都布魯塞爾附近有許多婦女，因服用含有防己的減肥藥而導致腎衰竭，其特徵是腎間質細胞廣泛性纖維化，腎小管萎縮壞死，但腎小球完整，且腎衰竭迅速發生，此現象特稱作「中草藥腎病」(Chinese Herbs Nephropathy，簡稱CHN)。而馬兜鈴屬草藥會造成慢性腎損傷的報告，亦是Vanherweghem醫師於1993年首次報導的。隔年，Vanhaelen與Vanherweghem等人又於相同雜誌上發表：他們已證實比利時以粉防己名義進口的市場品，主要為廣防己，該藥材含有馬兜鈴酸。經由這兩則文章報導出腎衰竭病例可能與病人服用含馬兜鈴酸中草藥有關後，引發了世界各國對馬兜鈴酸安全性問題的日益重視，逐漸禁止含馬兜鈴酸成分的產品輸入及禁止其使用。

行政院衛生署中醫藥委員會自西元2000年起，有鑑於馬兜鈴酸事件之可能造成危害，開始建議衛生署公告有關含馬兜鈴酸製劑之處理原則，業經公告措施如下：

◎西元2000年8月3日公告馬兜鈴酸長期服用後，可能會造成腎衰竭等副作用，對藥房、藥局及製藥廠加強規範。

◎西元2001年2月21日公告含馬兜鈴酸中藥材之中藥製劑需辦理變更為中醫師處方用藥。

◎西元2001年7月23日公告廣防己、關木通、馬兜鈴、天仙藤、青木香等含馬兜鈴酸之中藥材列入需要包裝標示之品目，並應於標籤或包裝上另加註『長期連續服用可能會造成腎衰竭副作用』之警語。

◎西元2003年10月8日函告中醫師公會、中藥商公會、製藥公會、藥師公會、藥劑生公會及進出口商業公會等，轉知所屬醫院、診所、藥廠、藥局及中藥房等，應使用基原正確之藥材。並重申使用含馬兜鈴酸中藥材應注意之事項。

而馬兜鈴酸為馬兜鈴屬(*Aristolochia*)植物中所含的共同成分，是植物界中發現的第一個含硝基有機物，因此，各種中藥材的來源植物若為馬兜鈴屬者，即有可能含有馬兜鈴酸，在禁用藥材廣防己、關木通、馬兜鈴、天仙藤、青木香等五種中，馬兜鈴、天仙藤、青木香是來自同一種馬兜鈴植物的不同藥用部位之藥材(請參見本冊第28頁)，所以它們皆含有馬兜鈴酸，至於廣防己、關木通其相關市場品討論如下：

◎防己藥材(根類藥材)：

(1) **廣防己**：

原植物學名為*Aristolochia fangchi* Wu，屬於馬兜鈴科(Aristolochiaceae)植物，含有馬兜鈴酸。藥材名：廣防己，亦名木防己。

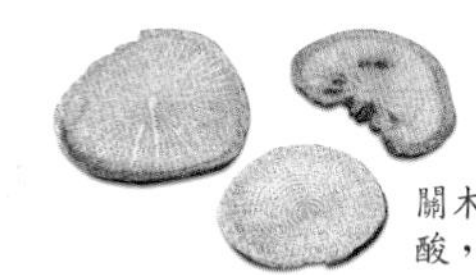

廣防己藥材因含馬兜鈴酸，而被禁用

(2) **異葉馬兜鈴**：

原植物學名為*Aristolochia heterophylla* Hemsl.，屬於馬兜鈴科(Aristolochiaceae)植物，含有馬兜鈴酸。藥材名：漢中防己，亦名木防己。

(3) **粉防己**：

原植物學名為*Stephania tetrandra* S. Moore，屬於防己科(Menispermaceae)植物，不含馬兜鈴酸。藥材名：漢防己。

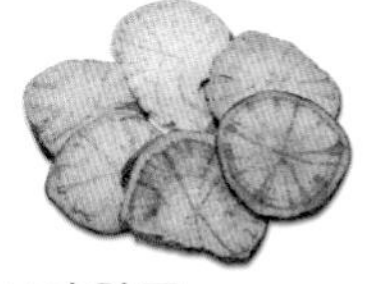

粉防己藥材不含馬兜鈴酸

(4) **木防己**：

原植物學名為*Cocculus trilobus* (Thunb.) DC.，屬於防己科(Menispermaceae)植物，不含馬兜鈴酸。藥材名：木防己。

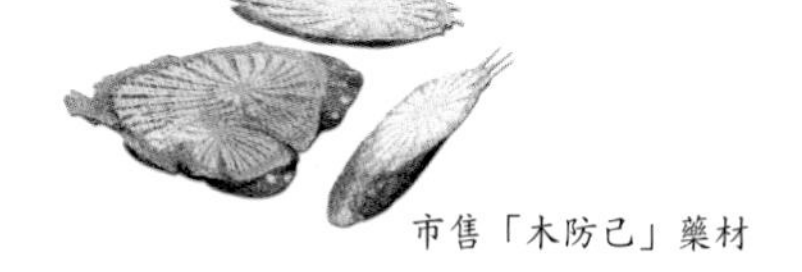

市售「木防己」藥材

總結：臺灣防己藥材之市場品有漢防己、木防己、廣防己等3種，其中木防己、廣防己為可能含有馬兜鈴酸之中藥材。

◎木通藥材(藤木類藥材)：

(1) **關木通**：

原植物學名為*Aristolochia manshuriensis* Kom.，屬於馬兜鈴科(Aristolochiaceae)植物，含馬兜鈴酸。

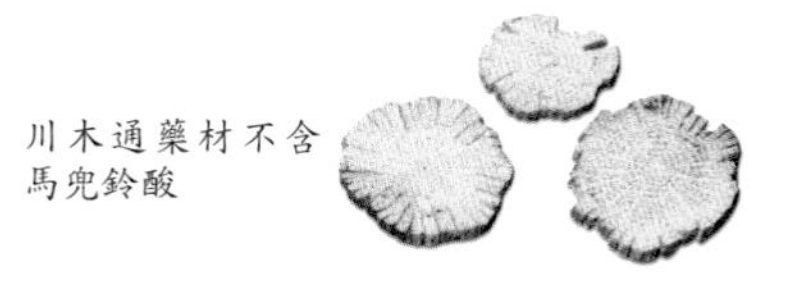

關木通藥材因含馬兜鈴酸，而被禁用

(2)**川木通**：

原植物多種，其一學名為*Clematis montana* Buch.-Ham.，屬於毛茛科(Ranunculaceae)植物，不含馬兜鈴酸。

川木通藥材不含馬兜鈴酸

總結：臺灣早期之市場品，只見關木通，未見川木通。但現在臺灣市場品已全面更改為川木通藥材。

所以，基於中藥市場的藥材來源混亂，醫師若發現有原因不明的腎臟疾病、泌尿道腫瘤病患，宜詳加追蹤是否為馬兜鈴酸中毒的病例，而民眾也需要嚴防吃成分不詳的中草藥或神秘健康食品，以免招致嚴重的後果。

Bletilla formosana (Hayata) Schltr. 臺灣白及

蘭花向來即給人高雅脫俗的印象，極具觀賞價值，但在這群分類學上屬蘭科的植物中，卻也蘊藏著不少醫療資源，如本文要為您介紹的「臺灣白及」便是一例。

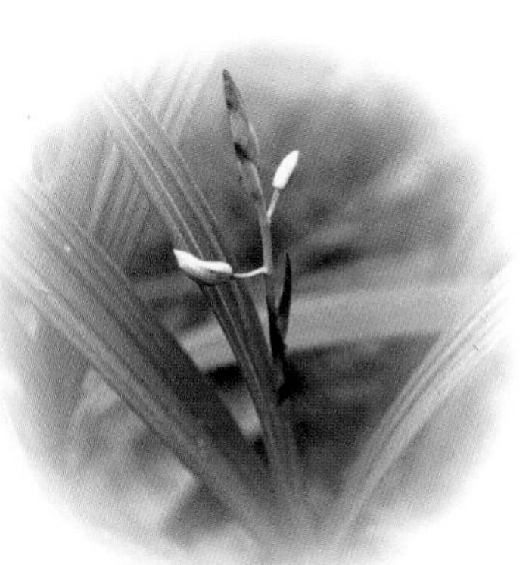
臺灣白及的花蕾

臺灣白及又稱「臺灣紫蘭」，於臺灣全島海拔100至3300公尺陽光充足之芒草原或公路旁皆可見。據國內本草學權威謝文全教授的研究，臺灣白及與蘭嶼白及〔*B. formosana* (Hayata) Schltr. forma *kotoensis* (Hayata) T. P. Lin，分布於蘭嶼南部山區〕皆為中藥「白及」藥材之次要來源植物之一，此二者形態極為接近，差別主要在花色，臺灣白及是白色帶有淡粉紅色，蘭嶼白及則全部白

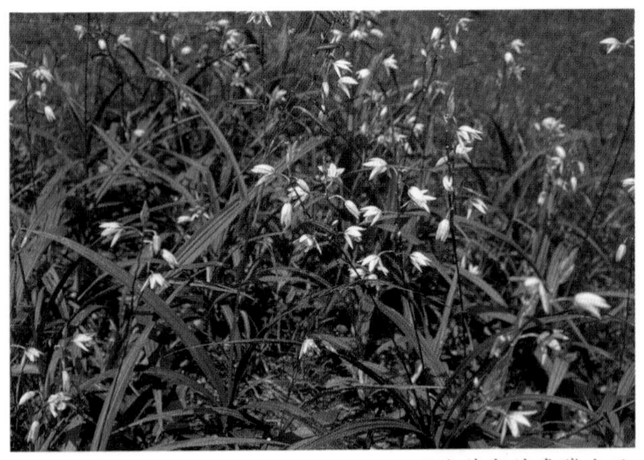
正逢花期的臺灣白及

色，但唇瓣兩者皆具黃色龍骨。「白及」藥材早在《神農本草經》即已收載，而其主要來源植物為白及〔*B. striata* (Thunb.) Reichb. f.〕，非臺灣原生植物，形態亦和臺灣白及相近，但花色為紫紅色，在《本草綱目》中，李時珍謂其根白色連及而生，故名。

白及藥材也常被書寫成「白芨」，至於其療效，現代藥理研究已證實白及具有止血、保護腸胃之功能，這與它所含高度黏液質，能形成一定厚度之膠狀膜有關，也因此白及能收斂止血、消腫生肌，自古即應用甚廣。臨床上，常與三七粉共服可治肺、胃出血；配上海螵蛸(烏賊骨)、甘草等，可治消化性潰瘍；在肺癰的治療上，可配銀花、沙參、桔梗等；而在燒傷、創傷及手術切口的癒合方

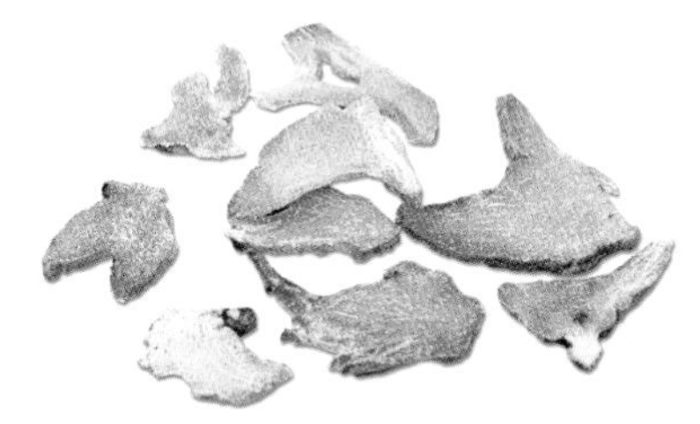

市售白及藥材

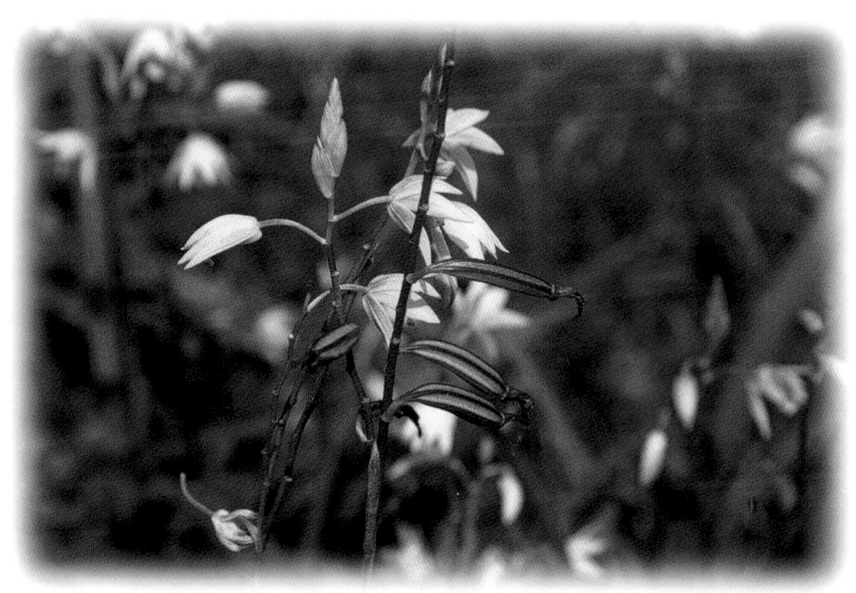

臺灣白及的果穗

面，則是加上黃芩、黃連、大黃等，製成膏劑外敷。除此，支氣管擴張之咳血、腎炎尿血、婦科經漏、胎漏、產後出血、鼻衄及痔血等，都屬於白及的止血範圍。

而依《本草從新》對白及所載：「......除面上皯(ㄍㄢˋ，面黑氣)皰(面瘡)，塗手足皸裂，令人肌滑......」，可見古人早已認可白及在養顏及潤膚方面的療效。另一方面，白及的黏液質對於某些西藥的副作用，如胃黏膜的傷害，亦有防治之效。因此，在現代人一片追求美容及健康生活的呼聲中，白及實具有不可輕忽的潛力。

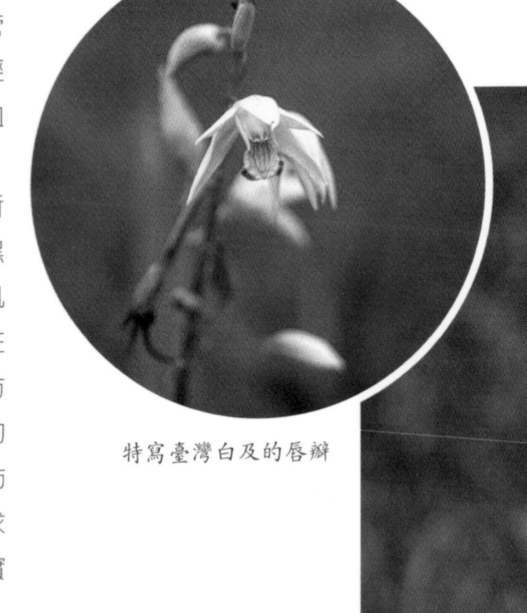

特寫臺灣白及的唇瓣

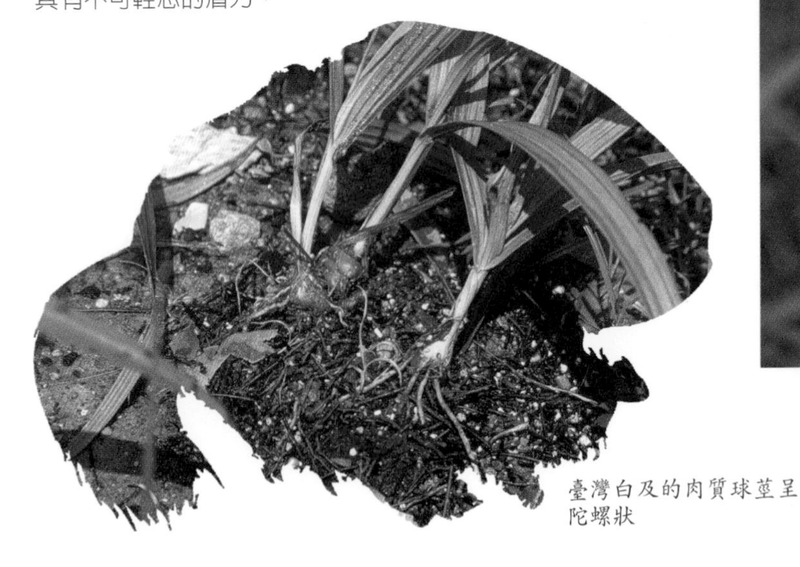

臺灣白及的肉質球莖呈陀螺狀

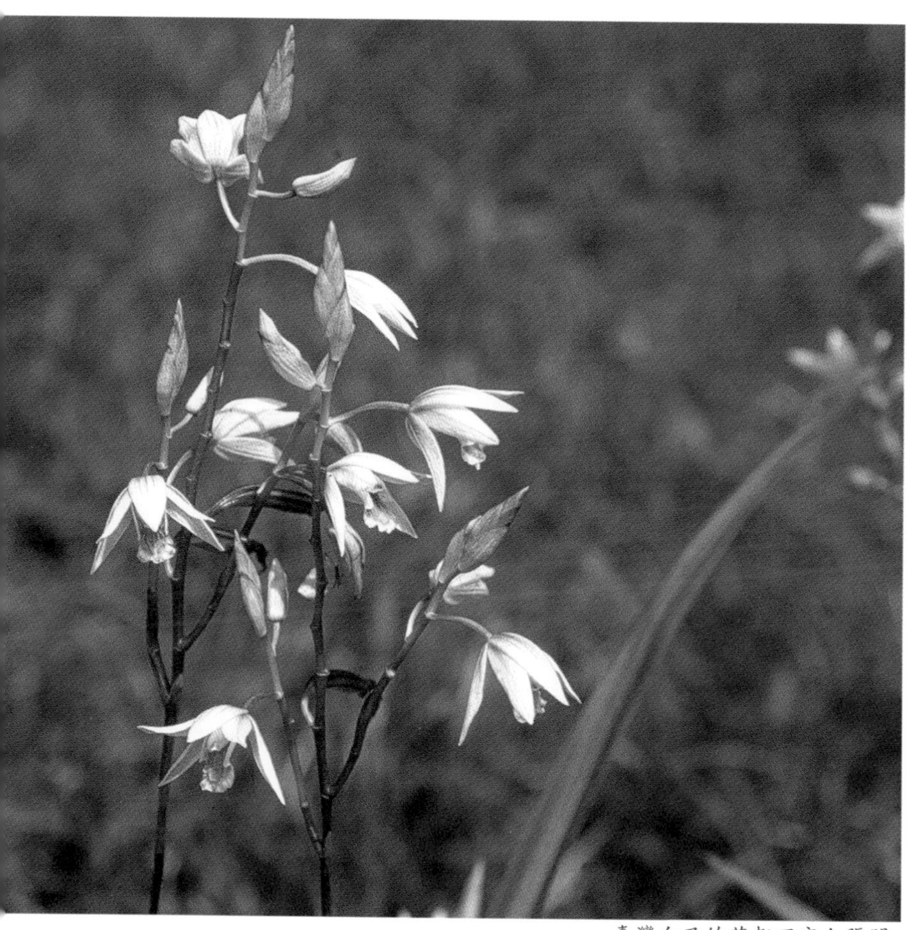

臺灣白及的花都不完全張開

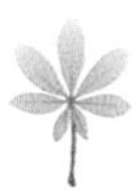

本篇原載於 中華民國九十年十月二十四日 中華日報 第十二版

Urena lobata L.

虱母

「三腳破」是臺灣民間常可聽到的草藥名之一，而此名稱的由來乃源於其原植物形態，即葉片常呈3~5不整裂，所以，凡藥草具有如此形態特徵者，別名中都有可能出現「三腳破」這名詞，而這種「同名異物」的混淆現象，也正是進行藥草田野調查的困難之一，本文我們將為您介紹一種別名亦為三腳破的藥用植物「虱母」。

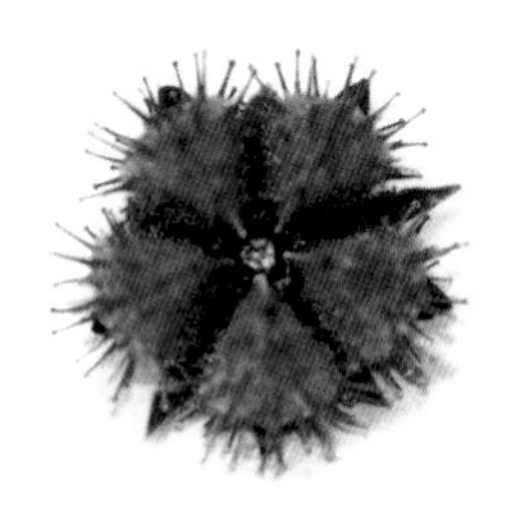

虱母的蒴果表面具鈎刺

虱母是臺灣低海拔常見植物，民間全年採其全草或根入藥，稱虱母草(頭)，能消炎解毒、祛風利濕，治慢性腸胃炎、風濕疼痛、水腫、癰腫等症，亦具收斂之效，能止瀉、止外傷出血，對於牙痛、高血壓、慢性胃病、酒後感冒等，虱母也可被配伍使用。

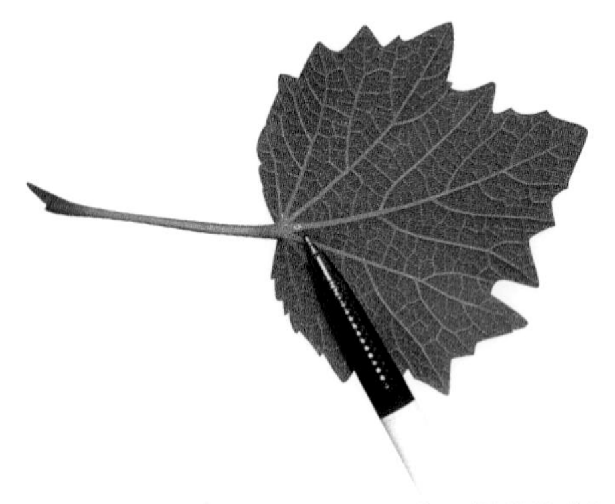

虱母的葉背中脈基部可見腺體一枚(原子筆所指處)，十分特殊

在大陸出版的中藥大辭典中，虱母以「地桃花」之名被收載，臺灣民間並以同屬植物「梵天花」(*U. procumbens* L.)混採混用，功用相近。而甘偉松教授則於西元1986年在臺北淡水發現虱母的變種，其植株如虱母，惟花白色，並命名為白花虱母(*U. lobata* L. var. *albiflora* Kan)收載於其所著《藥用植物學》一書，今各地已零星作藥用栽培，效同虱母而尤佳。

對於藥用植物的認識，學名中的種名是很重要的，因為種名為形容詞，常用以描述植物之形態特色，所以了解種名有助於藥用植物之學習，像虱母的種名*lobata*即指其葉緣分裂之意(亦為別名「三腳破」的由來)，所以，不同植物也可能有相同的種名，如豆科的葛(請參見上冊第38頁)，種名亦為*lobata*，便是一例。

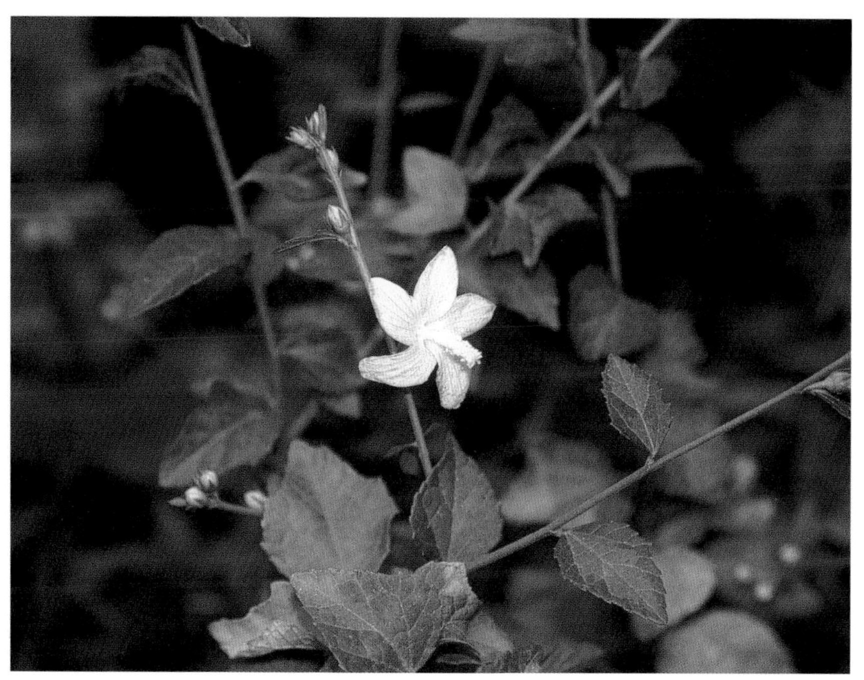

開白花的梵天花

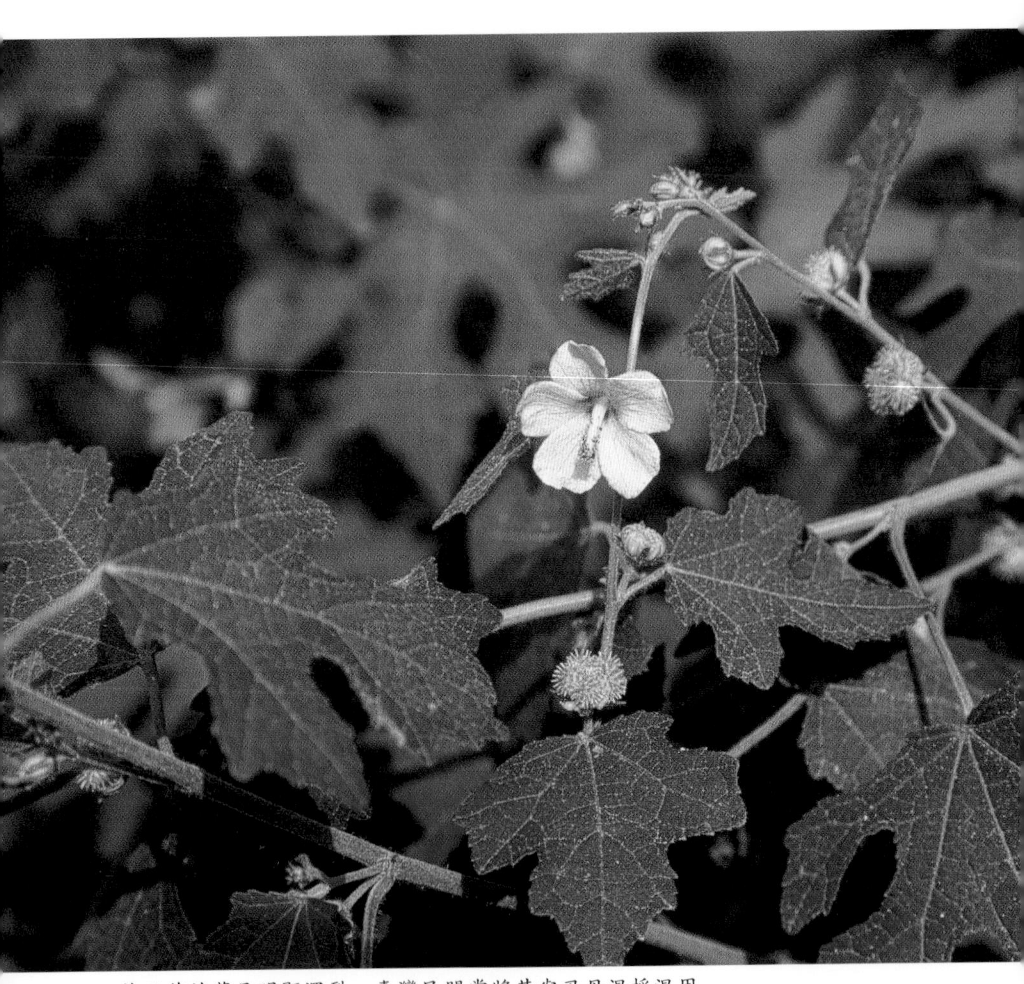

梵天花的葉具明顯深裂，臺灣民間常將其與虱母混採混用

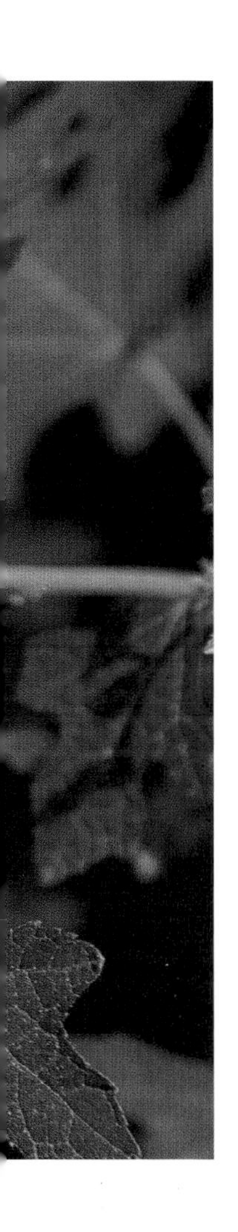

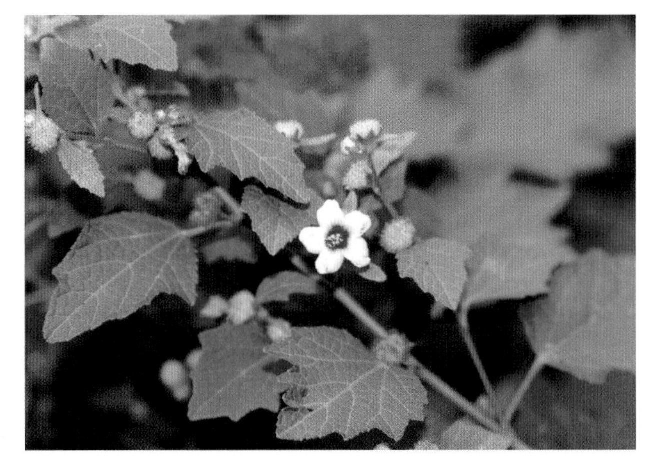

虱母

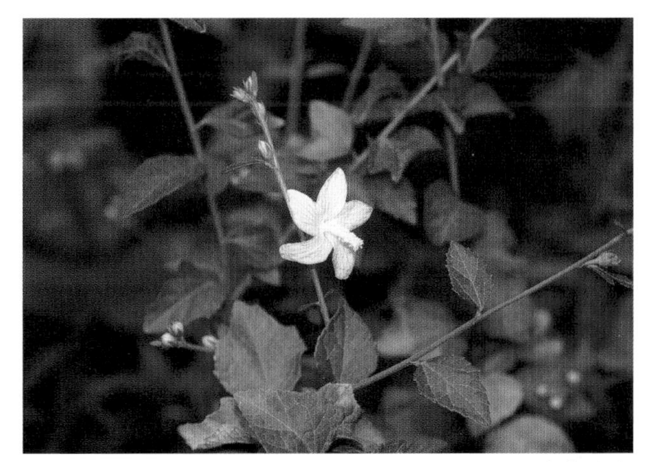

白花虱母

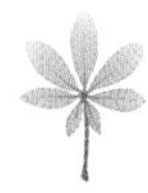

本篇原載於 中華民國九十年十月三十一日 中華日報 第十二版

Symphytum officinale L.

康復力

Boraginaceae 紫草科

「康復力」之名，意指其能健康恢復體力，臺灣民間習慣取其葉入藥，由於富含維生素B_{12}，極具補血功效。它原產於歐、亞洲，曾在日本風行一時，西元1964年引進臺灣，如今全島各地皆有栽培，為抗癌植物之一。

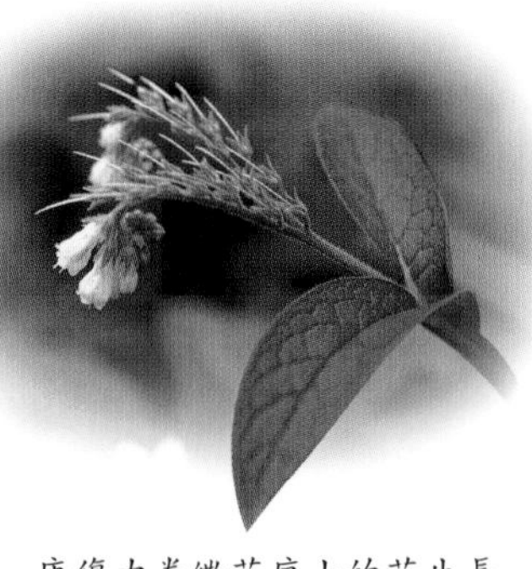
康復力卷繖花序上的花生長於花梗之同側，且花梗常呈捲曲狀

康復力在日本被稱為「鰭玻璃草」，鰭是指莖具魚翅狀之突起稜翼，玻璃則指白色花冠之品種而言。早期日本人認為本植物極富營養，故摻於各種健康食品中，相當暢銷。在臺灣，則取其葉片用水煎服，治療高血壓、腹瀉不止等。而現代藥理研究則顯示本植物不僅含有傷口復原素，更具防癌及抗癌的作用。

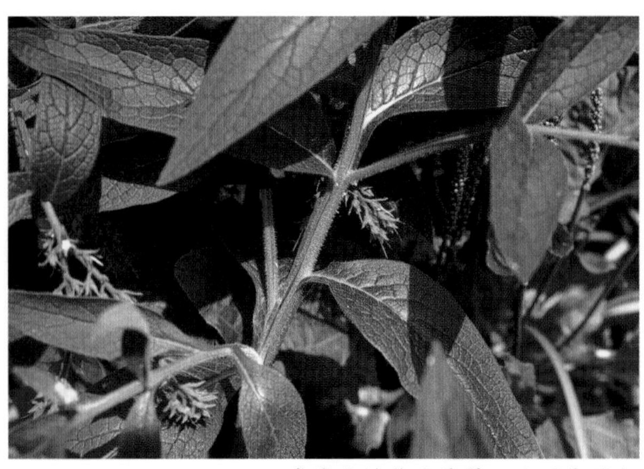
康復力的莖具稜翼，且可見剛毛

但採集時需注意的是，康復力在未開花時，其外觀與著名強心生藥「毛地黃」(請參見上冊第78頁)頗為相似，若誤採毛地黃食用，常可致死。在分辨兩者時應把握下列原則：1.康復力為紫草科植物，具有如狗尾巴般的卷繖花序，花色有黃、白、紫等；毛地黃則為玄參科(Scrophulariaceae)植物，其花形如寺廟內的大鐘，紅、白成串，相當鮮豔。2.康復力全株密被剛毛，摸起來有粗糙扎手之感，令人不快，而毛地黃則遍生白或淡褐色之絨毛，觸感有如絨布，使人覺得舒服。若能依據上述兩點區別，即可正確判別它們，其中第2點也是兩者開花前的最佳辨識法。

藉此也再次提醒您，民間中草藥雖然具有不可忽略之療效，但重要前提在於「正確辨識，審慎使用」，切莫因一時大意而造成難以彌補的傷害！

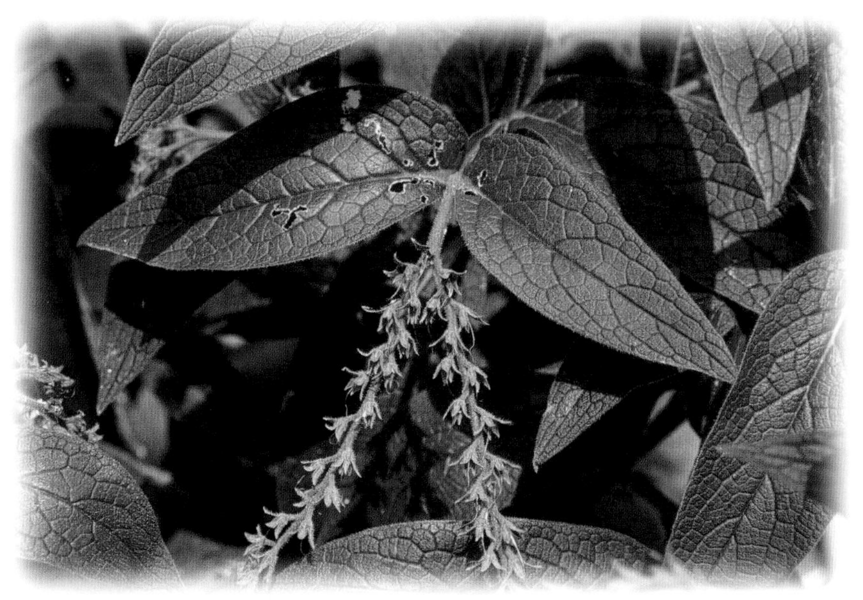

康復力的花凋謝後，仍可見長長的花柱

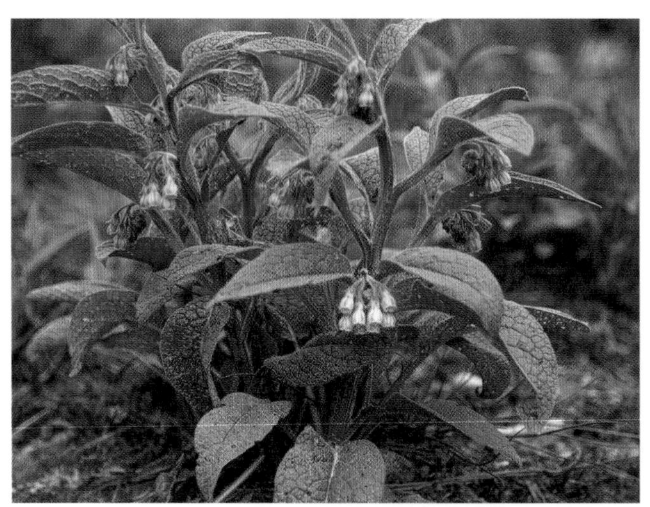

開紫色花的康復力

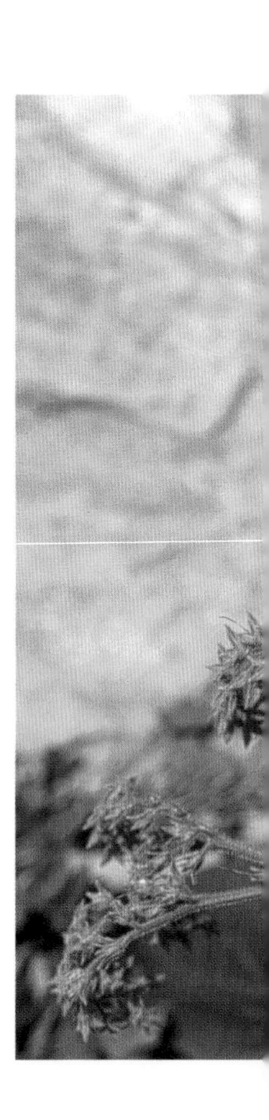

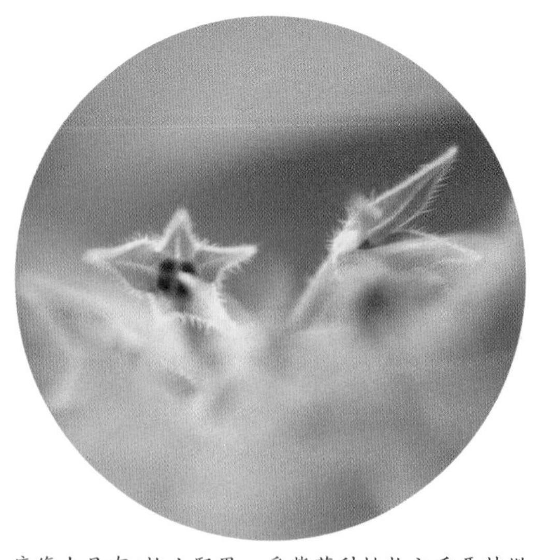

康復力具有4枚小堅果，爲紫草科植物之重要特徵

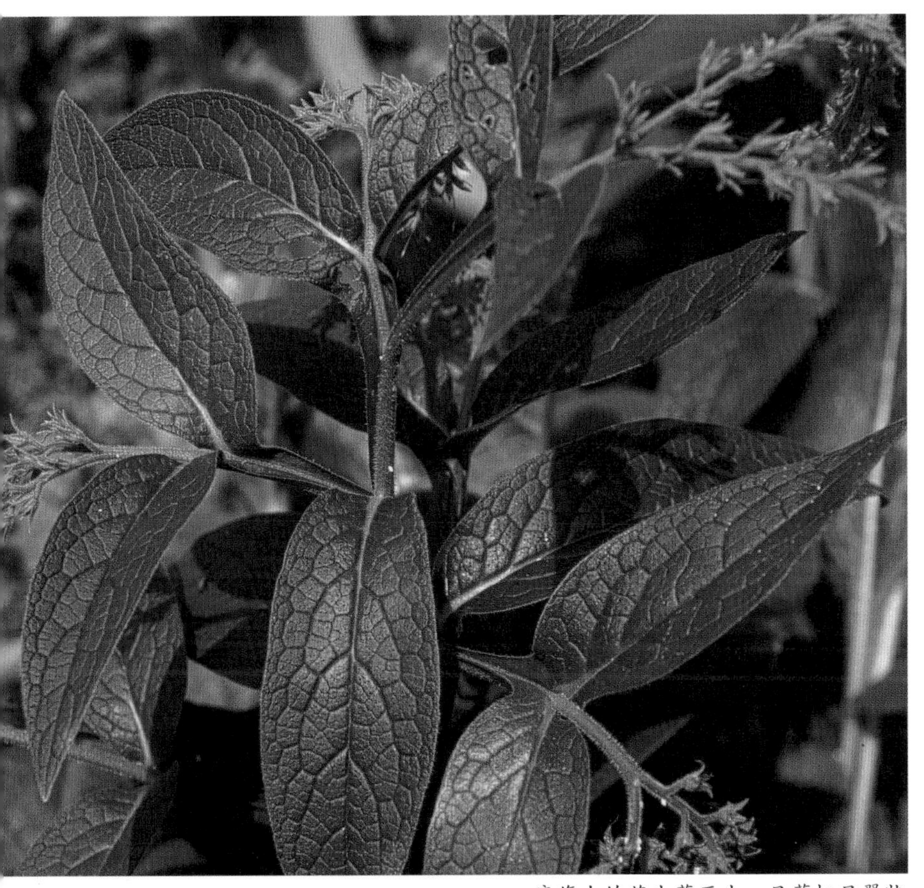

康復力的莖生葉互生，且葉柄呈翼狀

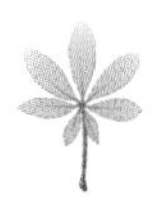

本篇原載於 中華民國九十年十一月十三日 中華日報 第十二版

Abrus precatorius L.

相思

本文要為大家介紹的植物是相思，談到「相思」這名稱，植物界中許多木本植物皆有相思之名，但這裡我們所要談的藥草「相思」，它是纏繞性藤本植物，主要分布於臺灣中南部次生林及山野乾燥開闊地。

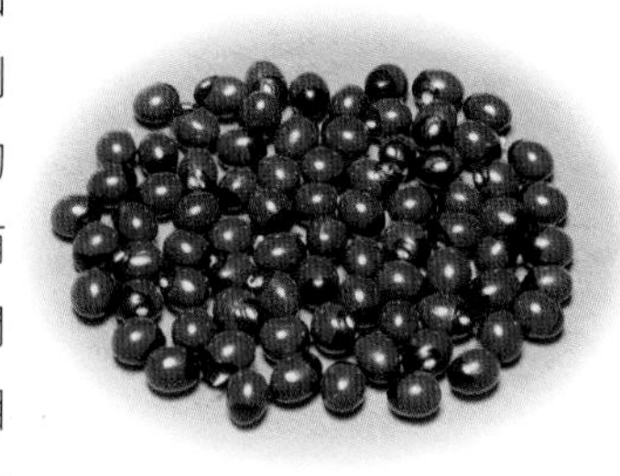

相思的種子半截紅色，半截黑色，相當漂亮

在臺灣，對於相思的種子普遍稱為「雞母珠」，其外觀半截紅色，半截黑色，相當的漂亮，不過，像這麼美麗的小豆子卻是有劇毒的，它含有相思子毒蛋白，若殼破而誤食，會出現噁心、嘔吐、腹瀉、冒冷汗、腹絞痛、四肢發抖等中毒症狀，嚴重者會有蛋白尿、全身抽搐、溶血等現象，最後死亡，根據報導，人類約嚼食半顆即會中毒，所以入藥時，仍建議儘可能不內服，而採搗爛外敷疥瘡或頑癬等皮膚病。近代

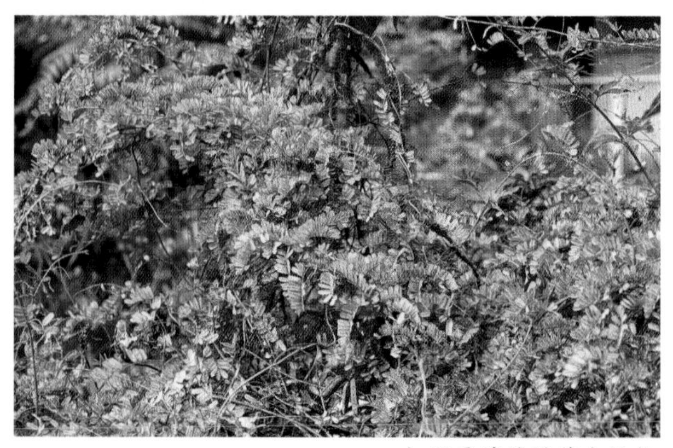

相思是纏繞性藤本植物

研究也發現雞母珠有抗腹水癌之效，而早期臺灣民間曾用其作為解蠱毒之催吐劑，但若需內服時，也務必謹慎使用。

雖然其種子有毒，不過相思的其他部位卻是很好的藥材，其根部稱「相思子根」，有清熱、利尿之效，可治咽喉腫痛、肝炎、支氣管炎等。帶葉的幼藤稱「相思藤」，能生津、止渴、潤肺、退熱，可治乳瘡、肝病、黃疸等，又因其嚼起來甘甘甜甜的如中藥甘草，所以，在大陸廣西地區亦稱該藥材為「土甘草」或「山甘草」。而研究報告也指出，相思的葉含有與中藥甘草相同成分的甘草甜酸(甜度為蔗糖的50倍)，故市售青草茶常拿它當原料，可達矯味效果，但採收時千萬注意不可摻入種子喔！下次在野外看到它時，不妨摘幾片小葉置於口中咀嚼，既生津止渴又甘甜，相信您會喜歡上它的。

藥草的使用，可救人，亦可害人。同一株植物，依不同部位，或有毒，或無毒，都不可濫用，像相思的種子就是有毒的部位，但其根、莖、葉雖然不算有毒，仍需適量使用，若長期服用大量，也可能導致水腫之副作用，這正是「藥即是毒」的觀念。同時，由於相思的種子外型極美，常被民眾用來製成項鍊、手鐲等飾品，但筆者衷心建議當您將「雞母珠」加工時，仍應以不破其殼為原則，以免其有毒成分外漏，造成誤食中毒。其實，找個自己喜愛的透明瓶，將您所收集的雞母珠裝入供觀賞收藏，也是個很不錯的方法喔！

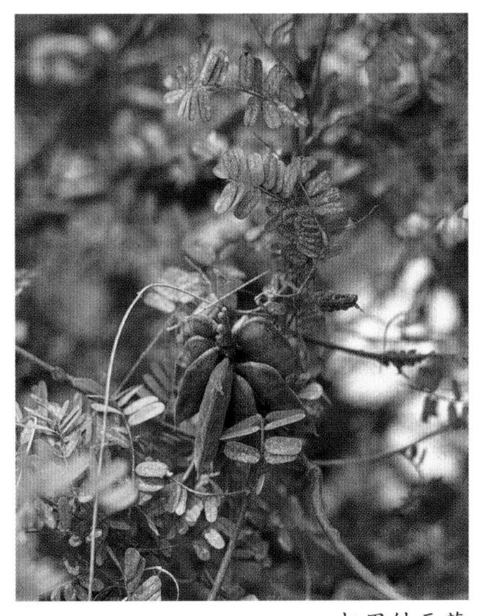

相思結豆莢

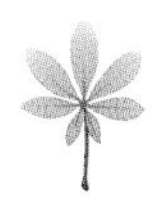

本篇原載於 中華民國九十年十二月十一日 中華日報 第十二版

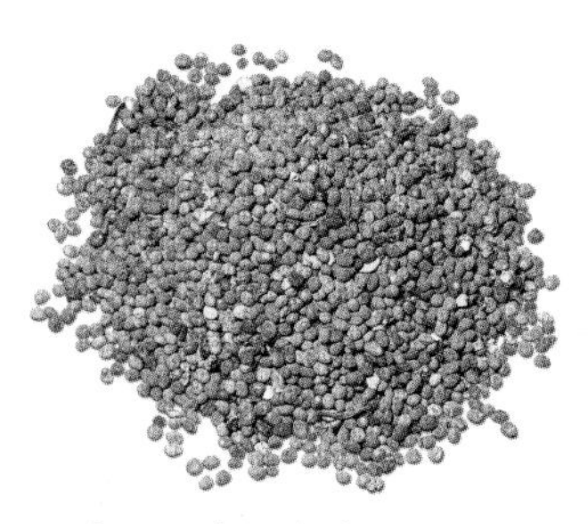
菟絲子藥材爲菟絲之種子

看了這些圖片，您是否正為找尋主角而傷腦筋呢？現在就讓我們來為您解答，不是圖中的綠色植物喔！而是層層纏繞於其上，正在享受著日光浴的淡黃色植物呢！不過，它是不會行光合作用的，因為它不具有葉綠素，生長所需的養分則完全來自寄主，這就是本文要為您介紹的寄生性藥用植物「菟絲」。

菟絲在中藥上以其種子「菟絲子」而聞名，自《神農本草經》即收錄為上品藥，謂其「久服明目，輕身延年」。然菟絲品種不只一種，圖中為豆菟絲(*Cuscuta australis* R. Br.)，但依本草古籍所載考察，一般認為正品應為中國菟絲(*C. chinensis* Lam.)的種子，但菟絲屬(*Cuscuta*)植物的藥效彼此並無太大差異，所以，常被混採混用應無爭議。

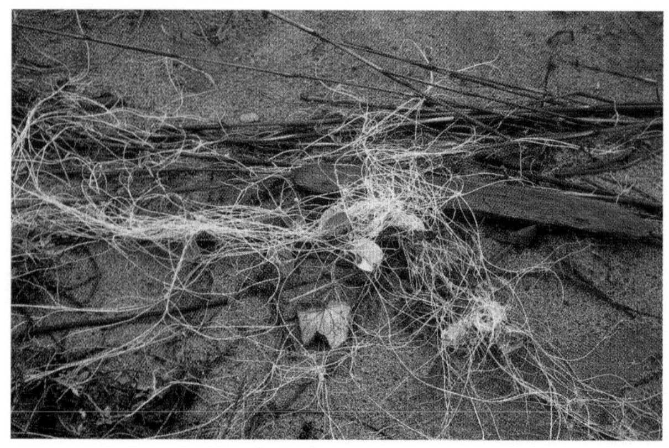
在海邊砂地上，亦可見到菟絲的蹤影

藥用方面，民間取全草入藥稱「無根草」，味甘、性平，能清熱、解毒，治黃疸、痢疾、肝病、高血壓等。在屏東、臺東地區，則有民眾將其與紅糖共煮，當茶飲以治療中暑。菟絲子則為強壯收斂劑，可補肝腎、益精髓、明目、治腰膝酸痛、小便白濁、陽萎、遺精、遺尿等。

方劑應用上，菟絲子加上五味子、枸杞子、覆盆子、車前子製成蜜丸，即為「五子衍宗丸」，除了加強原本療效，對於氣血兩虛、鬢髮早白、久不生育亦有效。值得一提的是，中藥店裡的紫蘇子與菟絲子頗為相似，此時您可用指甲壓壓看，易碎且有香氣者為紫蘇子，不易碎的就是菟絲子了。知道了這小常識，相信下次您再到中藥店時，就不會把它們給弄混了！

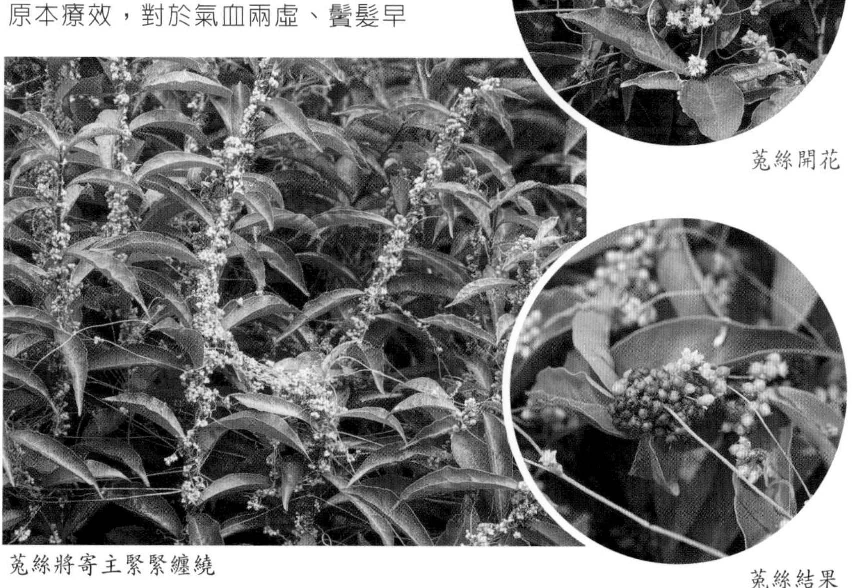

菟絲開花

菟絲將寄主緊緊纏繞

菟絲結果

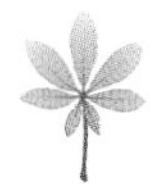

本篇原載於 中華民國九十年十二月十八日 中華日報 第十二版

Ricinus communis L.

蓖麻

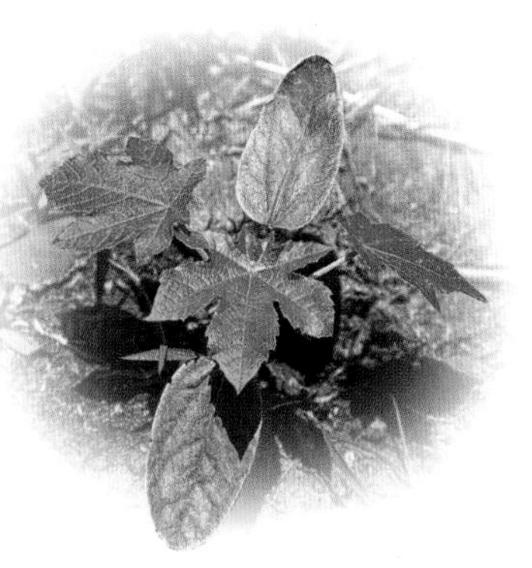
蓖麻的幼苗

在臺灣，凡經歷過日據時代的耆老，應該沒有人不認識蓖麻這種植物，因為當年日軍為了利用蓖麻種子製造大量的工業油，以供飛機引擎或發動機潤滑之用，曾下令全臺每戶人家都要種植一定數量的蓖麻，而學校也以種蓖麻當做學生的家庭作業，在這種強力的推廣下，日據時代的臺灣幾乎隨處可見蓖麻，甚至有大量的蓖麻田出現。

蓖麻為大型灌木狀草本植物，原產於熱帶非洲，在西元1645年間由荷蘭人引入臺灣，已馴化成野生，廣泛分布於全島低地，其莖中空，常被白粉物，葉片呈盾形且掌狀分裂，花為單性，雌雄同株，二者位在同一花序上，下部為雄花，雌花在上，蒴果球形，具

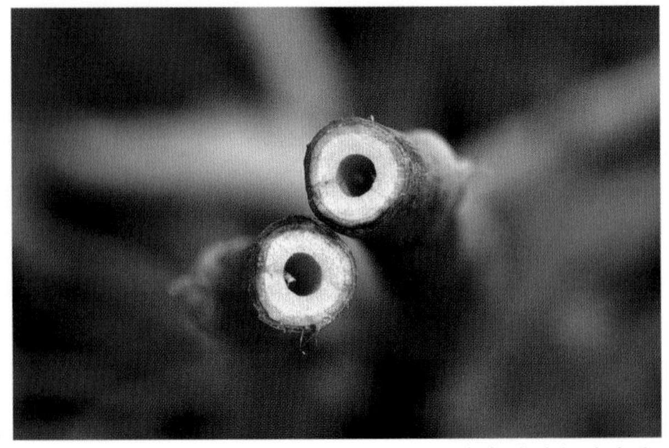
蓖麻的莖幹爲中空

粗刺，種子光滑有暗褐色斑紋，形如牛蜱。蓖麻始載於《新修本草》謂：「葉似大麻葉而甚大，其子如蜱，又名萆麻」。

蓖麻全株有劇毒，種子則含與相思(請參見本冊第46頁)類似的毒蛋白，人若生食，會造成嘔吐、腹痛、血便、黃疸等症狀，嚴重者會導致血壓下降、休克、呼吸抑制，甚至死亡。急救時應迅速催吐、洗胃，並口服蛋清、冷牛奶等，以保護胃黏膜，若情況危急者應予強心、鎮靜、抗休克等治療。特別提醒您，在野外欣賞植物時，千萬不可輕易採食，尤其要防止兒童誤食，以免造成無謂的傷害。

藥用方面，蓖麻的根幹能行血、止痛、解毒，治跌打損傷、風濕等。而嫩葉搗碎外敷，能治跌打、腫毒及皮膚病。蓖麻種子則可提製蓖麻油，醫學上為相當優良的瀉劑，有潤腸軟便的功能。而根據最新藥理研究顯

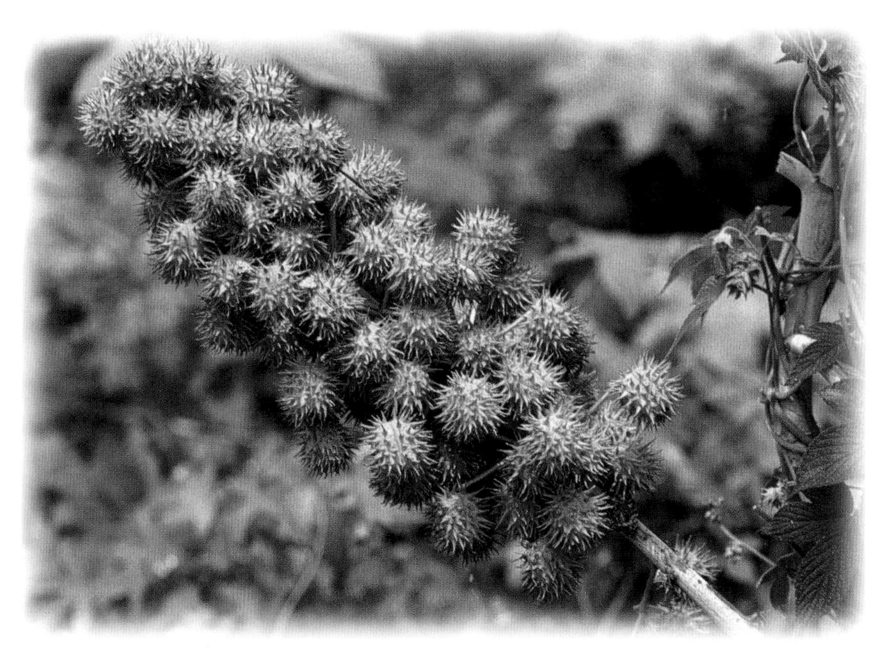

蓖麻的蒴果球形，具粗刺如魚雷般

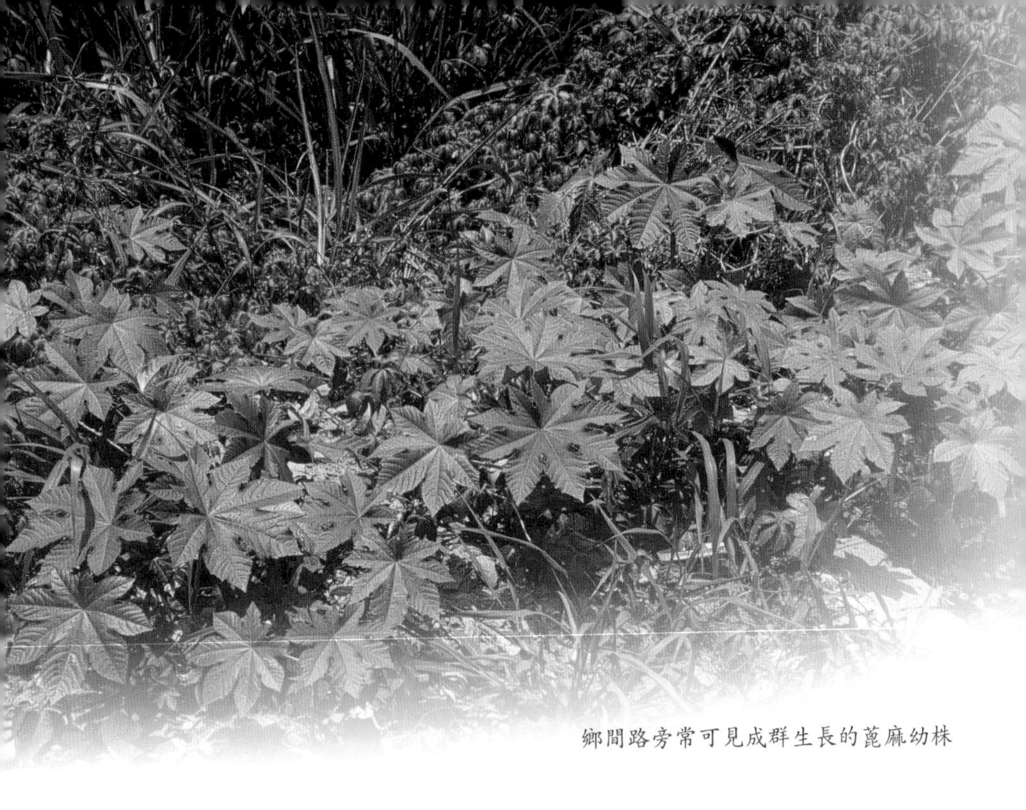

鄉間路旁常可見成群生長的蓖麻幼株

示，蓖麻所含的毒蛋白，對於抗腹水癌有極效喔！

在石化工業發達的今天，各類人造品已經使得我們的環境失去了自然的氣息，並且造成嚴重的環境污染。其實，許多天然的物品也是不輸合成品呢！讓我們在享有便利生活的同時，也一起響應環保運動吧！

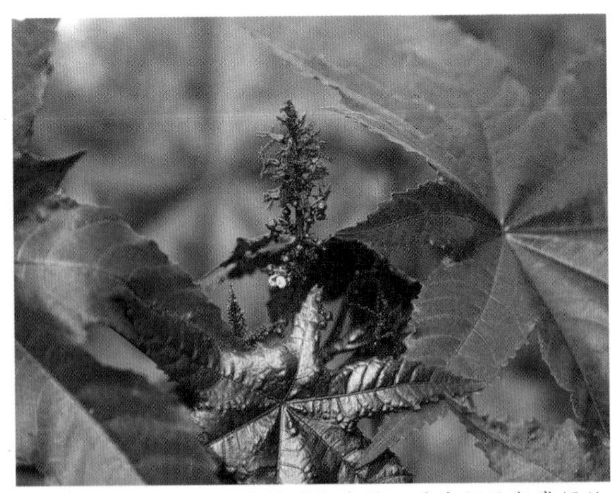

全株皆紅色的紅蓖麻極具觀賞價值

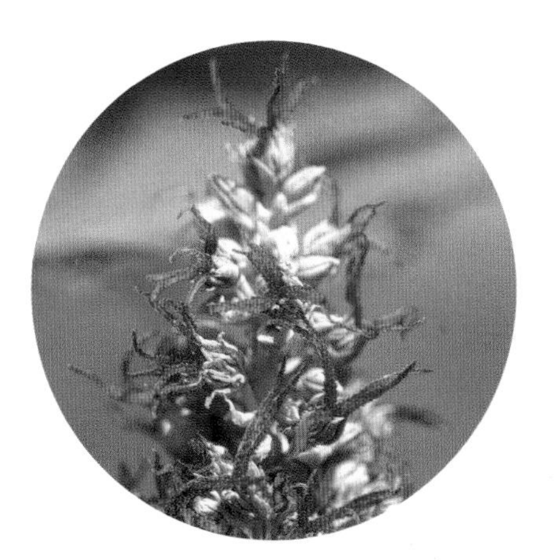
蓖麻的雌花序

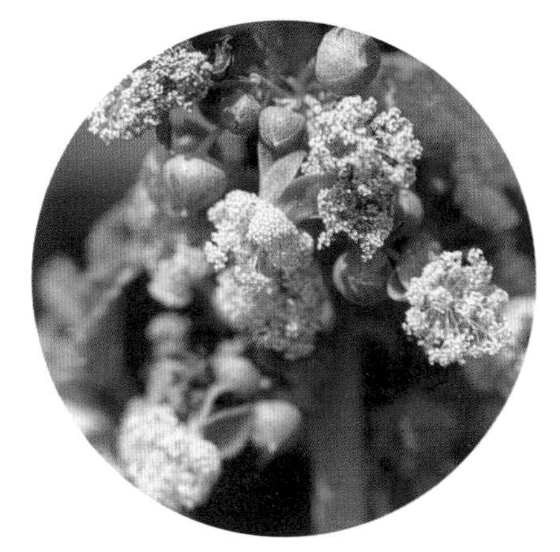
蓖麻的雄花序

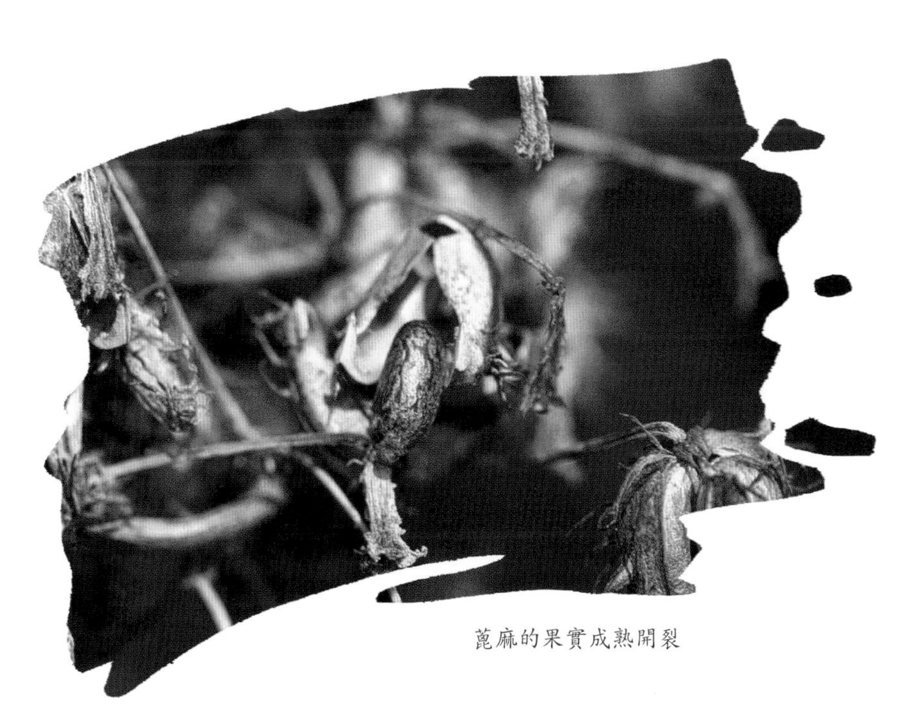
蓖麻的果實成熟開裂

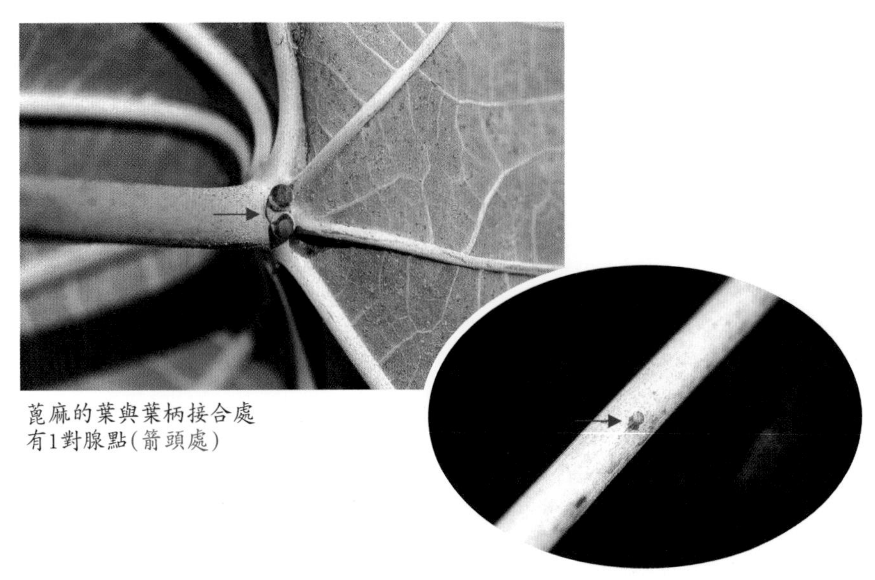

蓖麻的葉與葉柄接合處
有1對腺點(箭頭處)

蓖麻的葉柄上也有腺點(箭頭處)

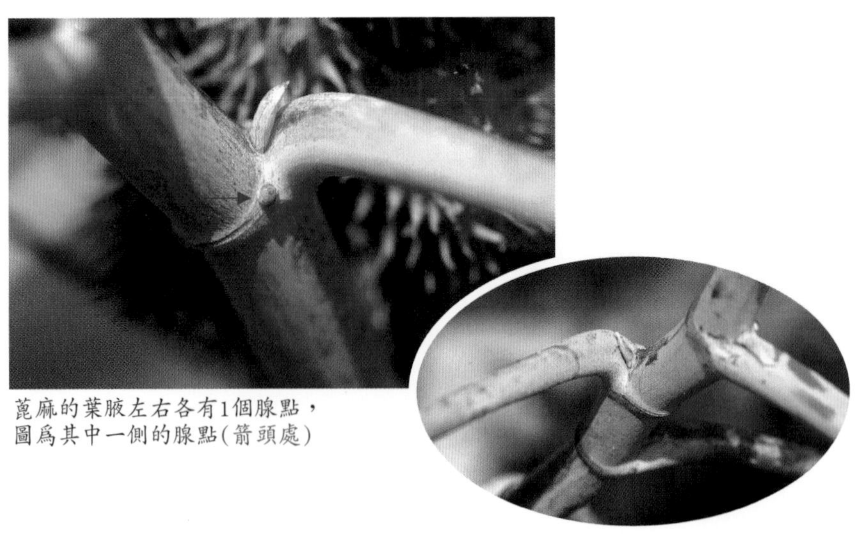

蓖麻的葉腋左右各有1個腺點，
圖爲其中一側的腺點(箭頭處)

蓖麻的莖幹常被白粉物

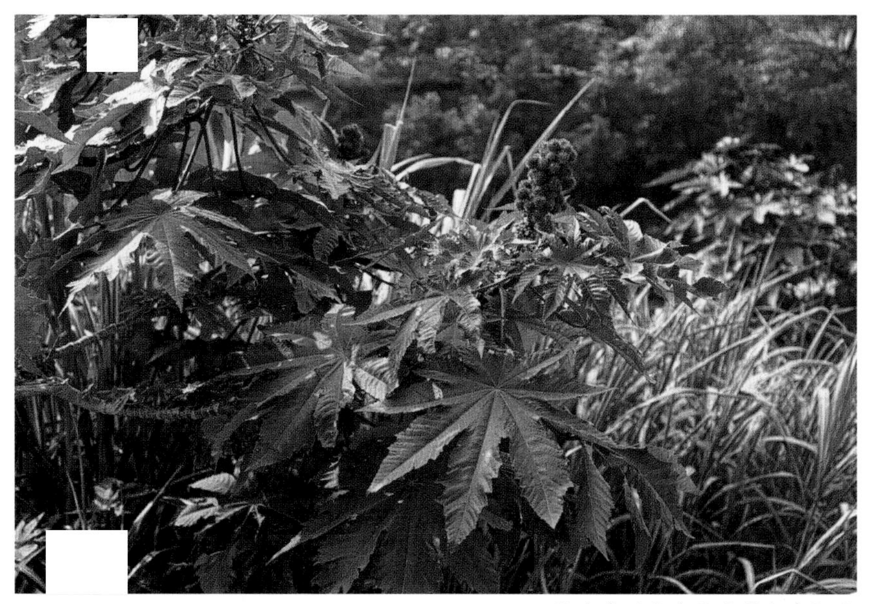

蓖麻廣泛分布於臺灣全島低地

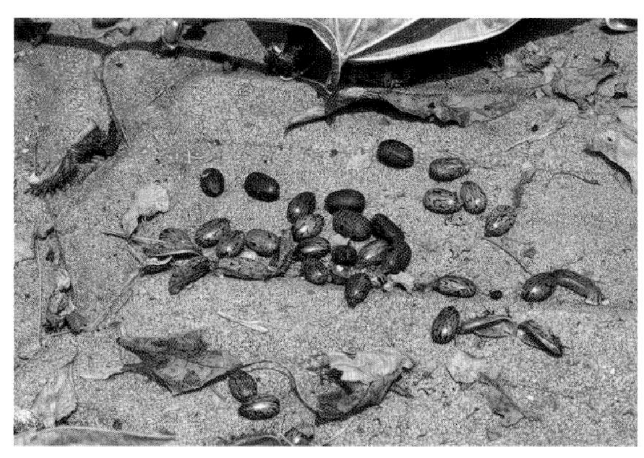

掉落滿地的蓖麻種子

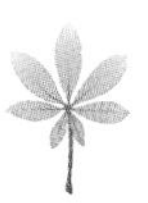

本篇原載於 中華民國九十年十二月二十五日 中華日報 第十二版

Lilium formosanum Wall.

臺灣百合

百合花可能是您再熟悉不過的花材之一了吧！除了透著淡淡清香的百合花朵，紅色的、黃色的姬百合，花瓣形成紅白強烈對比的豔紅鹿子百合，以及目前正流行的，能綻放誘人香氣，持久不消的香水百合，都是多彩花束中最搶眼的身影。然而，也正因為她渾然天成的美麗，吸引了人們意圖擁有的慾望，於是，早期臺灣山野間遍佈的臺灣百合群落，就在山地管制開放與旅遊風氣興起之後，被摧毀殆盡了。如今我們只能在某些高山地區偶爾見到幾株孤獨的野生臺灣百合，並試圖去想像她不復出現的滿山盛放風采。

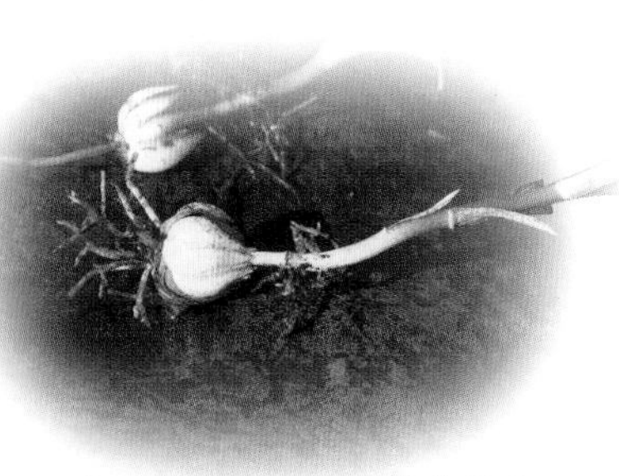
百合的鱗莖多由層層疊疊的肉質鱗片所形成，狀如白蓮花

通稱的「百合」泛指百合屬(*Lilium*)的植物，由於

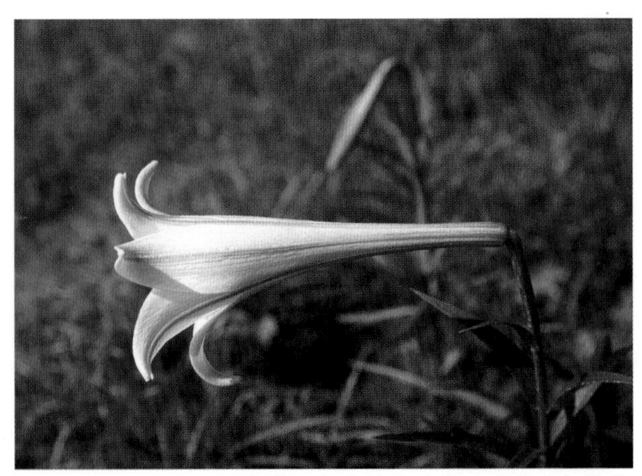
臺灣百合花被片的中肋外面呈紅褐色

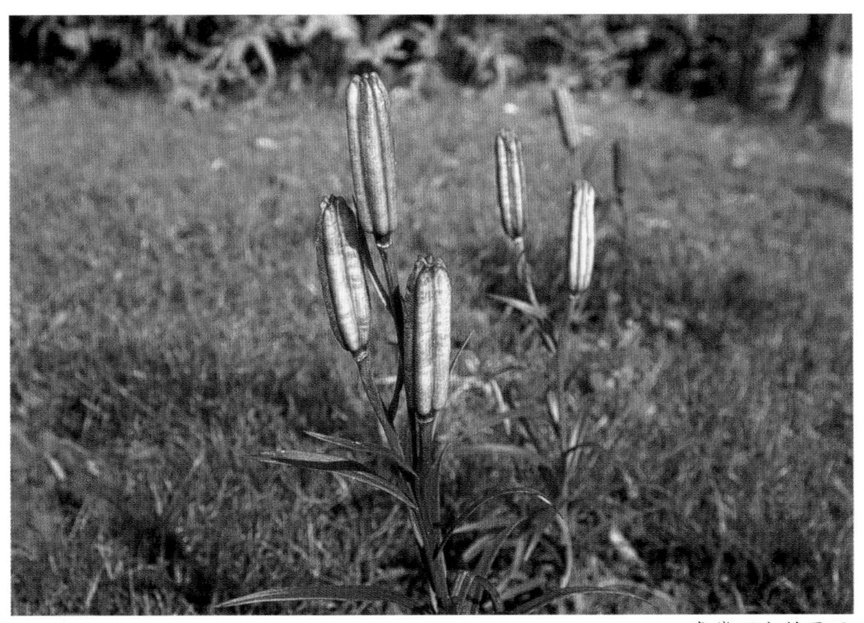

臺灣百合結果了

它們的鱗莖多由層層疊疊的肉質鱗片所形成，狀如白蓮花，就像是由百片合成的一樣，因而得「百合」之名，而其鱗莖同時也是它們的藥用部位。百合在大陸各省均有栽培，但由於其種類繁多，因此各地的入藥品種、栽培品質均不一，藥材市場上多流行憑樣論貨，稱「憑樣百合」。而在臺灣的百合市場品中，亦有「本百合」一項，來源是臺灣所產的多種百合植物，其中以臺灣百合為主要(但其鱗片通常較小而狹長，顏色偏淡黃褐色)。另外，臺灣百合還有一特殊的代用現象，即其種子或果實被充用為「馬兜鈴」藥材(請參見本冊第29頁)，而根則被充為「紫菀」藥材，像這樣的情形在臺灣中藥市場上由來已久，推測可能是因為功效或形態相近所致。

中醫認為百合藥材能潤肺止咳、利尿清熱、清心安神，治肺癆久嗽、咳唾痰血、熱病後餘熱未清、虛煩驚

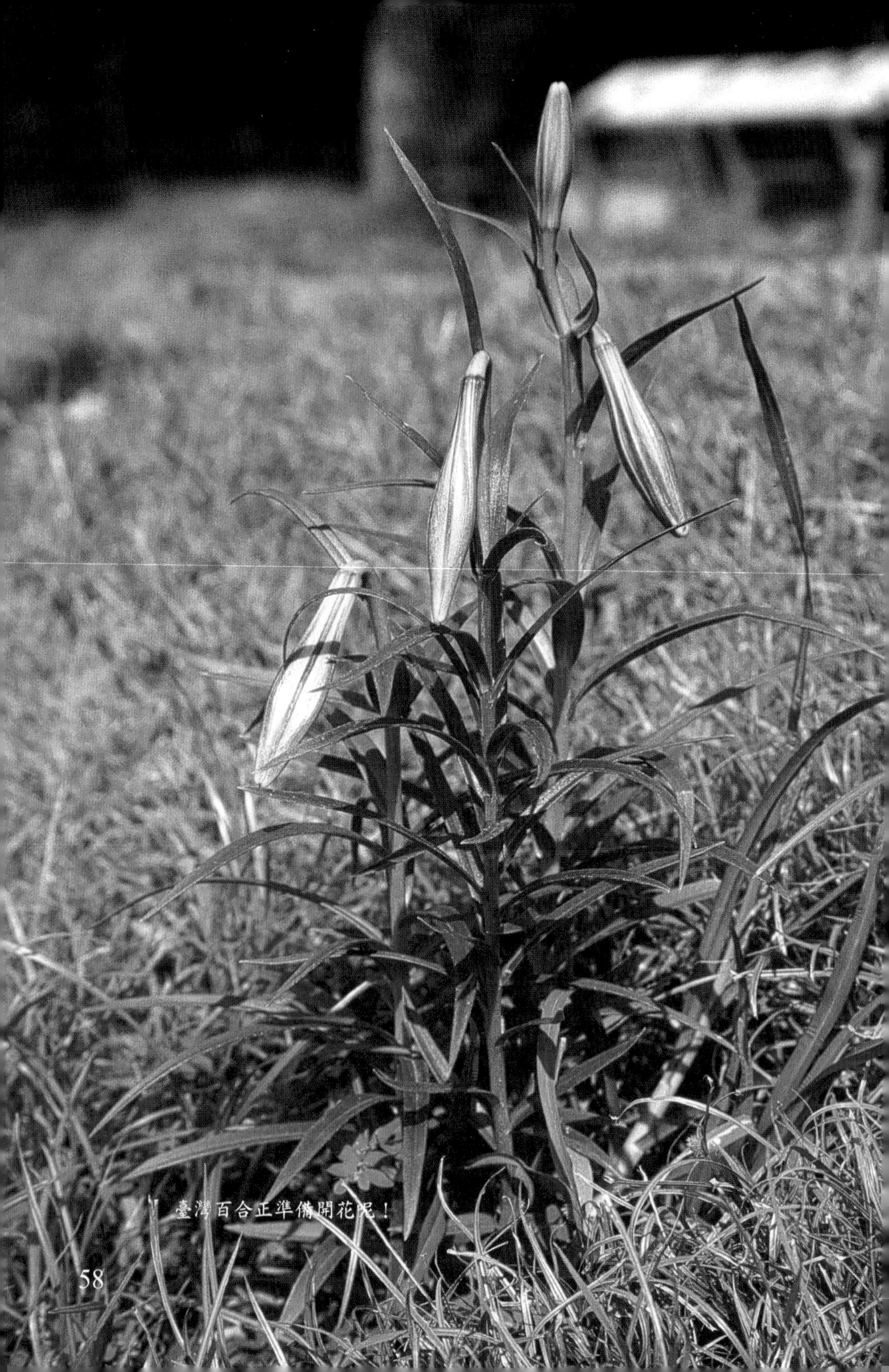

臺灣百合正準備開花呢！

悸、神志恍惚、腳氣浮腫等。若用蜂蜜炮炙之後，則更添潤肺補益之效。「百合固金湯」為中醫界常用方，本方中之百合，養陰而潤肺，清熱而保肺，化痰止咳以助寧肺，故用為主藥，再配伍生地、熟地、玄參、麥冬等養陰清熱，貝母、桔梗定喘咳，當歸、芍藥平肝養血，可用於治療乾咳久咳、陰虛咳血，或肺熱咳嗽恢復期，餘熱未盡，仍有咳嗽者，有協助清熱鎮咳以善後之功。若是一般的心熱煩躁，也可用百合配蓮子、龍眼肉等代茶飲來處理。

除了藥用之外，百合做為食物調理也相當可口，其鱗片原本就具有淡淡甜味，或用於食材蒸煮，或與胖大海、薏苡仁、綠豆共煮甜湯，既可保護喉嚨又可養顏美容，下回若您再度於宴席中看到她時，可要記得好好品嚐喔！

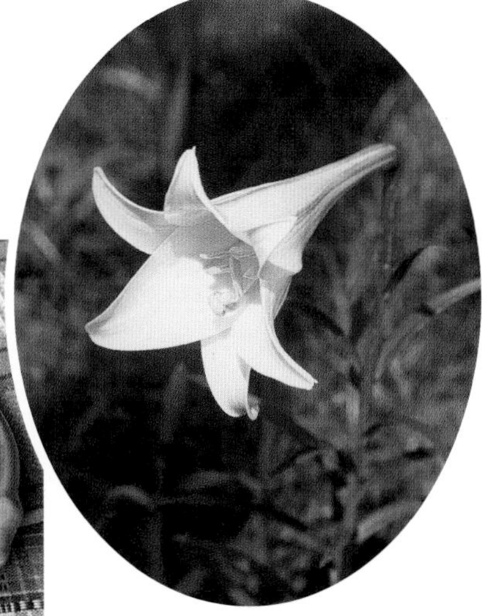

臺灣百合爲臺灣特有植物

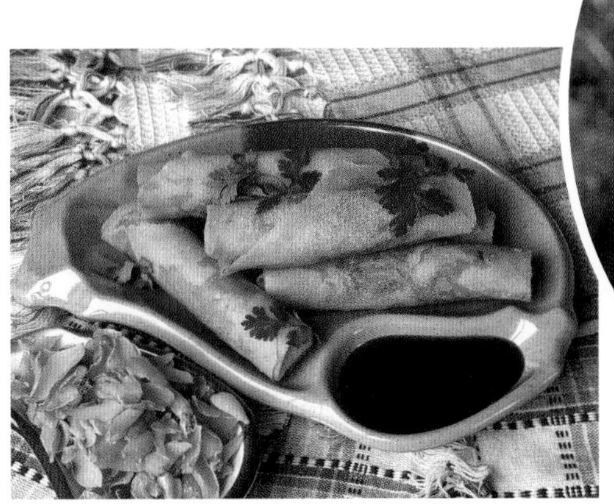

炸春捲中，加入百合也很有味道

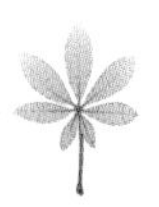

本篇原載於 中華民國九十一年一月一日 中華日報 第十二版

天仙果

Ficus formosana Maxim.

在藥膳中有道湯叫「羊奶頭雞」，聽了很容易讓人誤認為與「羊」有關，其實它是單純的雞料理喔！只是加了「羊奶樹頭」合燉，故名。「羊奶樹頭」即指天仙果的根部，看看圖中的隱花果，很像「羊的乳房」吧！但也有人覺得酷似「牛的乳房」，又天仙果相對於同屬的另一種植物「牛乳房」〔*F. erecta* Thunb. var. *beecheyana* (Hook. & Arn.) King〕，植株較小，而被稱為「小本牛乳房」，臺語多以「細號牛乳埔」(埔為房之訛音)為發音，是其在臺灣民間最常用的別名。

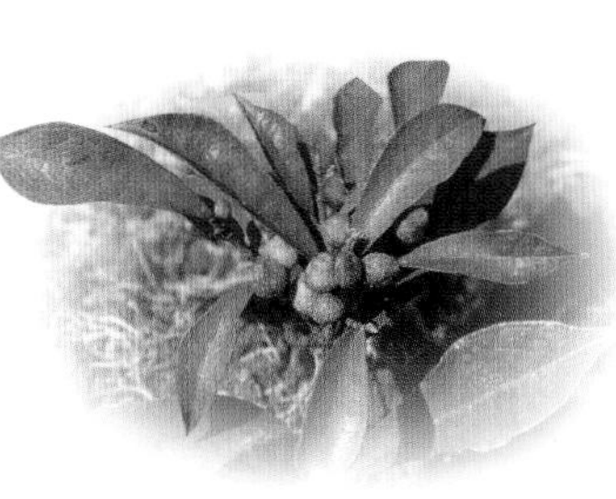

天仙果的隱花果逐漸成熟

藥用以根為主，有祛風利濕、清熱解毒、潤肺通乳之效，可治腰痛、黃疸、乳癰、乳汁不足、下消、肺虛咳嗽久不癒、百日咳、瘧疾、齒齦炎、蛇傷、打

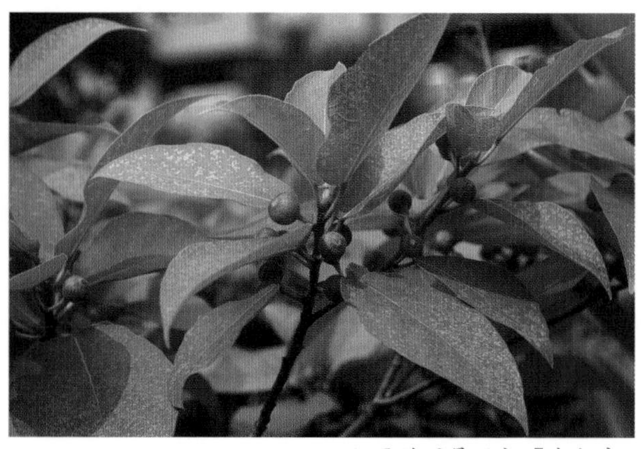

天仙果的同屬近親「牛乳房」

傷咳嗽、小兒發育不良等，若將根泡成藥酒，多用於風濕疼痛之治療，也能強身勁骨，民間更盛傳其有「威而鋼」之功效，原住民則利用它來坐月子補身。粗莖與根同等入藥。鮮葉可搗爛外敷，治跌打損傷、皮膚癢、背癰等。

由於天仙果的種名為formosana，故亦有臺灣天仙果、臺灣榕等稱呼，其在臺灣全島闊葉樹林內之陰濕地可見。若您折斷了其枝、葉，將可發現有豐富的白色乳汁流出，所以，其根的藥材名又稱「流乳根」，而白色乳汁也正是桑科家族的特徵之一。

市售藥膳「羊奶頭雞」之主要藥材即爲天仙果的莖及根

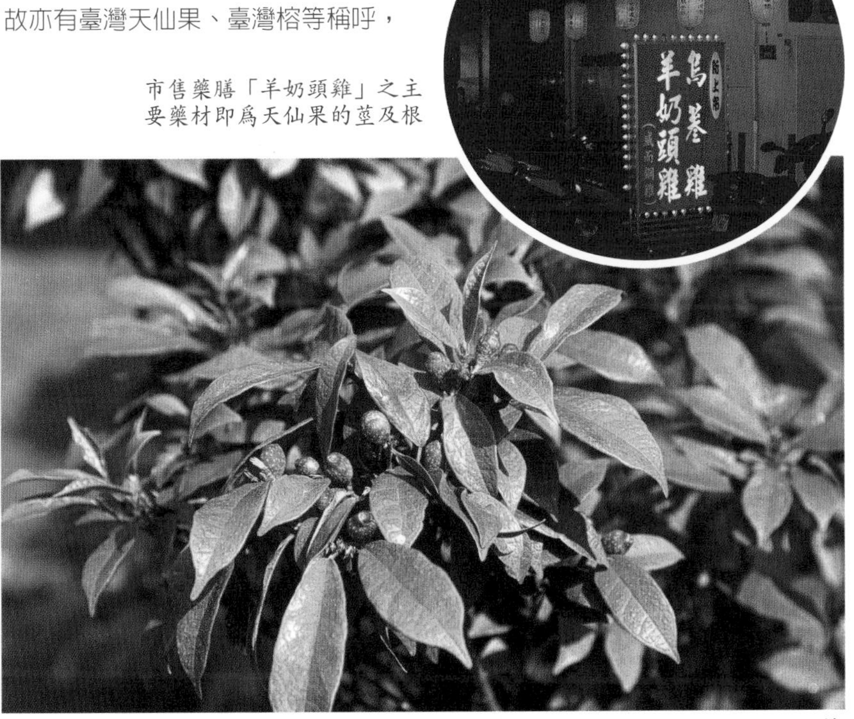

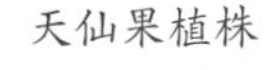
天仙果植株

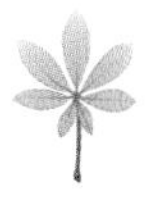
本篇原載於 中華民國九十一年一月八日 中華日報 第十二版

菱角的果肉是大家在夏天常吃的點心，不過究竟菱角的植物長得什麼樣子，可能看過的人就不多了，在臺灣，從嘉義的民雄、新港到屏東的林邊都有零星栽培，但多數集中在臺南縣的柳營、下營、官田等地的低窪水田，有機會的話，倒是可以利用休假來個採菱之旅呢！

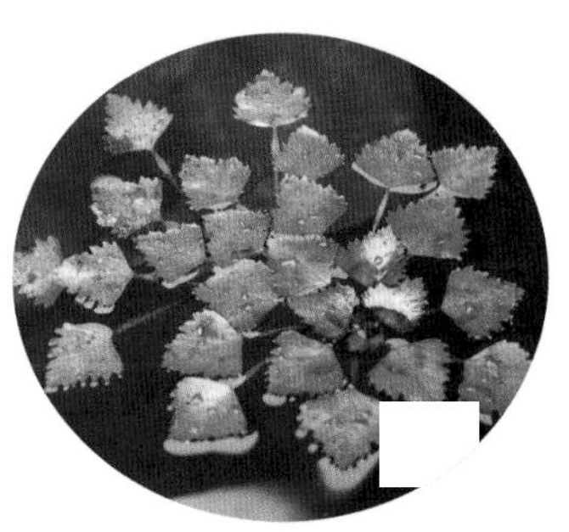

菱因葉形呈菱形而得名

菱角的嫩果一般為紅色，成熟後為暗紅色，所以有首民謠叫「採紅菱」，不過當果實離水或經水煮後就會變成黑色。其葉柄膨大成海綿狀，內含空氣，因此可使整個植株浮於水面上，在陽光的照耀下，整片的菱角田波光絢爛，十分壯觀。依古籍記載，菱角生食有清暑解熱、除煩止渴之功；熟食則能益氣健脾，又

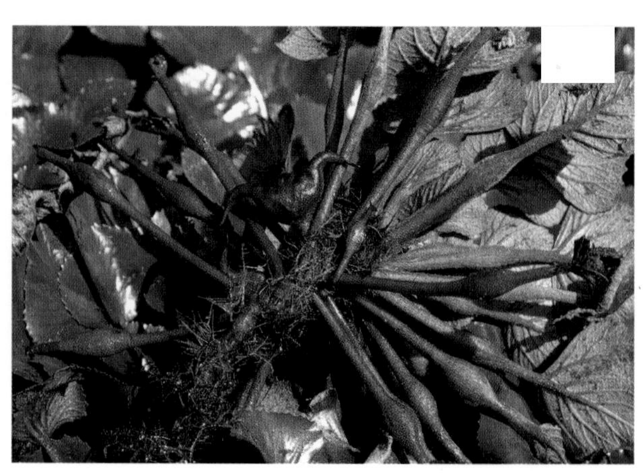

臺灣菱果實的角會向下彎曲

其澱粉含量高，可充當糧食，若用於煮排骨湯或炸食、或煮成甜湯，都十分美味可口。

值得特別介紹的是，除了食用的價值外，菱角田也是美麗高貴的水鳥-水雉的重要棲地，隨著臺灣淡水沼澤的快速消失，有「凌波仙子」之稱的水雉被迫遷往人工的菱角田中繁殖，且數量大幅下降，亟需保護及復育，期盼全民共同來為其盡一份心力，讓這臺灣的「菱角鳥」有更安定的生活空間！

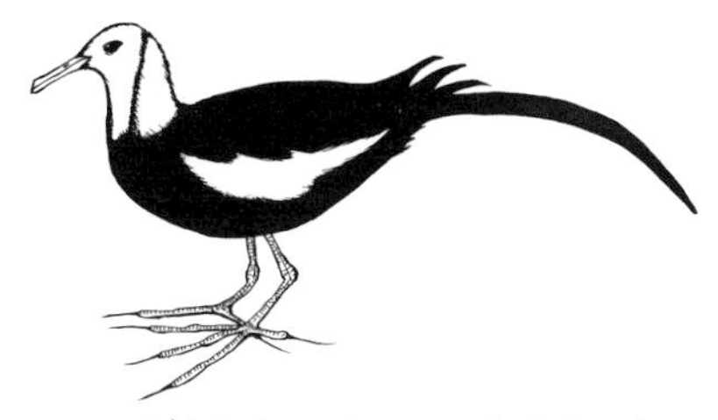

俗稱「菱角鳥」的水雉(葉美杏 繪)

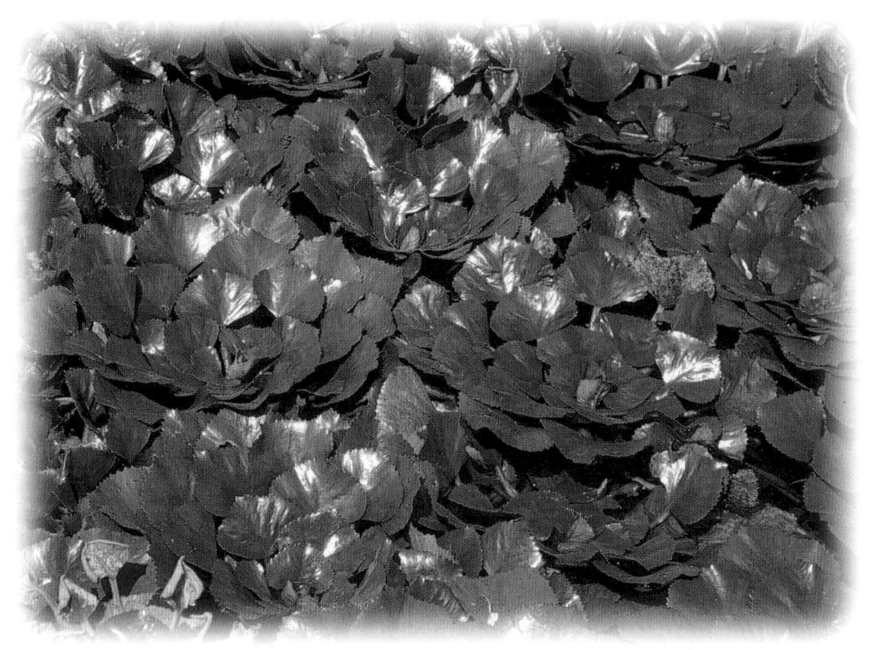

臺灣菱的葉較菱寬，呈闊菱形

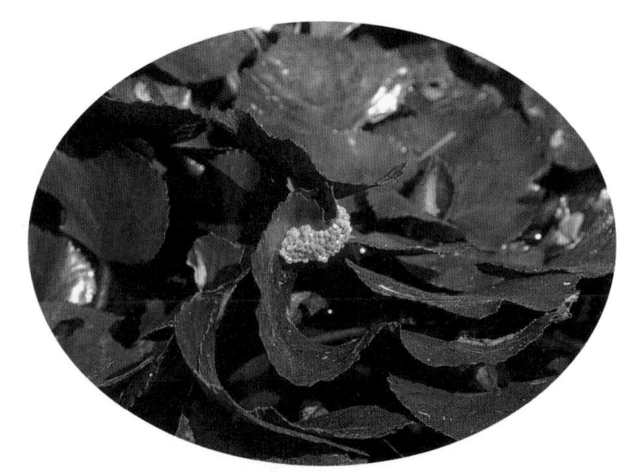

福壽螺將卵產在臺灣菱之葉上

臺灣產菱科家族之種檢索表

1. 果實具4角
   ………鬼菱(*T. natans* L. var. *japonica* Nakai，中部水池多見)

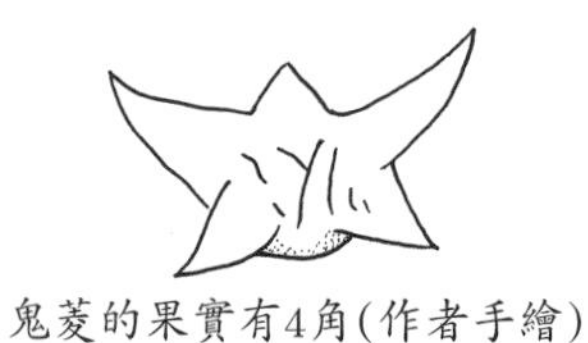

鬼菱的果實有4角(作者手繪)

1. 果實具2角
   2.角直、斜上
   ………菱(*T. bispinosa* Roxb. var. *iinumai* Nakano，北部水池多見)
   2.角向下彎曲
   ………臺灣菱(*T. taiwanensis* Nakai，南部水池多見)

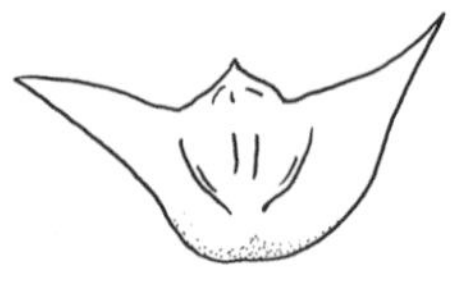

菱之果實(作者手繪)

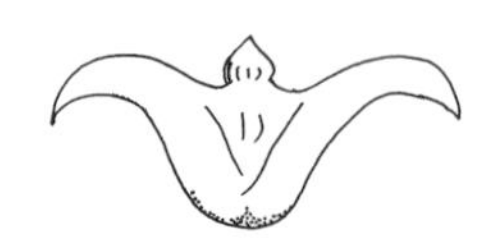

臺灣菱之果實(作者手繪)

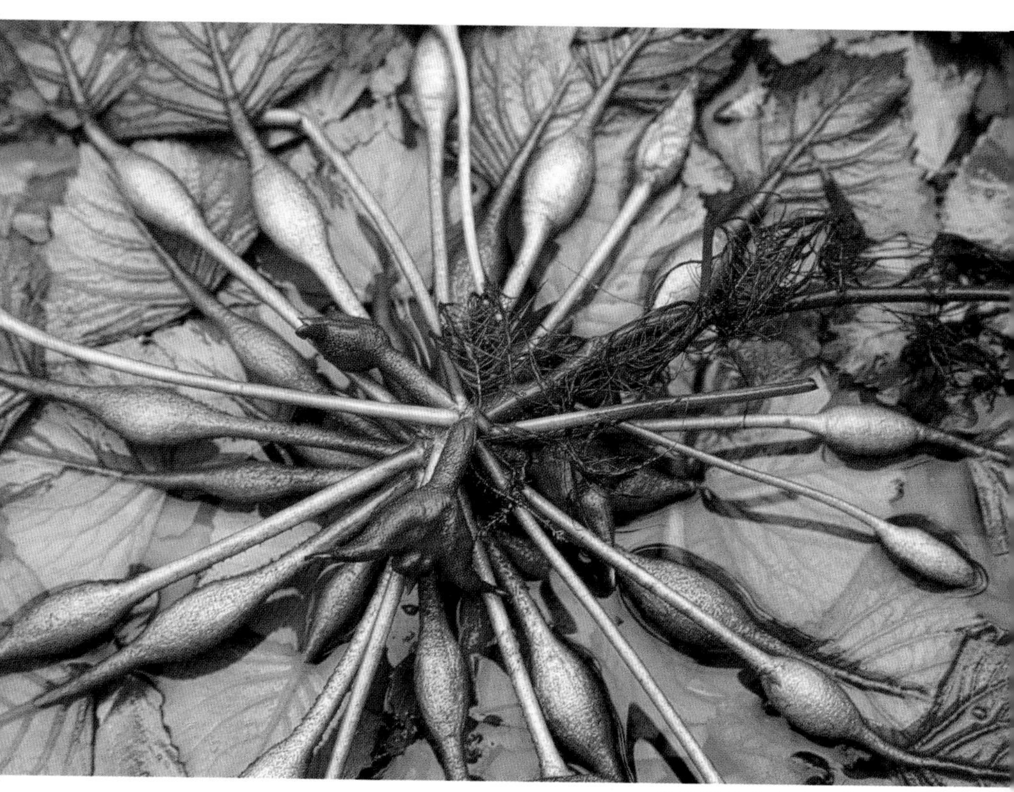

菱果實的角多直、斜上

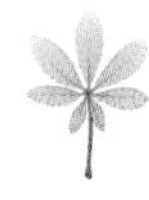

本篇原載於 中華民國九十一年八月六日 中華日報 第十二版

閉鞘薑

Costus speciosus (Koenig) Smith

從閉鞘薑這名字，相信大家早已將它與「薑」聯想在一起，這概念是正確的，因為它們都同時為「薑科」家族之一員，不過，閉鞘薑多見野生，主要遍布於臺灣中南部低海拔山區，喜歡陰涼濕潤的環境，形態上，較特殊的是它的莖常呈螺旋狀彎曲，葉亦隨之螺旋狀排列，所以，只要我們能掌握此特徵，辨識它並不難，而這種莖形乍看之下，宛如枴杖樣，因此臺灣民間也有人稱之為「土地公拐」。

其入藥多採挖根莖，全年皆可，但以秋季為佳，需去淨鬚根，經洗淨、切片、曬乾後使用，藥材名稱為「樟柳頭」，有行水、消腫、殺蟲、通腸之效，可治水腫臌脹、白濁、小便刺痛、癰腫惡瘡、二便不通、百日咳等。現代藥理研究亦發現其所含皂苷元成分，對於大鼠角叉菜膠性、甲醛性足部急性炎症，具有抗炎作用，並能顯著抑制大鼠因巴豆油所引起的肉芽囊性炎症滲出及棉球肉芽囊之形成。

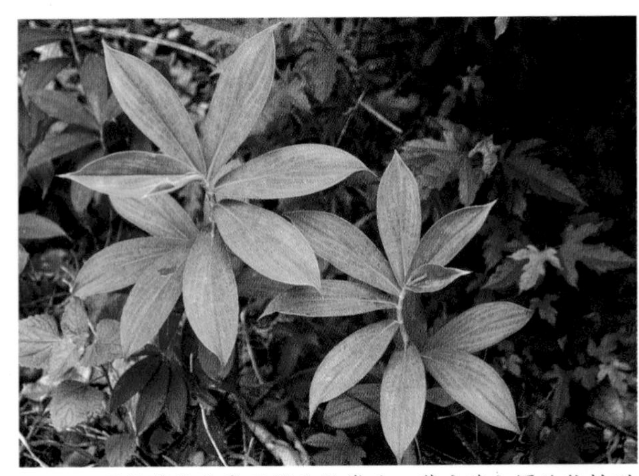

閉鞘薑的莖常呈螺旋狀彎曲，葉亦隨之螺旋狀排列

「樟柳頭」藥材在大陸廣東地區，多被充作「商陸」藥材(著名的峻下逐水藥)，因此，閉鞘薑亦名「廣東商陸」，而其花期集中於秋季，花色素白，中部帶黃色，看起來清雅極了，又其花冠形似「鳶尾花」，葉背密生絹毛，臺灣鄉間便稱它為「絹毛鳶尾」。值得注意的是其根莖入藥時，有墮胎的效用，孕婦應忌服，而脾胃虛弱者也不適用，另外，新鮮的根莖有毒性，過量食用有中毒之慮，產生如頭暈、嘔吐、劇烈下瀉等症狀，宜小心喔！

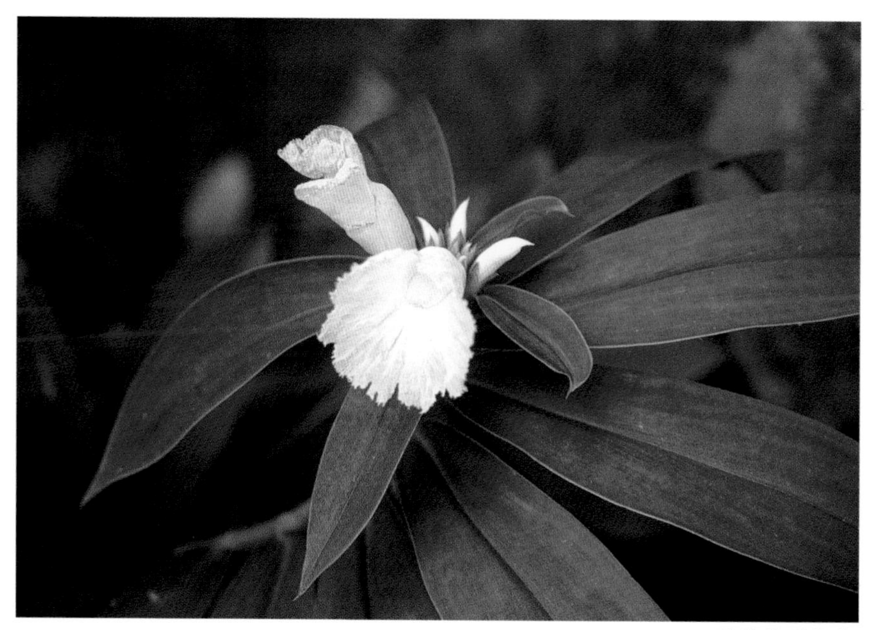

開花的閉鞘薑

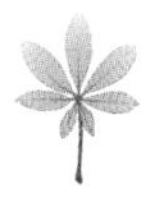

本篇原載於 中華民國九十一年八月十三日 中華日報 第十二版

八角蓮

Dysosma pleiantha (Hance) Woodson

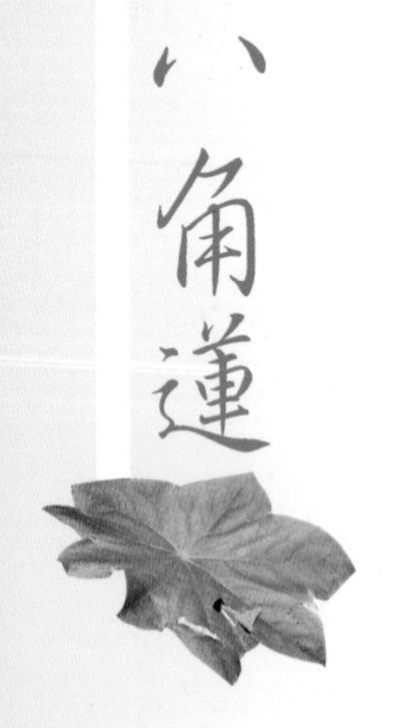

八角蓮是民間著名的毒蛇咬傷解藥，因此您可能對「識得八角蓮，可與蛇共眠」這句俗諺並不陌生，不過現今由於山林的過度開發及濫採，所以在其分布位置(約海拔1000~2500公尺山區)，真正野生的品種數量已經不多了，目前所見多為人工栽培者。

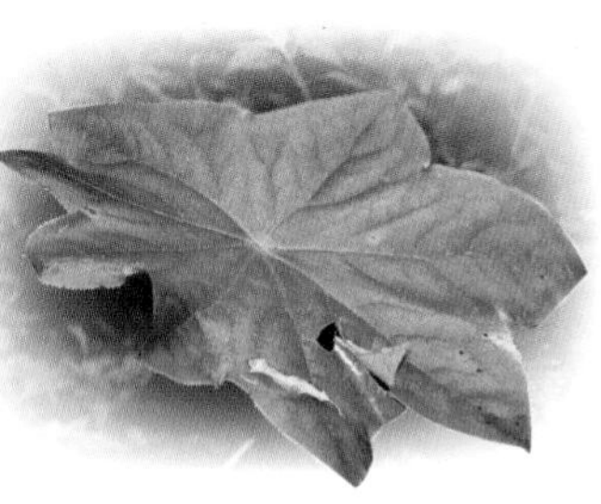

八角蓮的盾狀葉呈6～8淺裂

又因其具有獨特的葉形，八角蓮尚有「八角金盤」、「六角蓮」、「獨腳蓮」、「一把傘」、「獨葉一枝花」等別名，一般是取其根莖入藥，與酒水各半煎服，可治毒蛇咬傷、腹痛、單雙蛾喉痛(即我們一般所稱的扁桃體炎)等，若要外用，則研末與酒調敷或搗爛與醋調敷患處，可治療腫毒初起、疔瘡、帶狀疱疹、

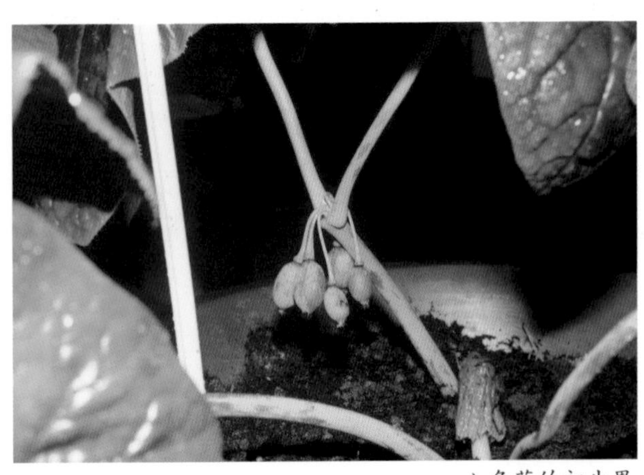

八角蓮的初生果

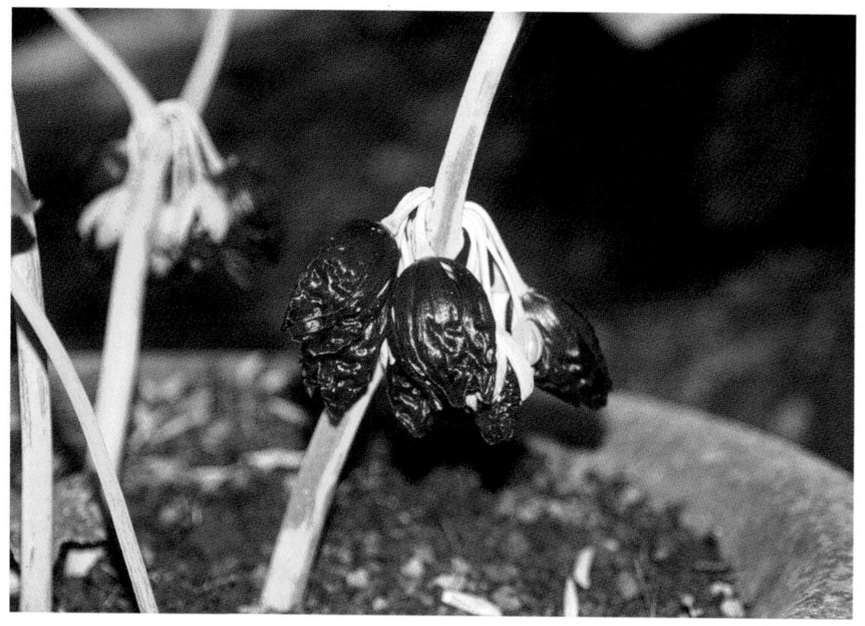
八角蓮的花

頸部淋巴結核、跌打損傷及蛇傷等。

其根莖含有鬼臼毒素(Podophyllotoxin)、脫氧鬼臼毒素(Deoxypodophyllotoxin)及其他多種成分，雖據藥理研究指出前二者具有抗癌作用，但八角蓮本身仍屬有毒植物，誤食可引起噁心、嘔吐、口苦、舌麻、昏迷等症狀，嚴重時會產生腹瀉、四肢乏力、震顫，甚至死亡，因此使用時必須經醫師指示，否則服用過量會有中毒之虞。

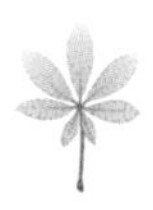

本篇原載於 中華民國九十一年八月二十七日 中華日報 第十二版

Bombacaceae 木棉科

馬拉巴栗

Pachira macrocarpa (Cham. & Schl.) Schl.

中國人向來對代表吉祥、富貴或是財富的東西都特別有興趣，所以通常不管是公司行號，或是一般家庭，都喜歡擺置一些象徵性的物品，期盼「財源滾滾」，其中又以「發財樹」的盆栽最受歡迎，而馬拉巴栗由於其光翠可愛的掌狀複葉及耐蔭的特性，很快就成為多種「發財樹」中的寵兒，尤其是綴上各色五彩繽紛的蝴蝶結後，看起來就更加的討喜了。

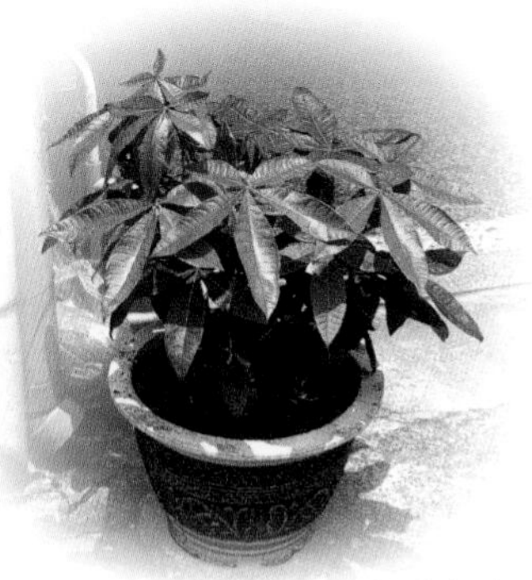
馬拉巴栗向來被視爲「發財樹」，其盆栽居家極爲常見

馬拉巴栗原產於美洲墨西哥，有個別名叫「大果木棉」，種子炒熟後可以食用，有人曾形容嚐起來的美味就像花生一般的酥脆香甜，所以馬拉巴栗又被稱為「美國花生」，而其樹幹也是製造紙漿的原料之一呢！

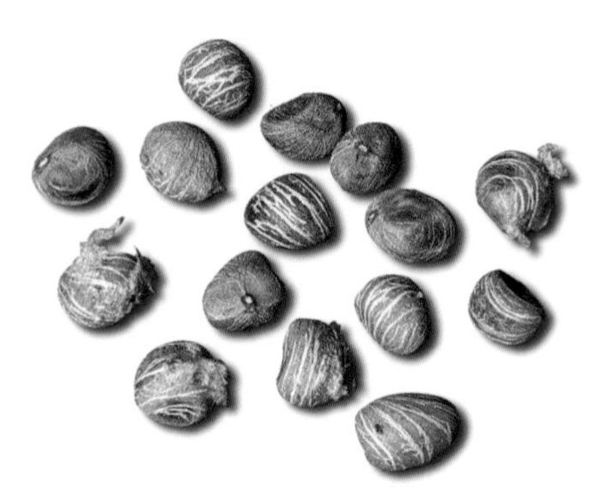
馬拉巴栗的種子炒熟後可供食用

藥用方面，其根及樹皮有清熱降火、潤燥生津、滋陰、止咳之效，可治療口乾、口苦、胸滿心煩、咳痰不易出或無痰、慢性腎炎等。

若想要美化室內環境，又怕沒有太多時間照顧植物，那麼馬拉巴栗是個很好的選擇喔，它在全日照、半日照及陰蔽的室內都能生長良好，也不須密集而頻繁的澆水，否則根部容易腐爛。不過放置室內的植株由於缺乏日光照射，要定期為它補充人工肥料，若時間一久，出現葉片黃化或掉落的情形，就必須暫時搬到室外曬曬太陽了！

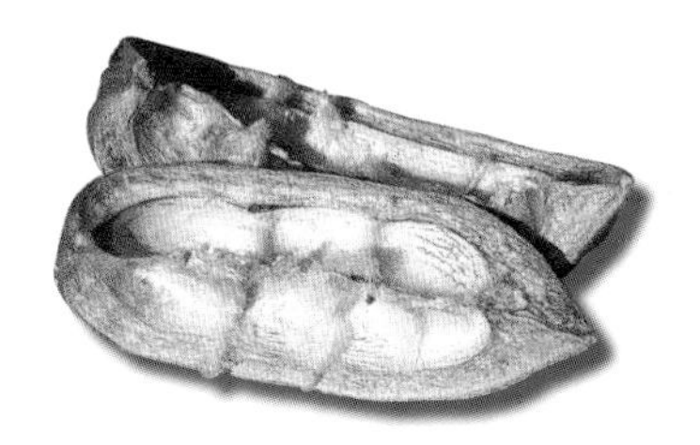

馬拉巴栗的果殼

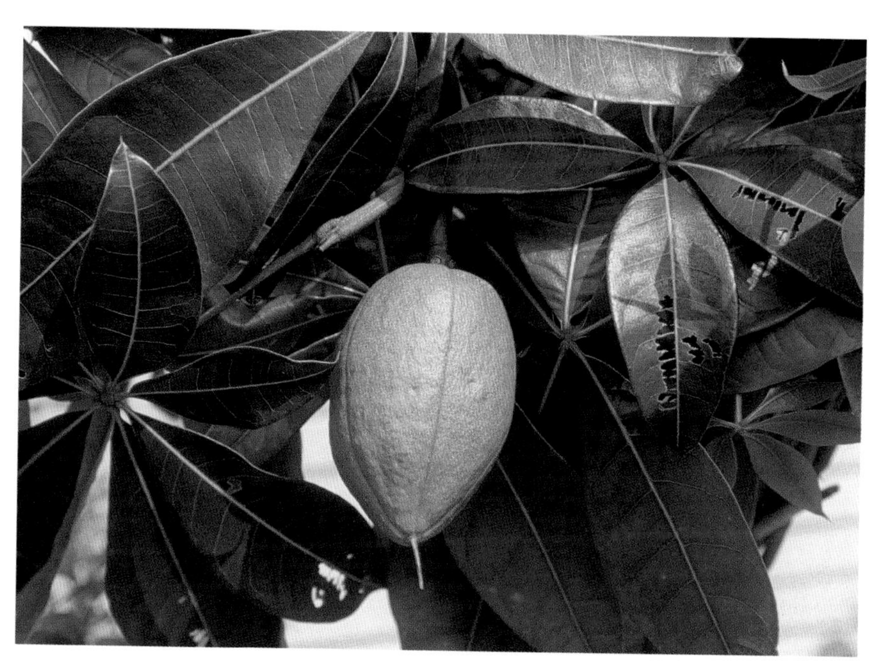

馬拉巴栗的果實特寫

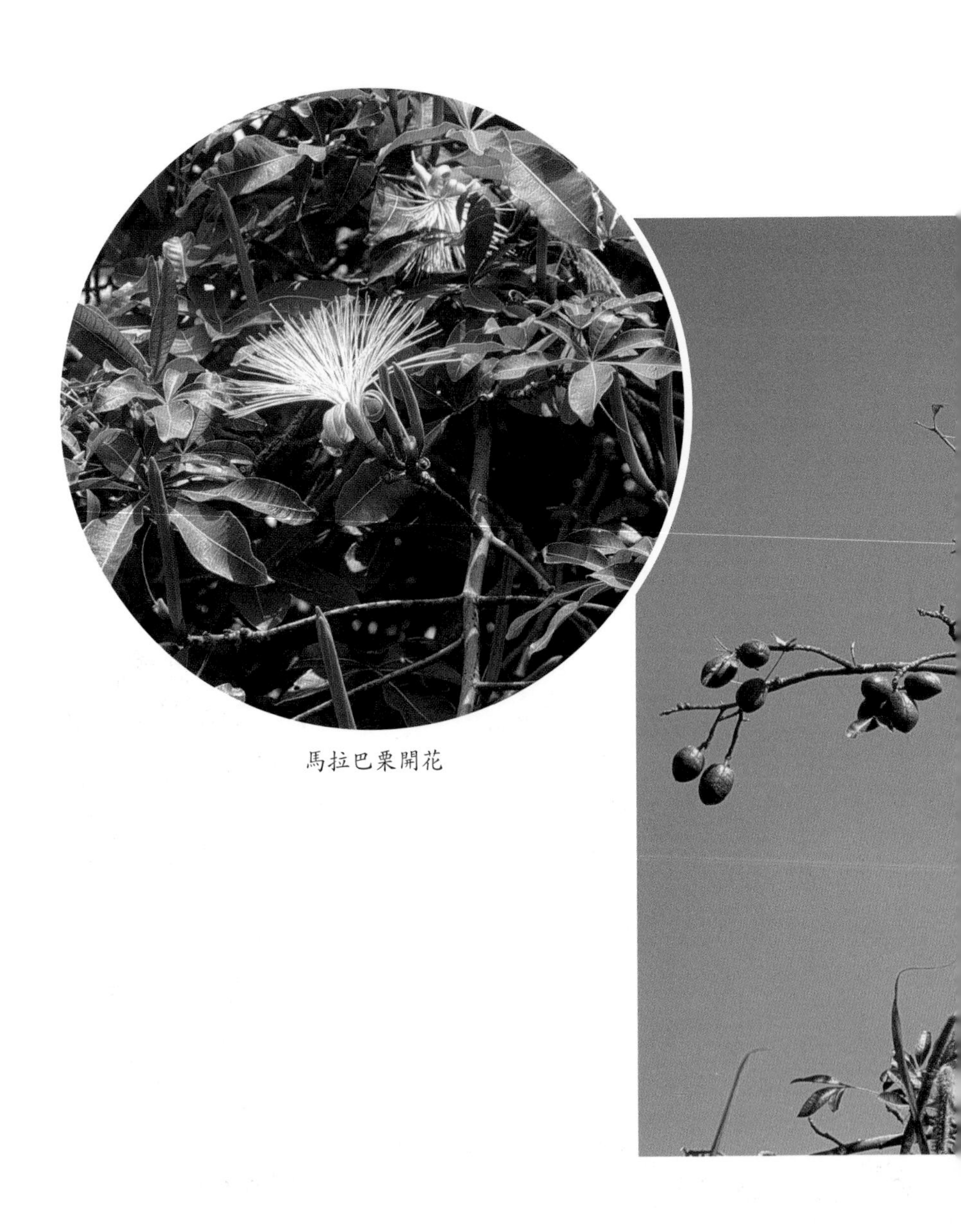

馬拉巴栗開花

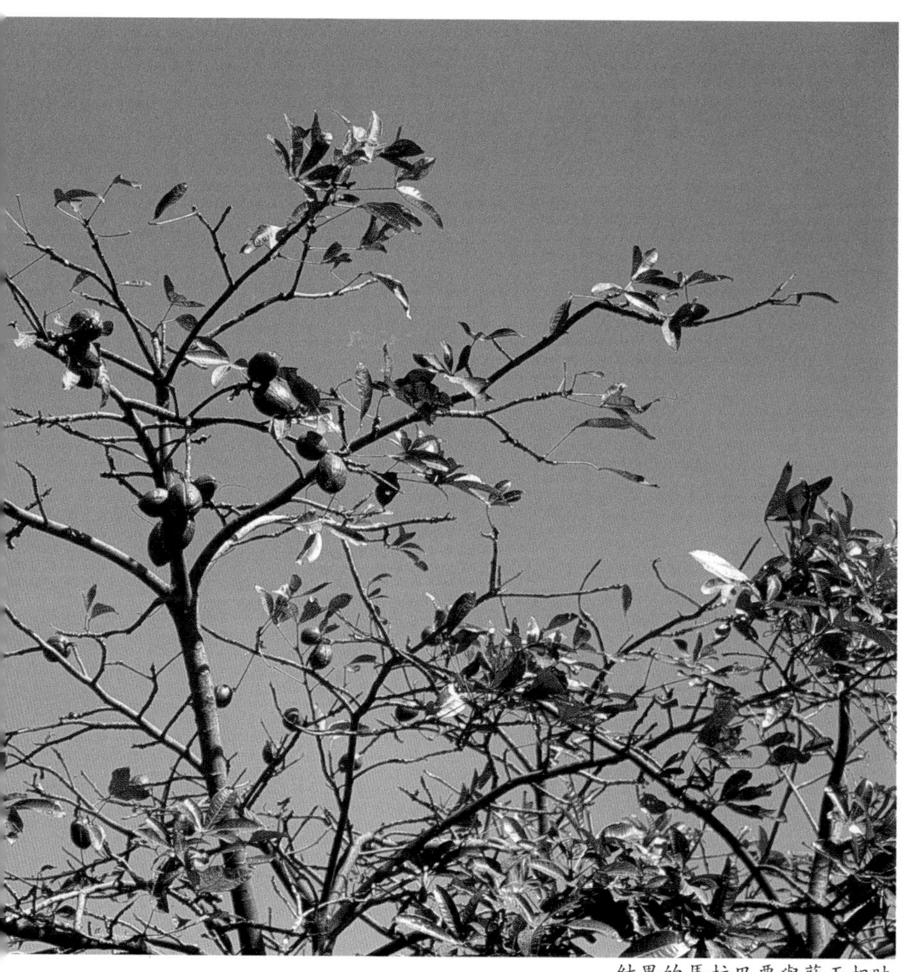

結果的馬拉巴栗與藍天相映

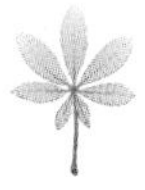

本篇原載於 中華民國九十一年九月十七日 中華日報 第十二版

三角柱仙人掌

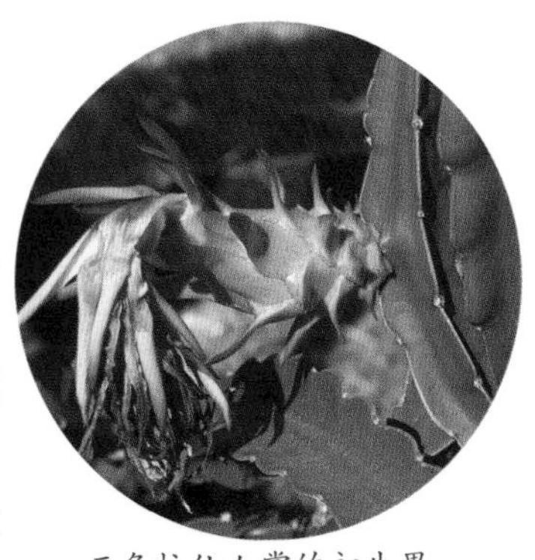
三角柱仙人掌的初生果

一般人對於「三角柱仙人掌」這個名字大概很陌生，不過如果告訴您我們常吃的「紅龍果」(火龍果)就是它的果實，那麼相信您一定會對它感到相當親切，它具有三稜形的肉質莖，又是仙人掌科的一員，因而得名，又其花朵極大，所以也有人稱其為「霸王花」。

臺灣早期所栽種的三角柱仙人掌是由荷蘭人所引進，果實小且結果量少，並無經濟價值，我們目前食用的大而肥美的紅龍果是近年來國人自中南美洲、東南亞等地所引進的種苗改良培育而成，味香肉甜，更栽培出據說是國內特有的紅肉種，值得驕傲。紅龍果含有豐富的粗纖維、鎂、鋅、鐵、鈣等，熱量極低，

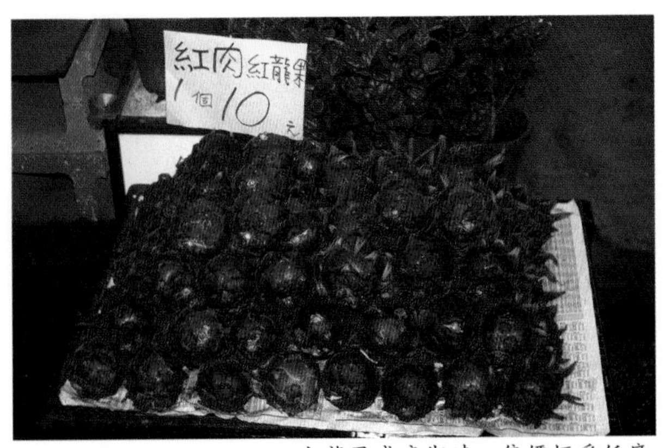

火龍果盛產期時，售價極爲低廉

為優良節食瘦身水果，並有清熱涼血、生津止渴、通便利尿之效，可治熱病煩渴、便秘等。花有清熱潤肺、清血止咳之效，可治支氣管炎、痰火咳嗽、頸部淋巴結核等。莖部功能大致與花同，並可疏筋活絡，外用治燒燙傷、癰瘡腫毒等。

三角柱仙人掌的嫩花苞俗稱「三角柱花」，可作蔬菜食用，適合煮湯、炒食、榨汁、涼拌等，具有與曇花相似的粘滑口感，民間認為常吃可預防水腫、腳氣、腎臟病，還可治青春痘、降肝火、消暑氣等，但筆者較喜歡於其花朵盛開時，採其花朵食用，其味更香郁清甜，推薦您也試試看！

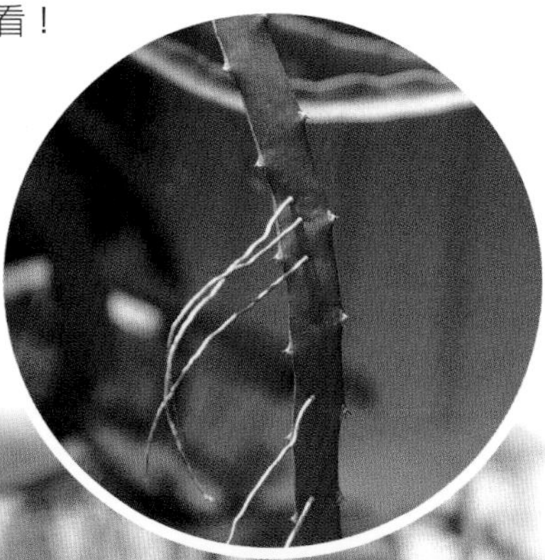

三角柱仙人掌的氣生根

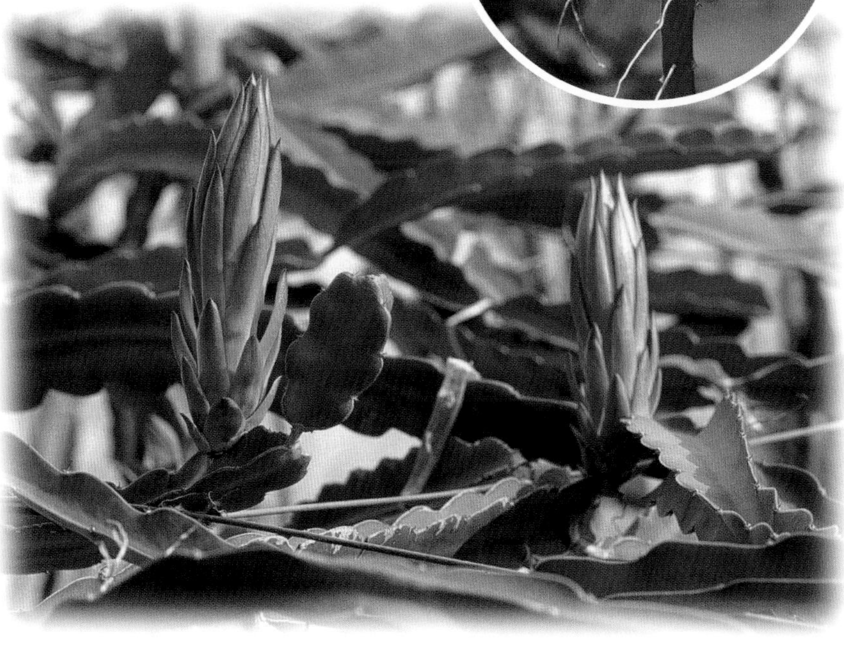

三角柱仙人掌的花蕾

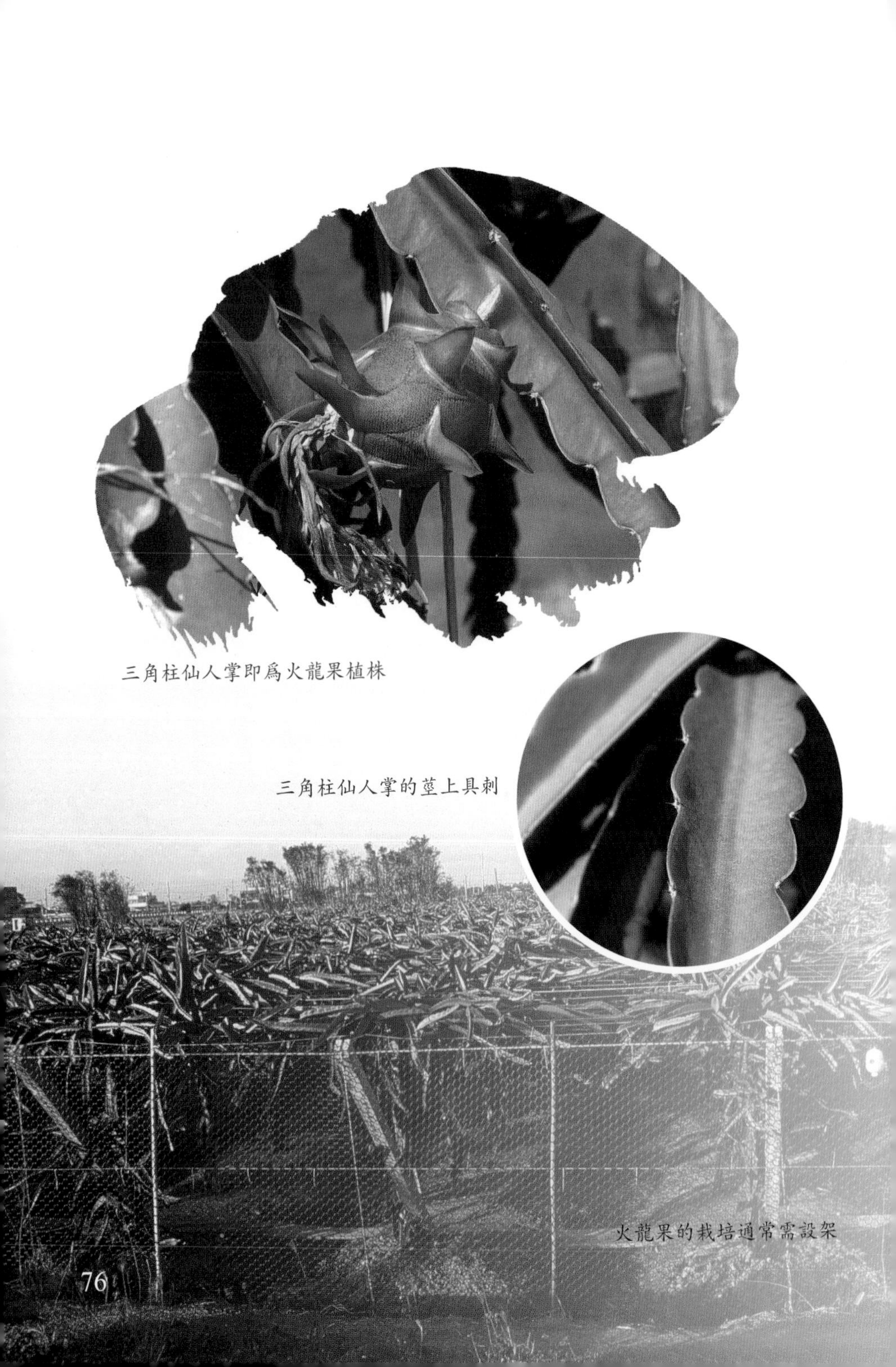

三角柱仙人掌即爲火龍果植株

三角柱仙人掌的莖上具刺

火龍果的栽培通常需設架

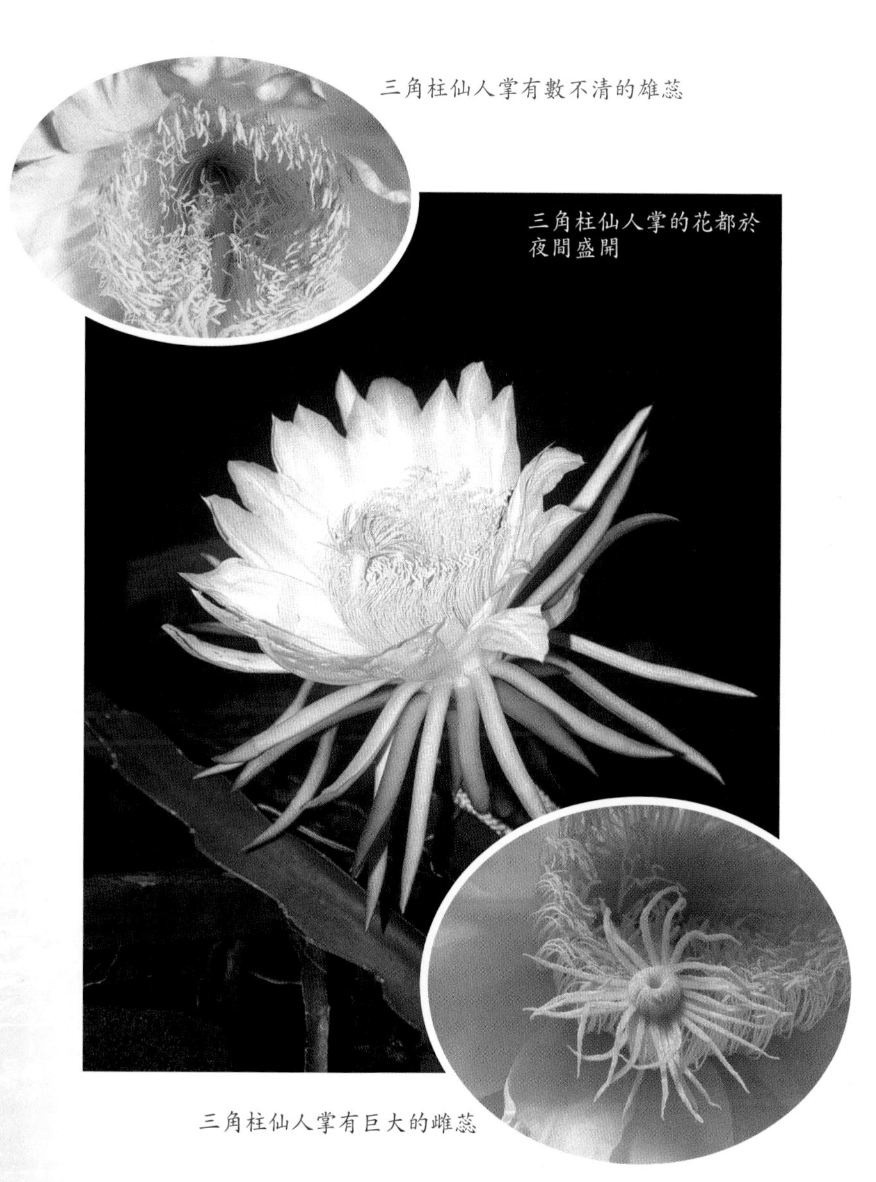

三角柱仙人掌有數不清的雄蕊

三角柱仙人掌的花都於夜間盛開

三角柱仙人掌有巨大的雌蕊

本篇原載於 中華民國九十一年十月二十九日 中華日報 第十二版

南洋山蘇花

Asplenium australasicum (J. Sm.) Hook.

別名「(鳥)巢蕨」或「雀巢蕨」的山蘇花家族(即指鐵角蕨屬巢蕨群)，由於葉片多數叢生向周圍輻射，中央則空如鳥巢般而得名，又稱「歪頭菜」、「雀巢羊齒」等，常自生於臺灣全境平地至海拔2500公尺以下之陰濕岩壁或樹幹上，其性耐陰，葉色青翠，極適合植為盆栽或附植於蛇木板上，做為室內的觀葉植物，或用為花藝的葉材。

臺灣的山蘇花家族主要有3種，其區別可以孢膜之長度來判斷。南洋山蘇花的孢膜長度比葉軸到葉緣的一半還短，臺灣山蘇花(*A. nidus* L.)的孢膜長度約為葉軸到葉緣的一半，山蘇花(*A. antiquum* Makino)的孢膜長度則比葉軸到葉緣的一半還長，其中前二者以分布臺灣全島低海拔山區為主，而山蘇花則以中海拔山區為主。

南洋山蘇花的葉片多數，叢生向周圍輻射，中央則空如鳥巢般

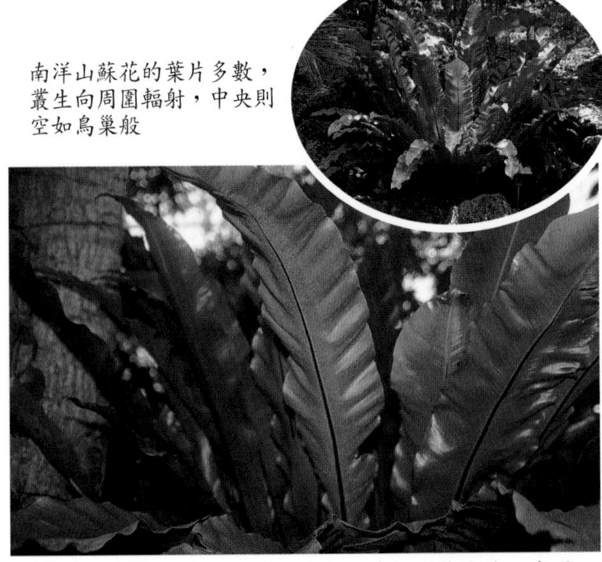

南洋山蘇花的孢膜長度比葉軸到葉緣的一半還短

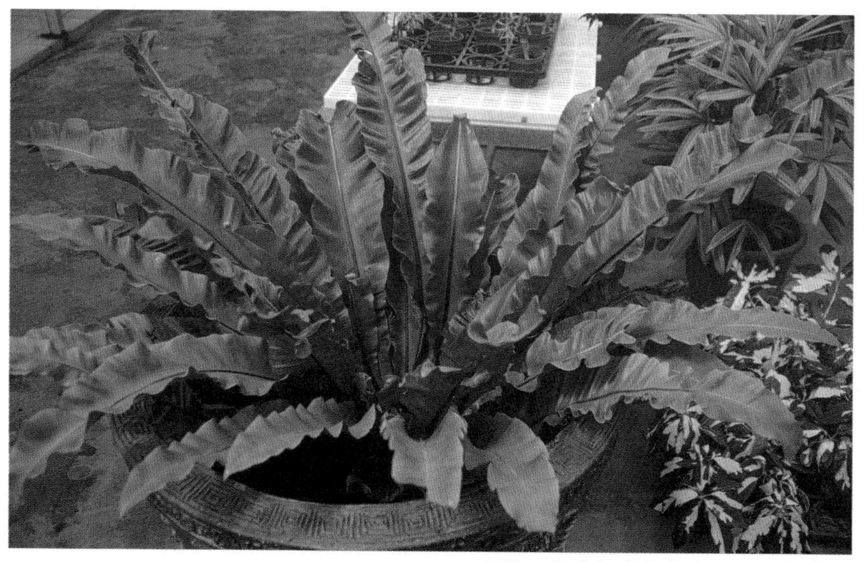

南洋山蘇花也常被栽培，以供觀賞用

山蘇花家族的嫩芽早期即被原住民當野菜食用，在山產餐廳亦可品嚐其料理，經過大力推廣，其清脆柔滑的口感頗受民眾喜愛，尤其與豆豉、小魚乾及蒜頭同炒，風味特佳，幾乎成為品嚐山產時不可或缺的主角之一，也因此曾經躋身高貴食材之列，目前臺灣已有大面積的專業栽種供市場所需，價格也已合理化。除了食用之外，山蘇花家族亦可供藥用，幾乎混採混用，全株能強筋健骨、袪瘀生新、解毒消腫、清熱袪風，治頭痛、勞損疼痛、骨折疼痛、跌打損傷等，而嫩葉搗爛外敷可治創傷。

此外，山蘇花家族還可用以煮茶及釀酒，臺灣民間認為取老葉與冰糖共煮，可有利尿功能。若取嫩芽經殺青烘焙，在釀製高梁酒的過程中加入，蒸餾後便可得「山蘇露」，許多森林遊樂區都可見販售，不過其酒精濃度一般頗高，建議您還是淺嚐即止為宜。

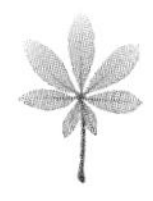

本篇原載於 中華民國九十一年十一月五日 中華日報 第十一版

Compositae 菊科

牛蒡料理在日本是非常普遍的家常菜餚，牛蒡原產於中國大陸、歐洲、西伯利亞，臺灣目前的栽培品種是由日本引入，由於其根部營養價值特殊，含有豐富的菊糖(Inulin)，適合糖尿病患者食用，若作為蔬食，口感亦爽脆甘甜，有類似人參的美味，因此漸漸廣受國人喜愛，目前在臺灣已成高經濟作物，產地多集中在南部。

牛蒡臺語諧音稱為「吳某」或「牛某」、「吳帽」等，其果穗多刺，又名「惡實」，李時珍謂：「其實狀惡而多刺鈎，故名」，《圖經本草》則載：「實殼多刺，鼠過之則綴惹不可脫......」，所以又有「鼠黏子」這個別名。其瘦果經乾燥炒香後，即為中藥材「牛蒡子」，有疏散風熱、消腫解毒、宣肺透疹之效，能治療風熱咳嗽、咽喉腫痛、風疹作癢、斑疹不透、癰腫瘡毒等。其地下根長度由40公分至150公分不等，除了供食用外，還有祛風熱，消腫毒之效，可治風毒面腫、

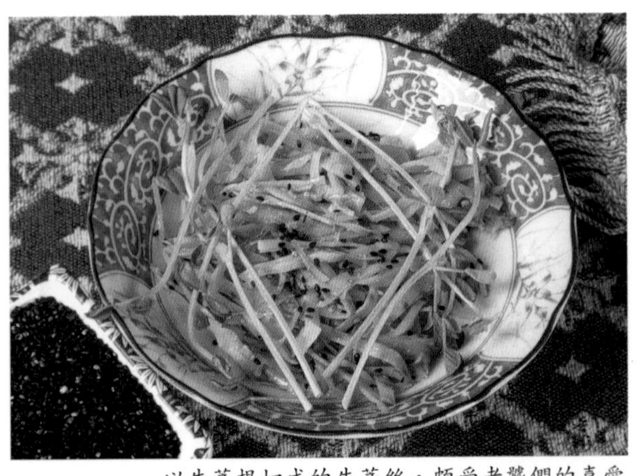

以牛蒡根切成的牛蒡絲，頗受老饕們的喜愛

齒痛、消渴、癰疽瘡疥等。莖葉則可供煮食，或煎水外洗、熬膏以貼治瘡毒。

根據營養學研究，牛蒡根含有大量的膳食纖維木質素，能促進腸道蠕動，防止便秘，並能抑制體內有毒代謝物的形成，預防癌症發生，在日本向來被視為滋補強壯食物，臺灣民間則認為其有壯陽補腎功效，牛蒡茶並被譽為「疼某茶」呢！

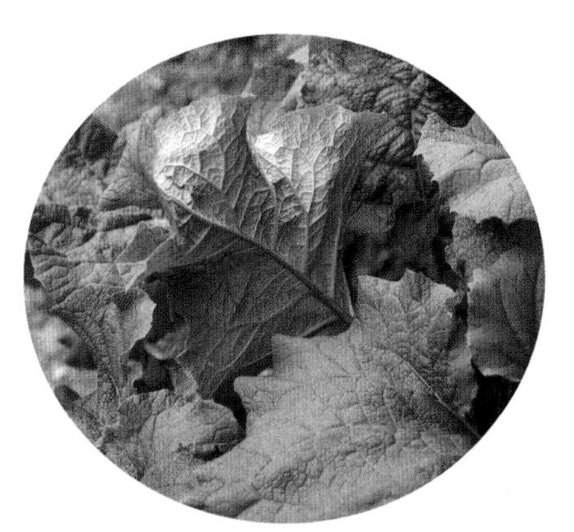

牛蒡的葉背呈白色

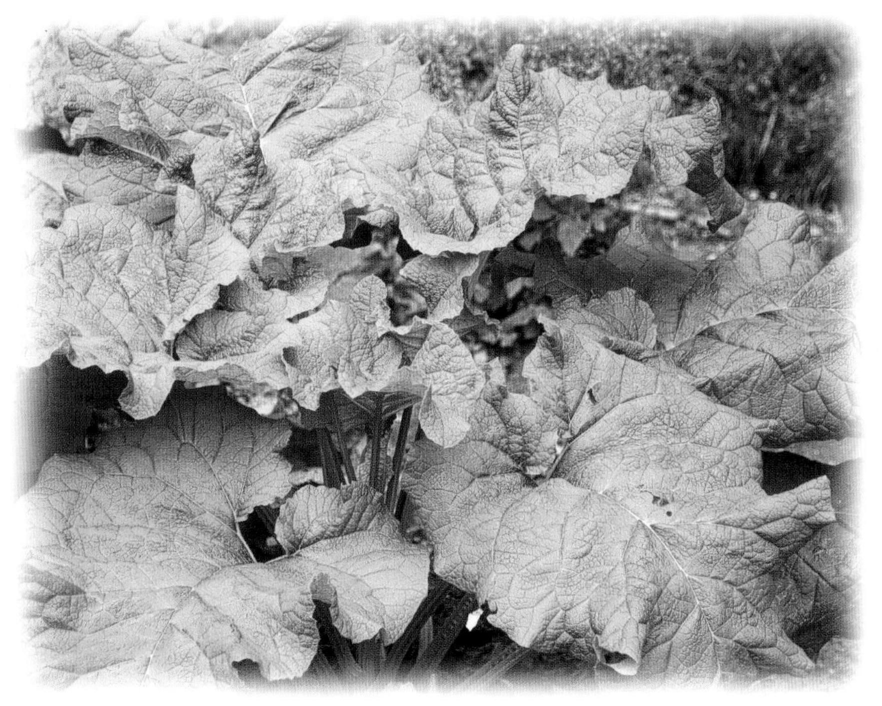

牛蒡植株

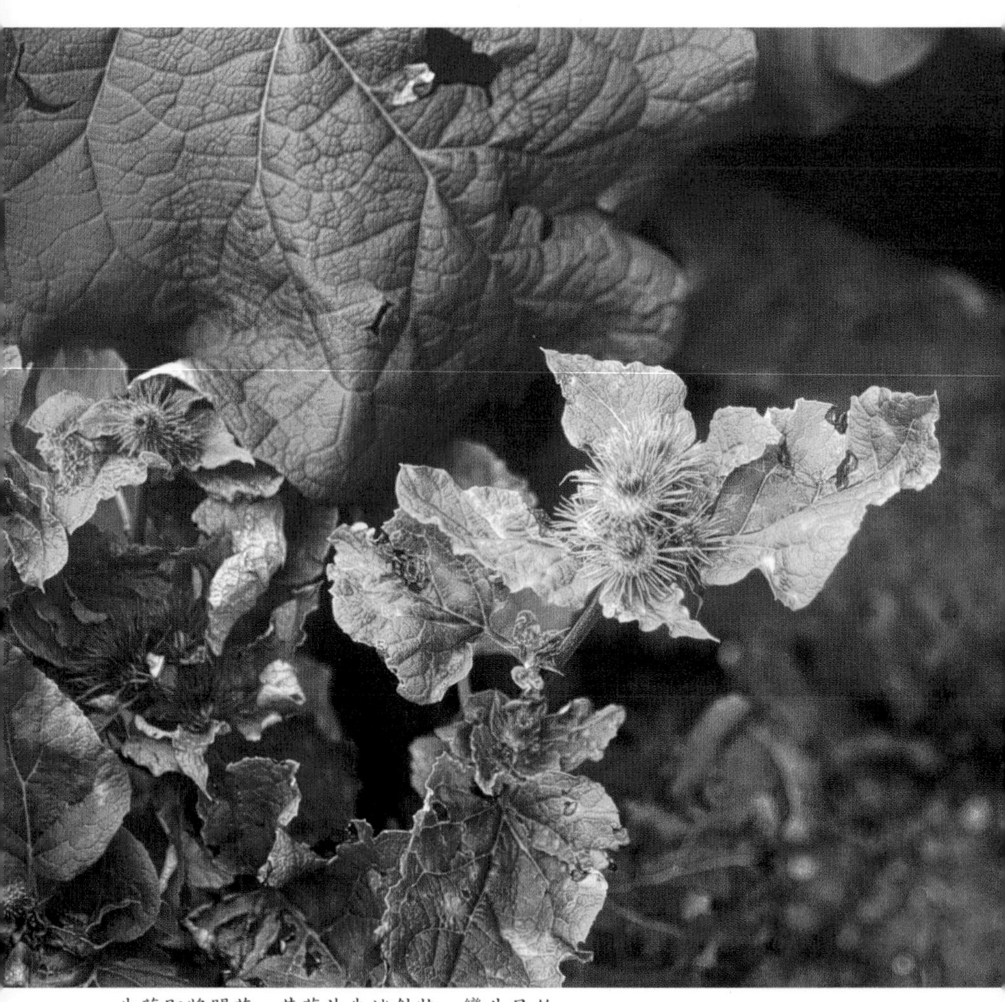

牛蒡即將開花，其苞片先端針狀，彎曲呈鉤

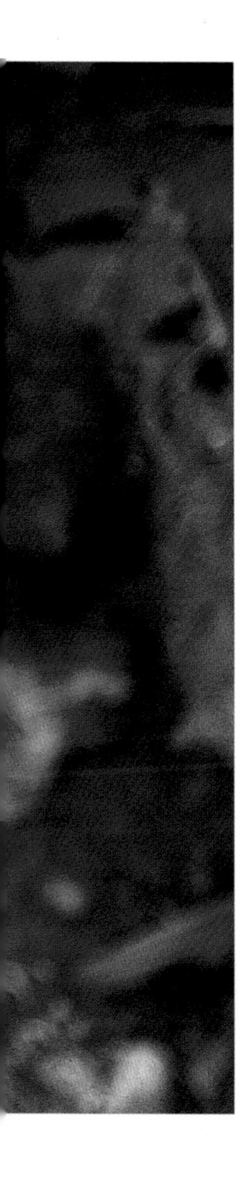

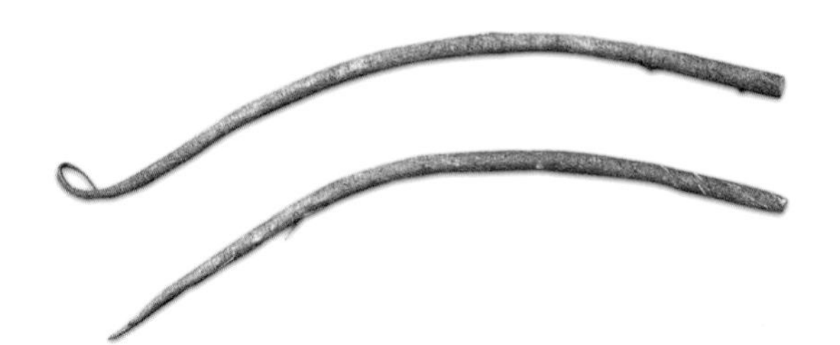

牛蒡根是日本料理的重要材料之一

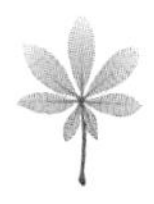

本篇原載於 中華民國九十一年十一月十二日 中華日報 第十一版

蘆薈是眾所週知的藥草，除了它的濃縮汁液是世界著名的瀉下藥之外，其柔軟透明的葉肉不論是在食用、美容、觀賞等方面都有相當高的價值。向來重視養生的日本人更將蘆薈葉肉製成健康飴、果汁、烏龍麵，並應用在化妝品、保養品中，臺灣近年也趕上這股流行風，蘆薈之名因而喧騰一時。

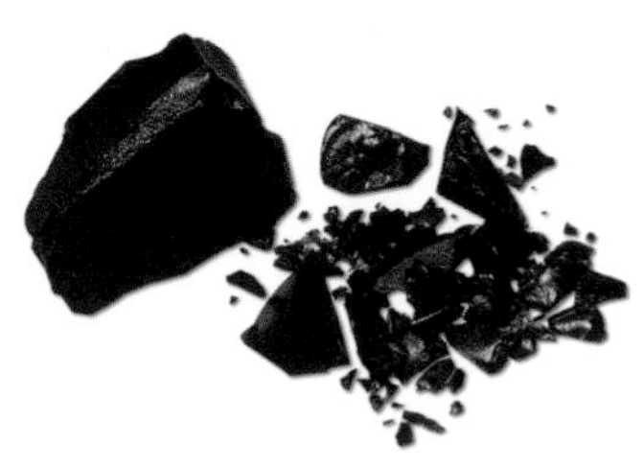

「蘆薈」藥材

割取蘆薈葉片，收集所流出的葉汁，置於鍋內熬膏濃縮，冷卻後所得的凝固物即可入藥，也就是所謂的「蘆薈」藥材，服用後在腸道中會釋出Barbaloin成分，並發揮刺激性的瀉下作用，中醫認為其味苦，性

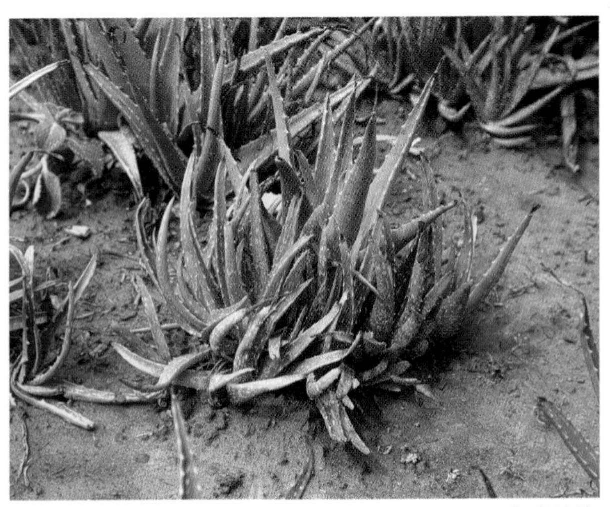

蘆薈植株

寒，有清熱、通便、殺蟲之效，內服對於熱結便秘、小兒疳積、風火牙痛有很好的治療效果，但孕婦及胃腸虛弱者應忌食。外用取鮮葉搗敷則可祛瘀散毒，治癰癤、輕度火燙傷等。根據現代藥理研究，蘆薈水浸物及葉汁的凝膠製劑對於創傷及燒傷傷口有促進癒合作用，其提取物製成油膏後對X光的照射也有輕度保護作用，更有抗癌及抗菌的效果。此外，蘆薈含有多量水分、維生素、醣類及礦物質，若作為蔬食或生吃，風味皆獨樹一格，婦女視其為美容養顏的聖品，許多人還會自己製作蘆薈面膜，利用其葉肉汁液保濕的特性來護膚防皺呢！

蘆薈的家族種類繁多，葉形及葉色變化多端，終年常綠，為優良的觀葉植物，開花時更是風姿綽約，您也可以在家種植幾盆，觀賞兼實用，真是一舉兩得！

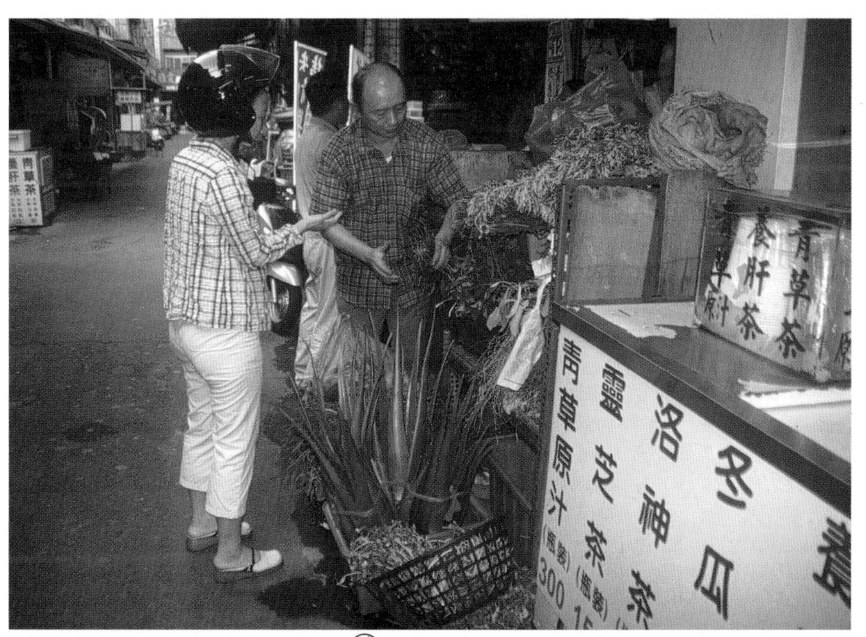

臺中市成功路90巷內(青草藥街)(陳)阿蘭百草店陳輝南老師正細心為民眾說明蘆薈的使用方法與功效

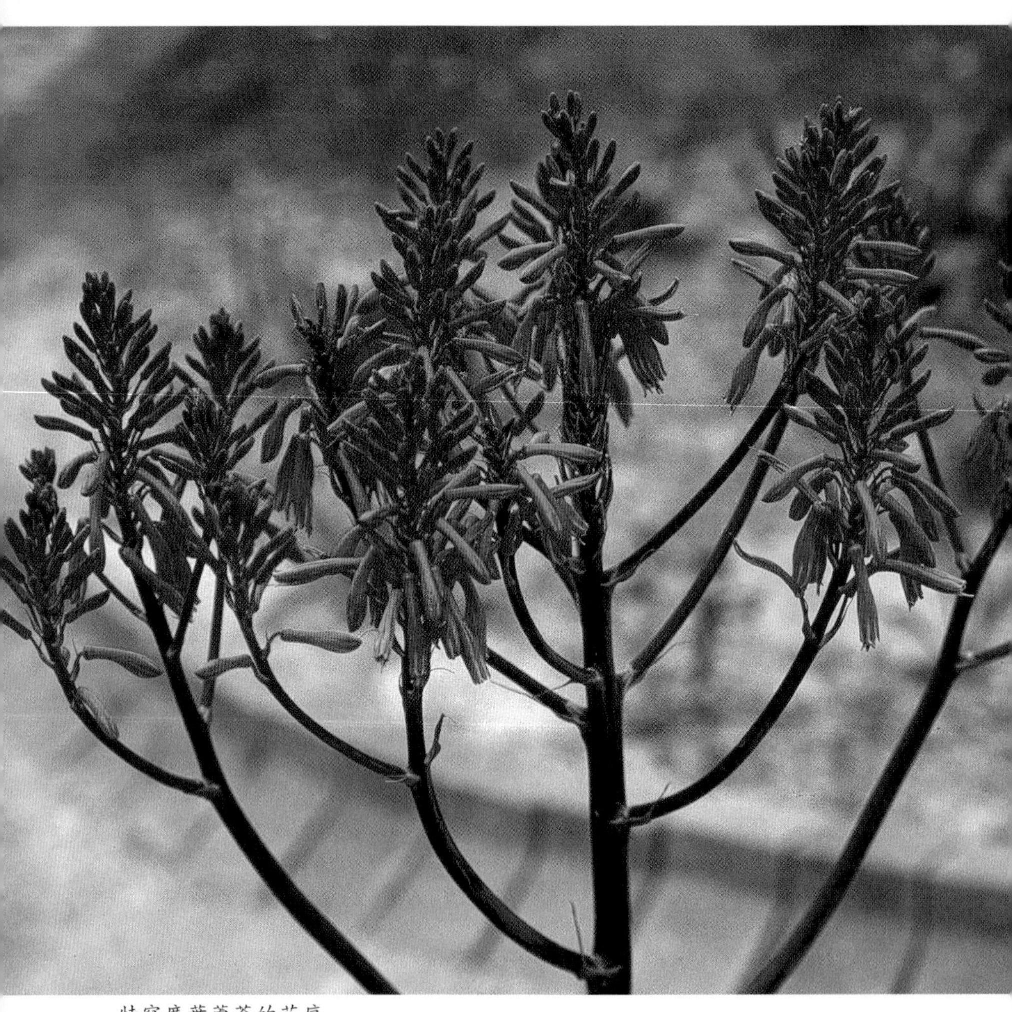

特寫廣葉蘆薈的花序

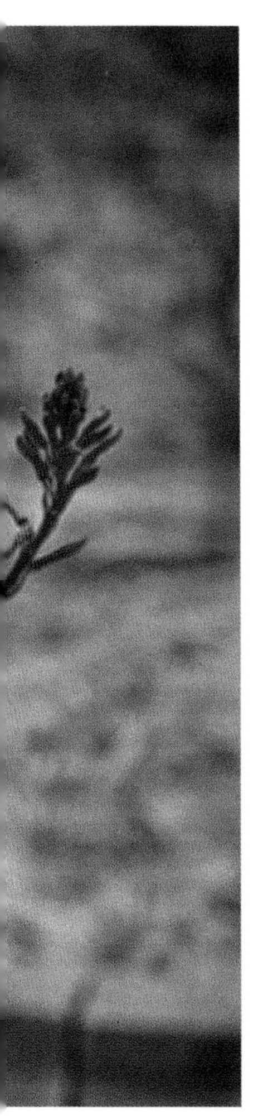

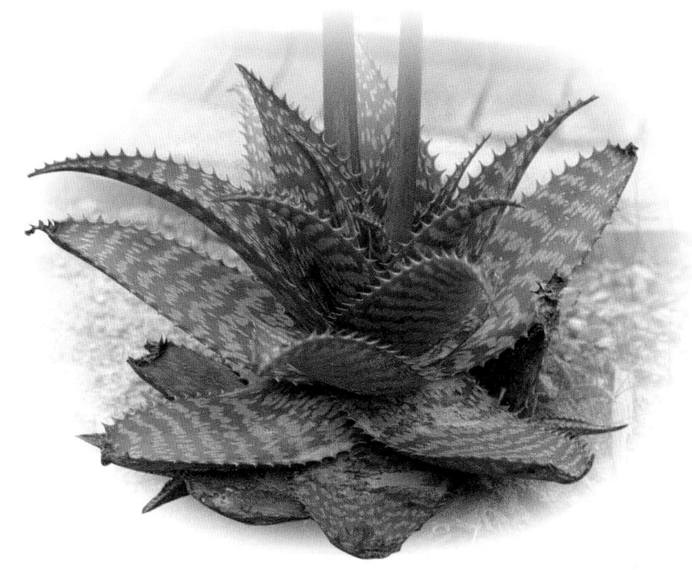

廣葉蘆薈(*A. saponaria* (Ait.) Haw. var. *latifolia* (Haw.) Haw. *ex* Trel.)的根生葉

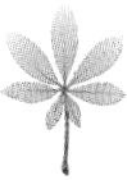

本篇原載於 中華民國九十二年一月十四日 中華日報 第十二版

狗肝菜

Dicliptera chinensis (L.) Juss.

狗肝菜在臺灣中部及福建習稱「六角英」，是重要的民間藥之一，亦名「華九頭獅子草」，據《嶺南採藥錄》載：「狗肝菜，梗青色，葉似杏仁，性寒涼，散熱，有本地羚羊之稱。凡覺熱氣盛，肝燶，服之甚有功效，為著名解熱藥。」此段說明即肯定其解熱功能與羚羊角相似，所以又得「土羚羊」之別名，臺灣鄉間人家常見大量栽培以供藥用，而全境也可見自生之群落。

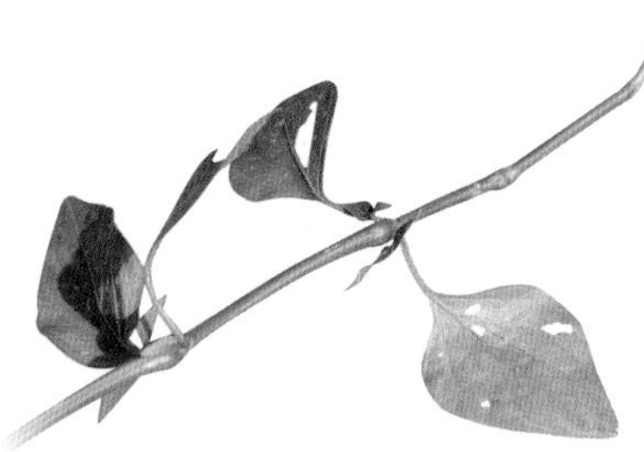

狗肝菜的莖節常膨大且略爲彎曲

藥用方面，全草有清熱解毒、平肝明目、涼血止血、利尿止瀉之效，可治瘡癤腫痛、感冒高熱、小便淋瀝、尿血便血、無名腫毒、蛇犬咬傷、小兒痢疾

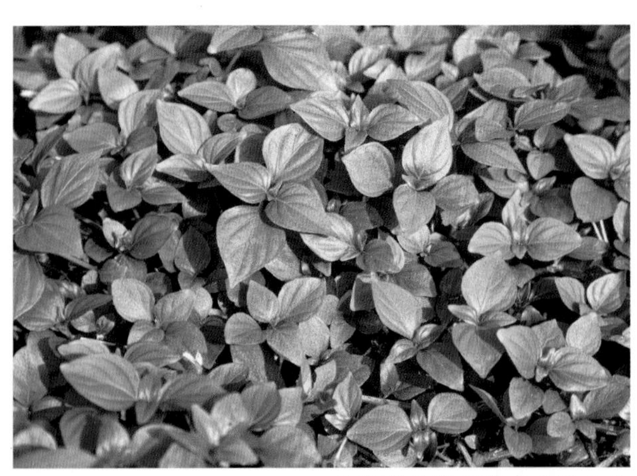

鄉野間的狗肝菜常成群生長

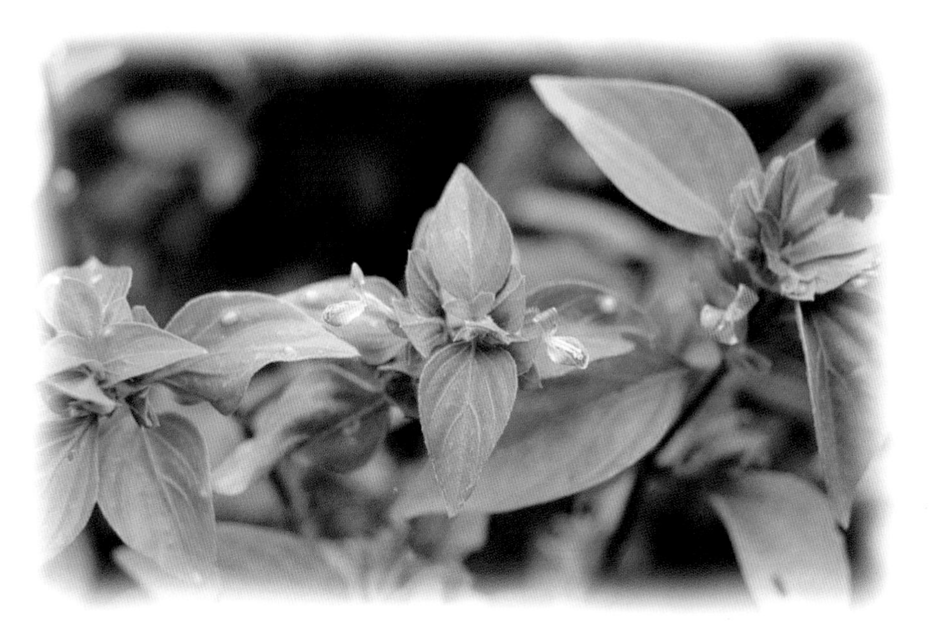

狗肝菜開花了

等，是坊間青草茶常用的組成藥材之一。應用上，取狗肝菜與野菊花等量煎湯內服，是治療目赤腫痛的良方；若咽喉腫痛者可改採鮮品絞汁，而徐徐飲下來處理。另外，大陸民間常以鮮狗肝菜加食鹽少許，再加米泔水(淘米水)，搗爛絞汁或調雄黃末塗敷，來治療帶狀疱疹。

此外，在筆者走訪調查民間藥的過程中，發現北斗一帶有民衆用狗肝菜、豆豉與青殼鴨蛋同煮，將3碗水熬至1碗水，並連蛋一起食用，以治療熱病斑疹，在此一併提出，以供您參考。

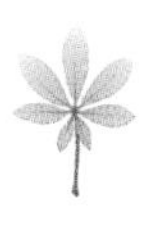

本篇原載於 中華民國九十二年二月十二日 中華日報 第十二版

火棘

Pyracantha fortuneana (Maxim.) Li

Rosaceae 薔薇科

俗稱「狀元紅」、「火刺木」、「火把果」的火棘，保證是讓您看過一次就不會忘記的植物，在它長達半年以上的果期中，枝條上豔紅的纍纍果實，遠遠望去，就像燃燒中的火把，深深烙印在觀賞者的腦海中。富於聯想力的中國人特別鍾愛這種鮮紅色的果實，認為這代表了「吉祥富貴」和「財源滾滾」，因此近來火棘盆栽便成了過年期間的人氣商品。

藥用方面，全年可挖取其根入藥，稱「紅子根」，有鎮痛、調經、清熱、疏筋、通絡之效，治跌打損傷、虛勞骨蒸、筋骨疼痛、閉經等。採葉曬乾，稱「救軍糧葉」(這是因為其果實曾是戰爭期間的救荒糧食，所以火棘又稱為「救軍糧」)，有清肝火、消腫毒之效。成熟果實入藥則稱為「赤陽子」，有健脾消積、止血和血、化瘀止帶之效，能治消化不良、痢疾泄瀉、婦人產後血崩、血瘀、白帶等。近來某知名化妝品廠商更將從火棘中萃取出的某種成分添加於保養產

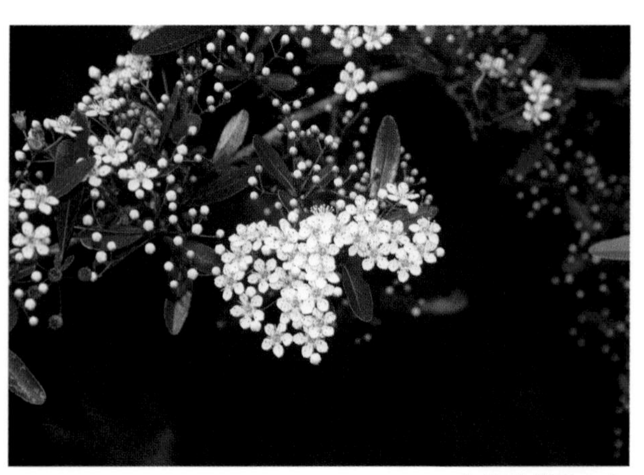

火棘的花爲白色

品中，據稱對肌膚有美白、抗炎及抗老化的功能，而究竟效果如何，就可能要親身體驗過的人才知道了。

仔細觀察火棘的枝條，它通常具有棘刺，而從語源來看其屬名*Pyracantha*，可拆成pyro及acantha二字，其中pyro為炎之意，即指其果實熟時紅赤如火；acantha為刺之意，即指其枝條具刺，火棘的花語也因此被定為「尖酸」、「刻薄」。不過，瞧那滿枝火紅的果實，或許「熱力四射」這樣的花語會更適合它，不是嗎？

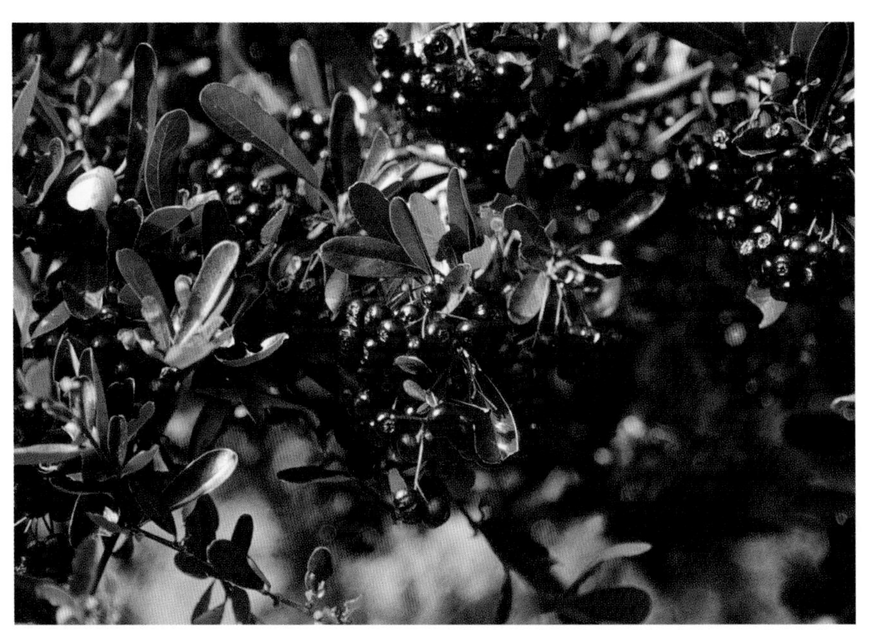

火棘的果實成熟時極爲紅艷，很具喜氣

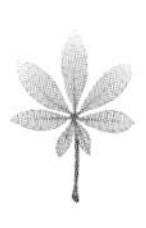

本篇原載於 中華民國九十二年二月十八日 中華日報 第十二版

南嶺蕘花

Wikstroemia indica (L.) C. A. Mey.

南嶺蕘花又名「了哥王」、「九信菜」，是近年來極著名的抗癌植物之一，在臺灣則俗稱為「賊仔褲帶」或「金腰帶」，這是因為昔日小偷都用這個植物的皮來作腰帶，以防失手被逮後遭打，可隨時取出嚼食，以救急傷，才能保命逃跑，所以得名。

根據藥理試驗指出，本植物根和莖皮水煎劑在試管內對金黃色葡萄球菌有明顯抑制作用，對於特定小鼠肉瘤、淋巴肉瘤及子宮頸癌亦有抑制作用，但仍需進一步研究。本植物全草有清熱利尿、殺蟲破積、逐水通瘀之效，可治腮腺炎、水腫、瘰癧、瘡瘍腫毒、跌打損傷、風濕骨痛等。葉則能消腫止痛，加米酒少量搗爛，塗敷患處，可治乳癰、無名腫毒等。此外，大陸臨床上用本品肌肉注射製劑治療肺炎效果頗佳；水煎劑治療腎炎、麻瘋亦有相當程度的利尿、抗感染效果。另外，取新鮮的根部，去粗皮煮沸消毒後，送入經擴張的子宮頸內可用於引產，這是較特別的用

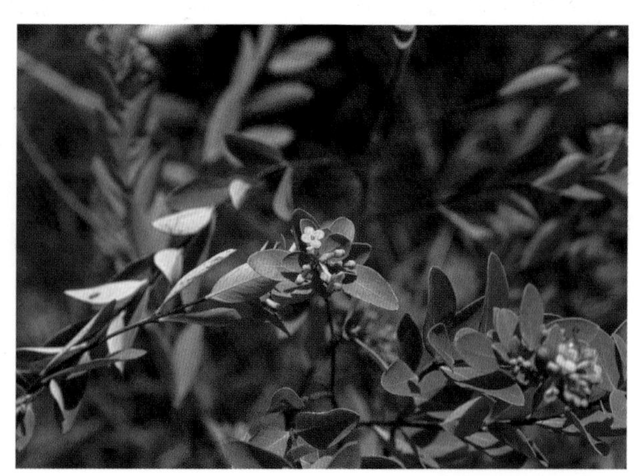

正逢花期的南嶺蕘花

法。

南嶺蕘花本身為有毒植物，使用上必須非常謹慎小心，通常入藥會以久煎或先加酒並經九蒸九曬等過程以降低毒性，其中毒表現主要為噁心、嘔吐、腹瀉、腹脹等，解救需洗胃、飲濃茶，大量靜脈滴注生理食鹽水或葡萄糖鹽水，並採症狀療法等。

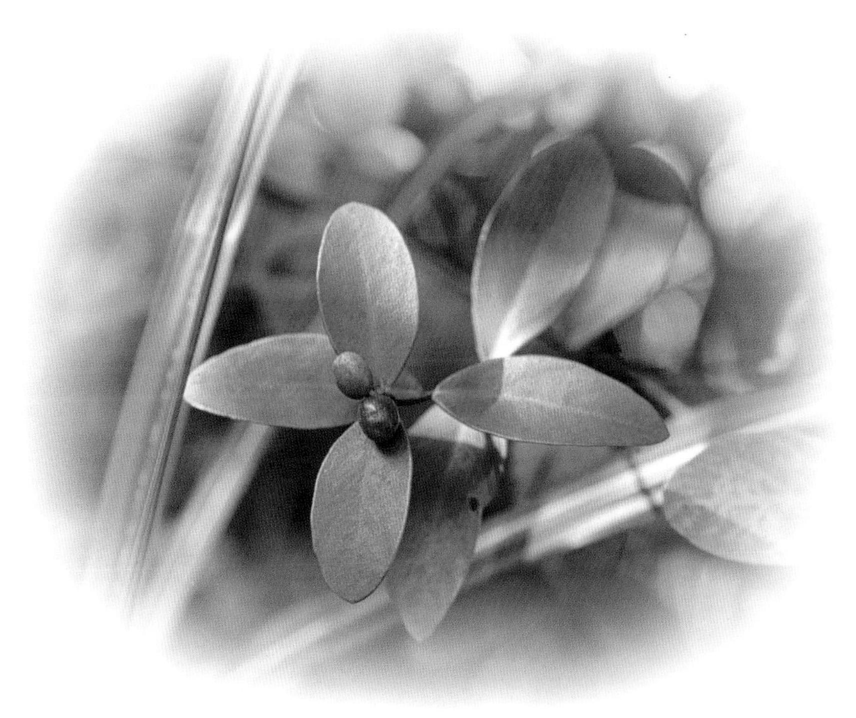

南嶺蕘花的成熟果實爲紅色

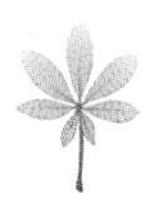

本篇原載於 中華民國九十二年二月二十五日 中華日報 第十二版

水丁香

Ludwigia octovalvis (Jacq.) Raven

在臺灣全境平地至低海拔的水溝旁、田邊、路旁、草叢中，水丁香是隨處可見的藥草，民間多稱它為「水香蕉」或「假香蕉」，為何會有如此稱呼呢？或許您會猜是因為形態的關係，那麼您是正確的。但又是哪個部位的形狀像香蕉呢？如果您觀察的植物體，是結果以前的話，您可能會找不到答案喔！原來水丁香酷似香蕉的部位是「果實」。至於「水丁香」名稱之由來，則因其多生長於潮濕地及水邊，且果實形似中藥「丁香」(常用之香料藥材)，故名。

水丁香的果實屬於蒴果，除了形狀特殊外，其外表具數條縱稜，暗紅褐色，基部狹窄，萼宿存。在大陸廣西地區多稱本植物為「針筒草」，臺灣民間對其則有「針銅射」之類似稱呼，也都是取其蒴果形如針筒狀而命名。另外，水丁香的花瓣4枚，黃色，倒卵狀圓形，先端微凹，很可愛，但建議您用眼睛細細欣賞，可不要輕易觸碰喔！否則，其花瓣可是很容易掉落

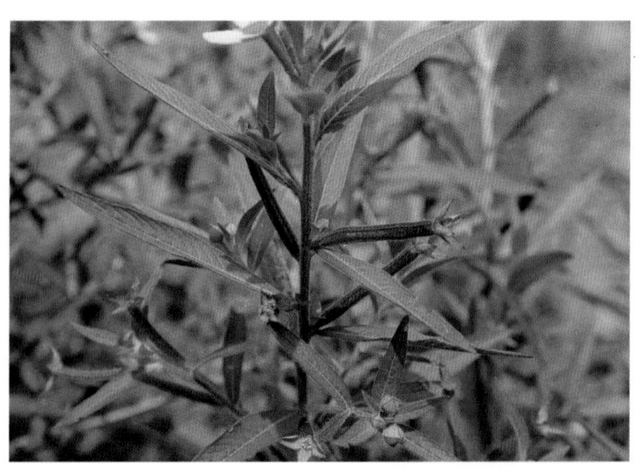

水丁香的果實是不是很像香蕉呢？

的。

藥用方面，其根及莖切片曬乾，稱水丁香頭，有解熱、利尿、降壓、消炎之效，治腎臟炎、水腫、肝炎、黃疸、高血壓、感冒發熱、吐血、痢疾、牙痛、皮膚癢等。臺灣民間驗方中即有水丁香頭40公分(公分相當於克，為臺灣民間驗方常用單位)、青仁烏豆150公分、米酒1杯、水3碗、青殼鴨蛋1個，水煎服，可治慢性腎臟炎的用法，僅供參考。

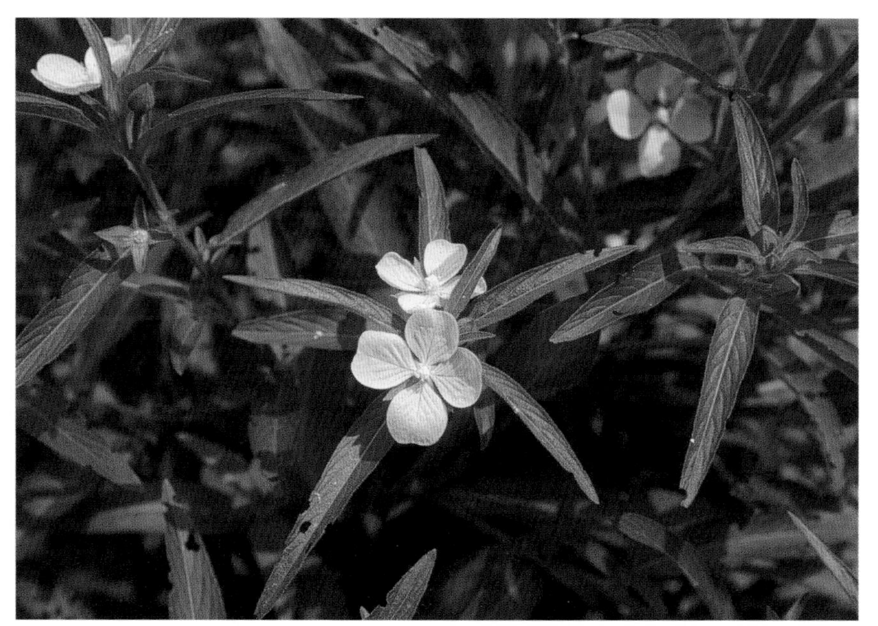

水丁香的4枚黃色花瓣呈倒卵狀圓形，很可愛，但極容易掉落

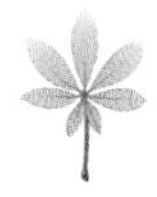

本篇原載於 中華民國九十二年三月四日 中華日報 第十二版

白茅

Imperata cylindrica (L.) P. Beauv. var. *major* (Nees) C. E. Hubb. *ex* Hubb. & Vaughan

Gramineae 禾本科

住在鄉下的人們，通常都認識白茅，因為早期的農村生活中，每當進行夏暑農作時，大伙都習慣挖取白茅的地下根莖，煮成涼茶來消暑解渴，這是一種就地取材的好方法，也可說是上天對辛苦農人的愛護，這樣的習慣至今在臺灣的某些鄉村中仍可見呢！白茅屬於多年生草本植物，鄉間多見成群生長，是極為常見的野草，其根莖橫走於地中，繁殖力相當強，所以挖掘其根莖時，除非您將它剔除殆盡，否則，它很快又能成遍繁衍。

而中醫將白茅的根莖稱為「白茅根」，是常用中藥之一，有清熱、利尿、涼血、止血之效，能治鼻衄、咳血、尿血、小便不利、熱病煩渴、肺熱喘急、腎炎、水腫、噁心、嘔吐、肝炎、黃疸等。藥材選購時，以色白、粗肥、節疏、無鬚根、味甜者為佳。而對於麻疹病人，若用白茅根生品半斤，加冬瓜1斤水煎服，當開水飲，是協助治療的另一良方喔！

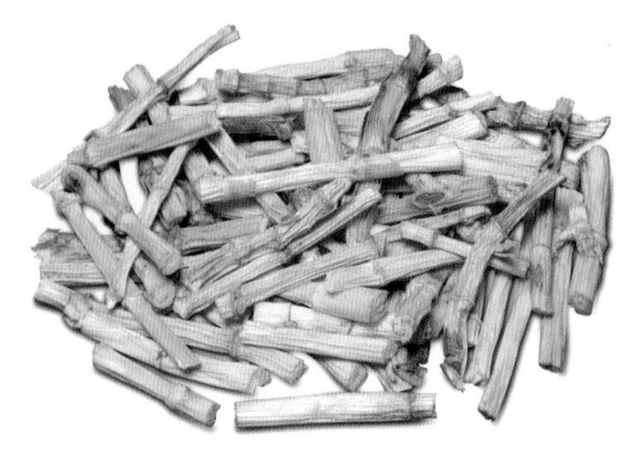

中藥「白茅根」在青草藥舖中被稱爲「園仔根」

談到「白茅」名稱之由來，源於形態，其葉片呈線狀披針形，先端尖銳如「茅」(矛)，且花穗上密生銀白色柔毛，故冠有「白」字。白茅的植物體辨識，在開花前，與多數禾本科植物一樣，不易區分，但當花穗抽出時，其所帶之銀白色柔毛，即為辨認它的最大特徵。當然在觸摸白茅植物體時，提醒您不可用力抓拔其葉緣，以免被其銳度割傷呦！

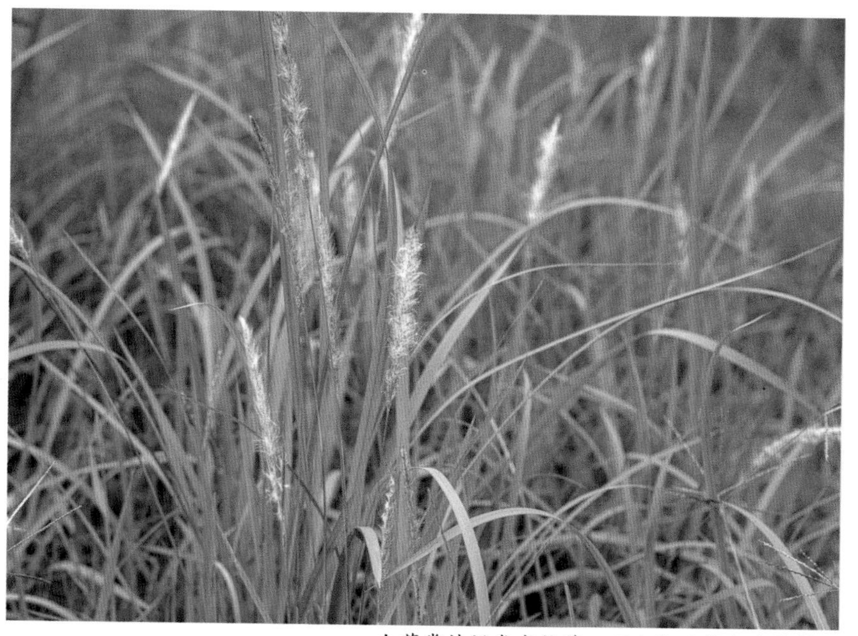

白茅常被誤當成雜草，而在整理草皮時被剷除

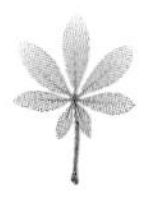

本篇原載於 中華民國九十二年三月十一日 中華日報 第十二版

白鶴靈芝

Rhinacanthus nasutus (L.) Kurz

Acanthaceae 爵床科

「白鶴靈芝」又名「仙鶴草」、「白鶴草」，保證您看一眼就會愛上它，白色秀雅的唇形花冠有如白鶴群棲於枝頭，又像群鶴展翅欲飛，尤其在秋冬之際的盛花期，當微風吹起，綠葉款擺，彷彿數不清的仙鶴恣意起舞，讓人不禁驚嘆造物者的神奇。

白鶴靈芝的莖遇到土壤就會長出不定根，很容易扦插繁殖，以供藥用。全草有降火平肝、止咳潤肺、止癢殺蟲、解毒消腫、消炎止血之效，民間用於治療高血壓、糖尿病、肝炎、肺熱咳嗽、熱病氣喘、痔瘡、衄血、便血、慢性腸炎等，大陸廣州地區用其與75％酒精共搗，塗於患部，以治療濕疹或癬，因而在廣州特稱其為「癬草」。臺灣民間習以白鶴靈芝全草加冰糖水煎服來治療早期肺結核，此外，對於傳說中的抗腫瘤功效，雖然曾有相關報導發表，但仍需再進一步研究及驗證。

撇開抗癌的問題不談，白鶴靈芝本身即是非常好

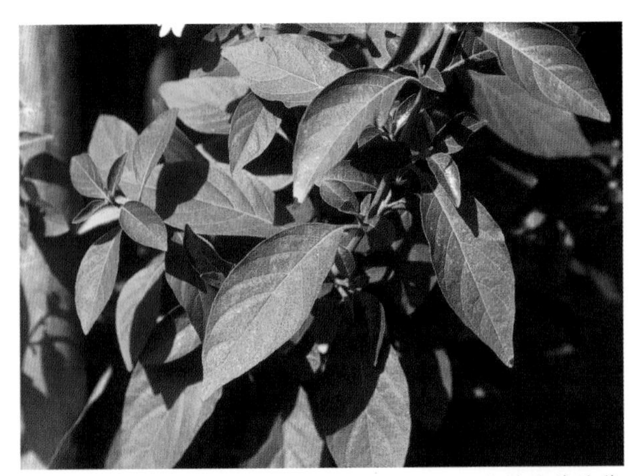

白鶴靈芝的葉

的涼茶植物，其性味甘平，喝起來十分舒服，可降火氣，極受日本民眾歡迎，臺灣目前亦有農政單位大力推廣，製成白鶴靈芝茶，也有罐裝清涼飲料上市，在各地區的青草茶中都是不可或缺的組成植物。

白鶴靈芝的花冠形如白鶴

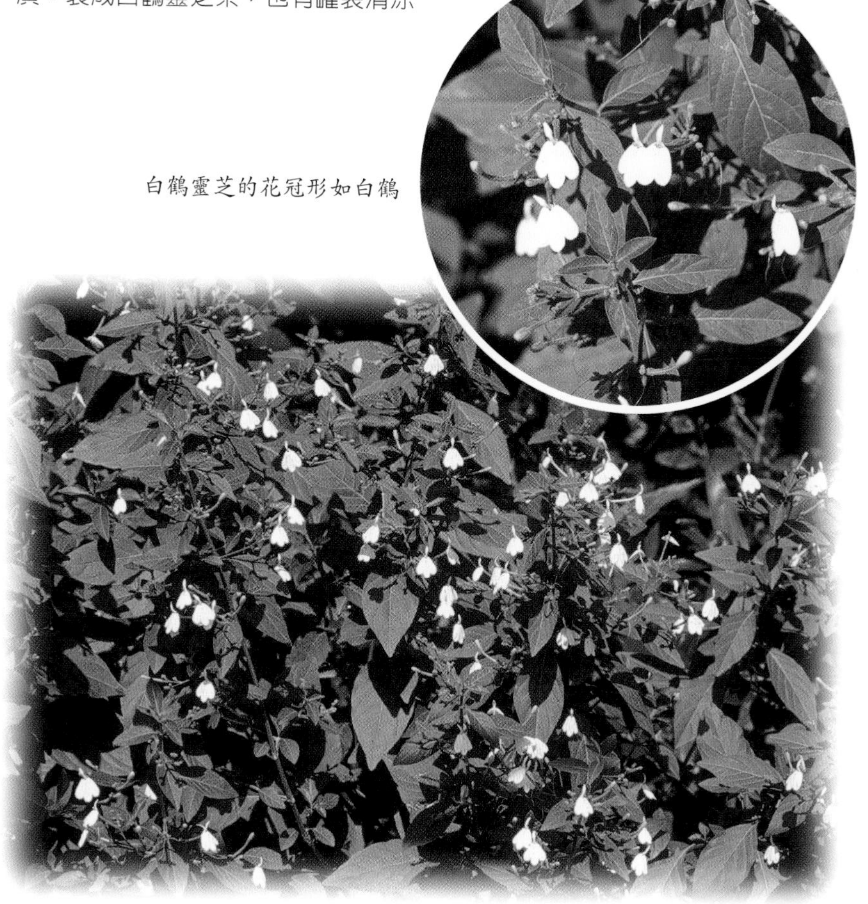

盛花期的白鶴靈芝

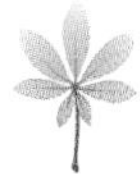

本篇原載於 中華民國九十二年三月十八日 中華日報 第十二版

Prunus mume Sieb. & Zucc.

梅

Rosaceae 薔薇科

大家都知道梅花是我國的國花，它堅忍不拔的精神，可由其在寒冬中愈冷愈開花的特性看出，所以，它能和松、竹並列為歲寒三友。梅樹很大的特色，即開花時全株無葉，就這麼白茫茫的一片，常讓觀賞者看傻了眼，直到它的花瓣飄落到了您的臉上，才能回過神來，而一旦花朵凋謝後，又馬上長葉結果了，鮮綠叢叢，強烈變化的景緻，往往使人有身歷夢境之感。

梅的果實酸澀，極少有人鮮食，都加工製成梅乾、梅醬、梅酒、糖漬梅、梅汁等，中醫則取近成熟果實，焙爛成「烏梅」，能斂肺、澀腸、生津、驅蟲，可治肺虛久咳、蛔蟲寄生、虛熱煩渴、久瀉、痢疾、牛皮癬等，或作止血輔助藥，如便血、崩漏之治療，若改採鹽漬則成「白梅」，能治喉痺、瀉痢、煩渴等，外用多燒存性為末，治癰疽腫毒、外傷出血等，而鹽漬梅也是製作酸梅湯的原料。

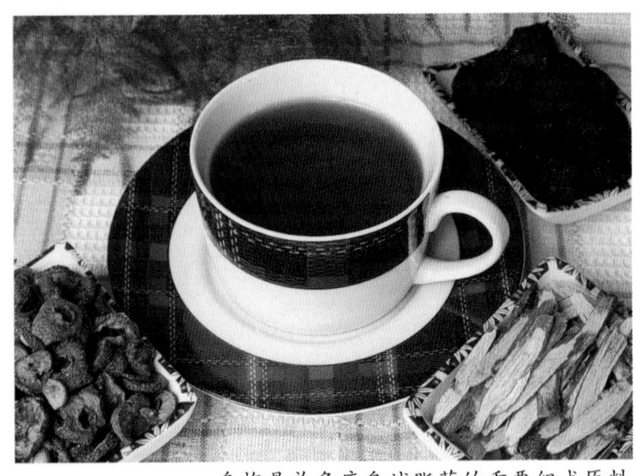

烏梅是許多瘦身減脂茶的重要組成原料

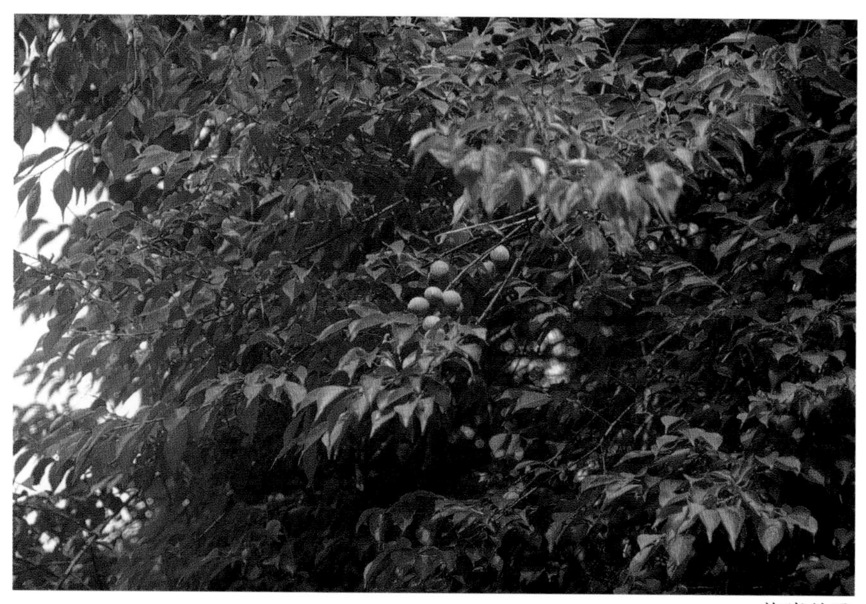

梅樹結果

根可治風痺、膽囊炎、頸部淋巴結核等。帶葉枝梗稱「梅梗」，能治習慣性流產。葉治月水(指月經)不止、霍亂。花蕾稱「白梅花」，能疏肝、和胃、化痰，治梅核氣(即患者自覺咽喉如有梅核堵塞，多由肝鬱氣滯痰凝，咽部痰氣互結所致)、肝胃氣痛、食慾不振、頭暈等。而花蕾的蒸餾液稱「梅露」，可生津止渴、解胎毒。種仁稱「梅核仁」，能清暑、明目、除煩等。

而與梅子藥性(味酸)最密切的成語，莫過於「望梅止渴」了，相傳當年曹操曾帶領軍隊走到一個沒有水的地方，士兵們都很渴，不過，若是停下來休息，很可能有許多士兵會渴死，於是曹操就騙他們說：「前面有片梅樹林，到那裡摘梅子吃，將可解渴」。大家一聽到有梅子可吃，嘴裡都生出了口水，也就不那麼的口渴，不久，終於找到了有水源的地方。從這個家喻戶曉的故事，也更加說明了梅子能生津止渴的功效。

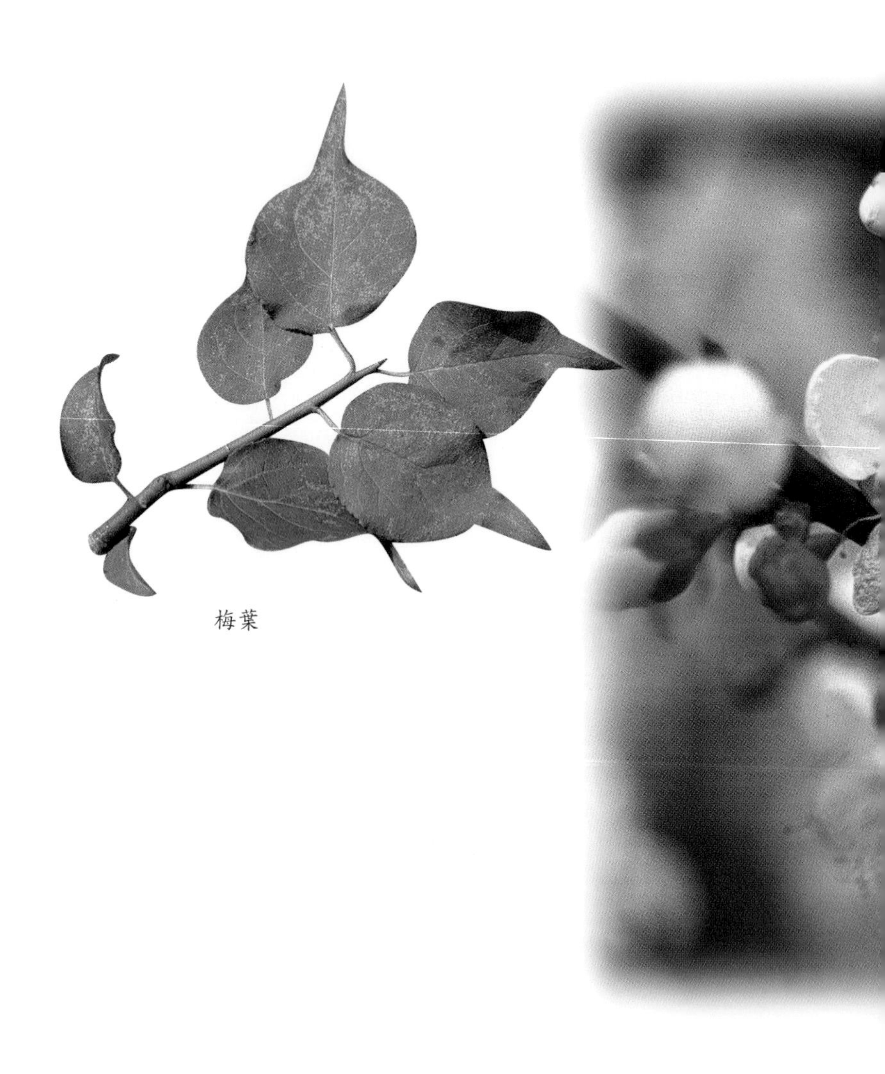

梅葉

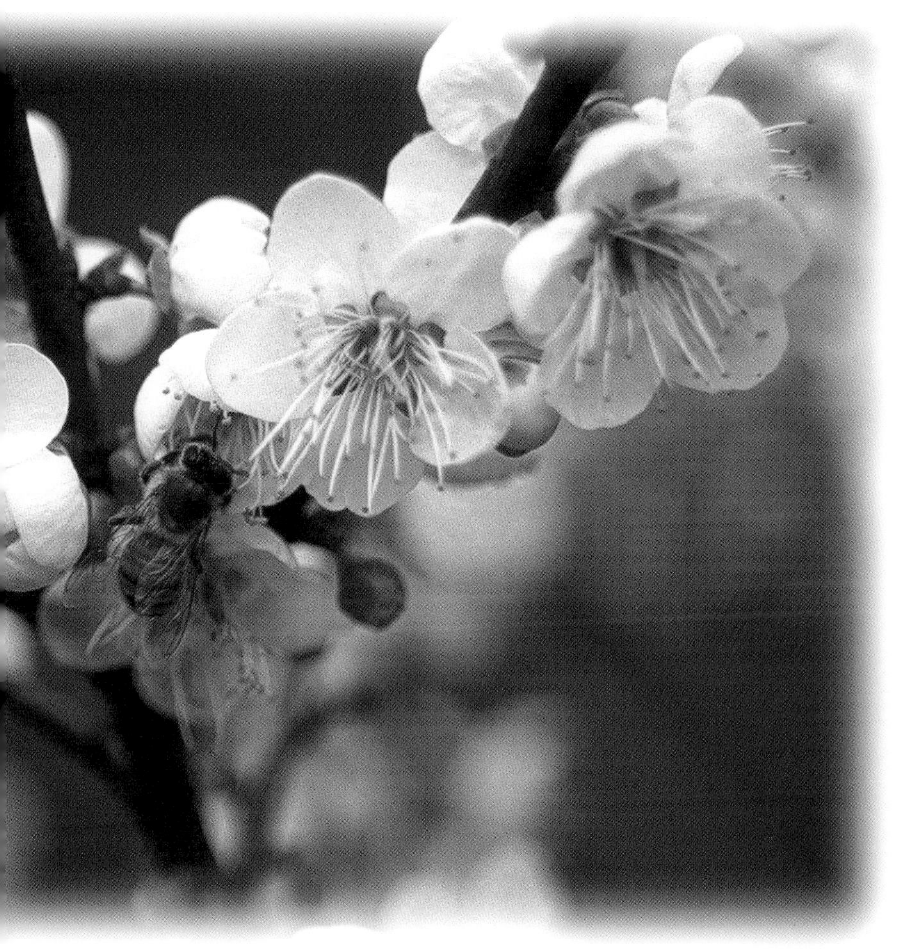

梅花盛開

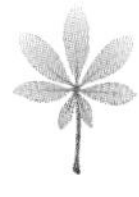

本篇原載於 中華民國九十二年三月二十五日 中華日報 第十二版

Saxifraga stolonifera (L.) Meerb.

虎耳草

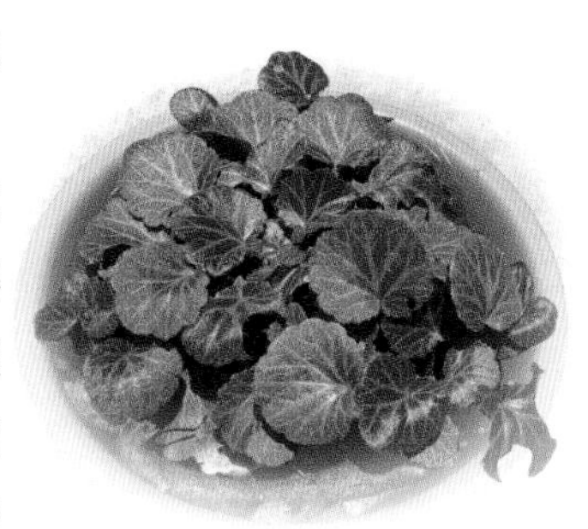
虎耳草的葉似虎耳，也像荷葉

喜歡生長在陰濕山區或石頭上的虎耳草，依李時珍解釋，乃因其葉狀如虎之耳形而得名，但也有人認為其葉形似荷葉，而有「石荷葉」、「金絲荷葉」等別稱。虎耳草的花期約在4~7月之間，5枚白色的花瓣呈現上面3片較小，下面2片大的特殊「人字」形狀，十分逗趣。其葉片通常小巧可愛，但在適合的氣候條件和肥沃土壤上生長時，甚至可長到像一個幼兒的頭那樣的大小喔！

入藥一般是在花期後採收全草，有祛風清熱、解毒涼血之效，民間將鮮葉搗汁滴入耳中，來治療中耳炎及耳膿，大陸的臨床報導也指出此法的有效率極高；水煎服可治風熱丹毒、風火牙痛、風疹搔癢、濕疹等，與冰糖煮水可治肺熱咳嗽氣逆；此外，虎耳草

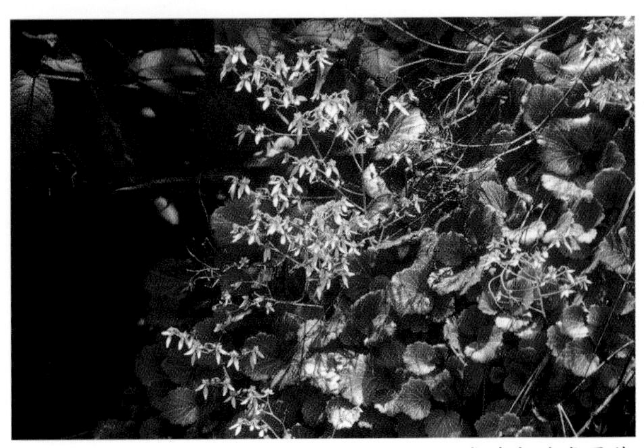
盛花期的虎耳草

還能治療肺癰、崩漏、痔瘡、咳嗽吐血、毒蟲螫傷、外傷出血等。

虎耳草具有很強的繁殖力，能從母株上伸出許多匍匐莖，在末端還會長出小苗，這在植物學上稱為「走莖」，所以我們看到虎耳草時總是一大片一大片地擠在一起，像掉了滿地的老虎耳朵，若種植成吊盆，紫紅色的走莖沿盆緣垂落，就成了雅緻的觀賞植物，這樣的景色也正符合它另一個詩意的名字「金線吊芙蓉」呢！

特寫虎耳草的花

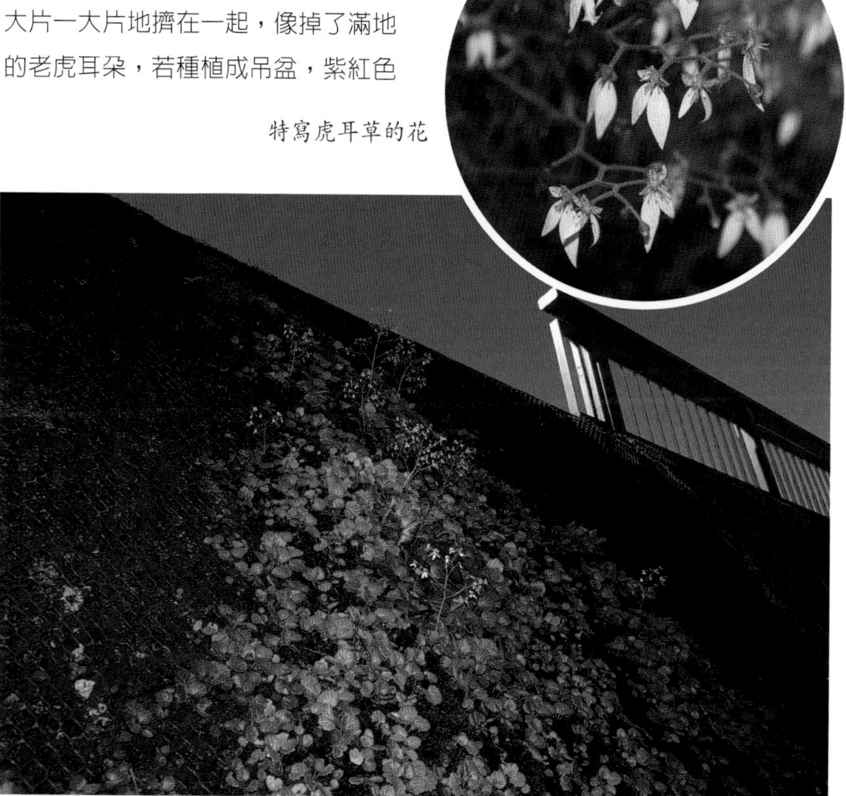

虎耳草生態(攝於阿里山火車站旁2004. 6. 28.)

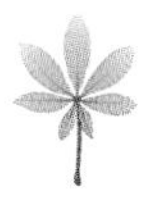

本篇原載於 中華民國九十二年四月一日 中華日報 第十二版

Verbena officinalis L. 馬鞭草

馬鞭草是近來芳香精油療法中的寵兒，將葉子揉碎後清新的檸檬香氣能提振精神，減輕壓力及疲勞，讓人覺得輕鬆自在，還能舒緩緊張的情緒及緊繃的肌肉，在歐洲也是極受歡迎的飲料及香料成分，常用於烈酒及食物的調味。

馬鞭草的花為紫藍色，因其穗狀花序有如鞭子一般而得名，又有「鐵馬鞭」、「紫頂龍芽」、「鐵釣竿」等別名，廣泛分布於歐洲、亞洲、北非各地，通常在5~9月的盛花期採集全草曬乾入藥，但若是要從葉片萃取精油，則必須在開花前採收。藥理研究發現其不同部位所含的多種成分具有不等的消炎、抗菌、鎮痛作用，還能促進哺乳動物的乳汁分泌。全草有清熱解毒、利尿消腫、活血化瘀之效，可治瘧疾、咽痛、牙痛、感冒發熱、濕熱黃疸、白喉、淋疾、白帶、婦人疝痛、臌脹、煩渴、乳癰腫痛等，與鳳尾草合用可治痢疾瀉泄，採鮮品與菁芳草搗汁服用，則可解小兒胎

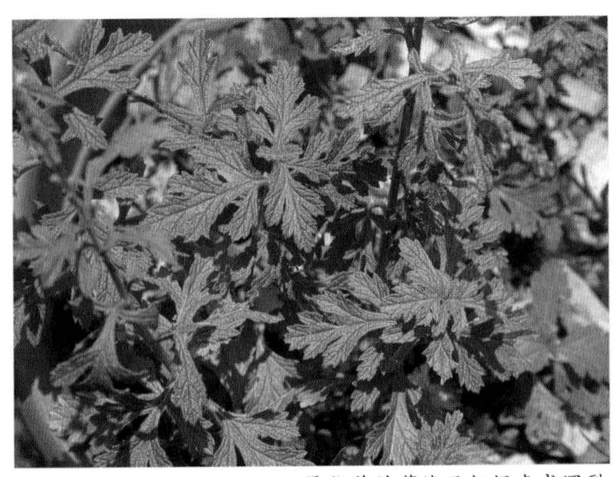

馬鞭草的葉緣呈粗鋸齒或深裂

毒。

由於馬鞭草的清熱利尿功效，使其在臺灣亦成為青草茶的原料植物之一，尤其在宜蘭、花蓮、臺東等地的青草茶配方中更是常見，若您向店家問起了青草茶的組成，說不定還會聽到「退尾甜」這個馬鞭草的別名呢！

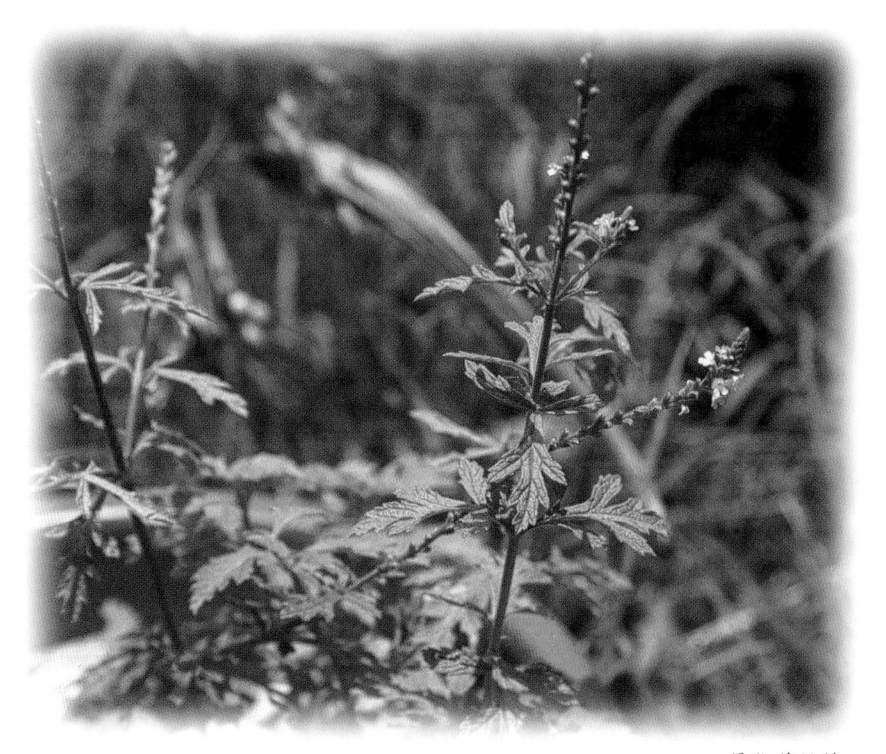

馬鞭草植株

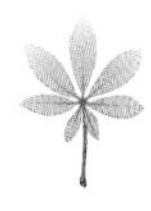

本篇原載於 中華民國九十二年四月八日 中華日報 第十二版

黃荊

Vitex negundo L.

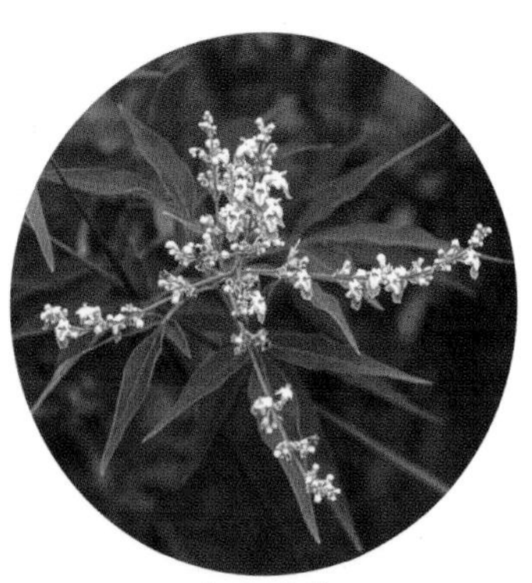
黃荊開花

在古時候，黃荊是居家旁最常見的界樹，而平民人家的婦女，因為買不起金銀釵飾，只好就地取材，用黃荊堅韌不易斷的枝條，來削做髮釵之用，稱為「荊釵」，所以以前的人叫自己的老婆「拙荊」。到了現代，在野外也常可見其自生，鄉間人們多稱它為「埔姜仔」，取其枝葉焚燒則可驅蚊蟲，又名「蚊仔煙柴」。

藥用方面，其根有解表、祛風除濕、理氣止痛、截瘧、驅蟲之效，可治感冒、咳喘、風濕、跌打、腹痛、瘧疾、小兒五疳、蟯蟲寄生等。枝可入涼茶，能祛風解表、消腫解毒，治感冒、咳嗽、咽喉腫痛、牙

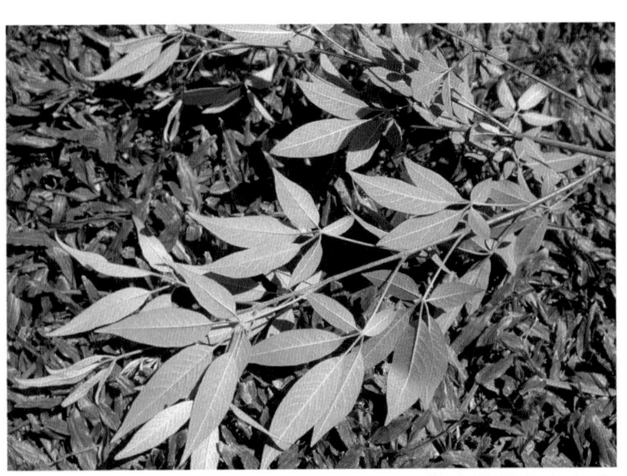
黃荊葉背呈灰白色

痛、腸風、驚風、燙傷等。葉亦供藥用，但其採製需注意，最好於夏天未開花時採收，堆積踏實，使其發汗，攤開曬至半乾，再堆積踏實，使綠色變為黑潤時，再曬至充分乾燥，方可收藏備用，稱「黃荊葉」。

黃荊葉有清熱解表、利濕解毒作用，對於風疹膚癢、癰瘡等皮膚病，可取3~5兩，水煎外洗。其成熟果實稱「黃荊子」，能祛風、除痰、行氣、止痛。古籍中被載為「荊」之名者衆，但未必皆與黃荊同類植群，據李時珍所言：「古者刑杖荊，故字從刑」，此為「荊」名之由來。

黃荊葉爲掌狀複葉

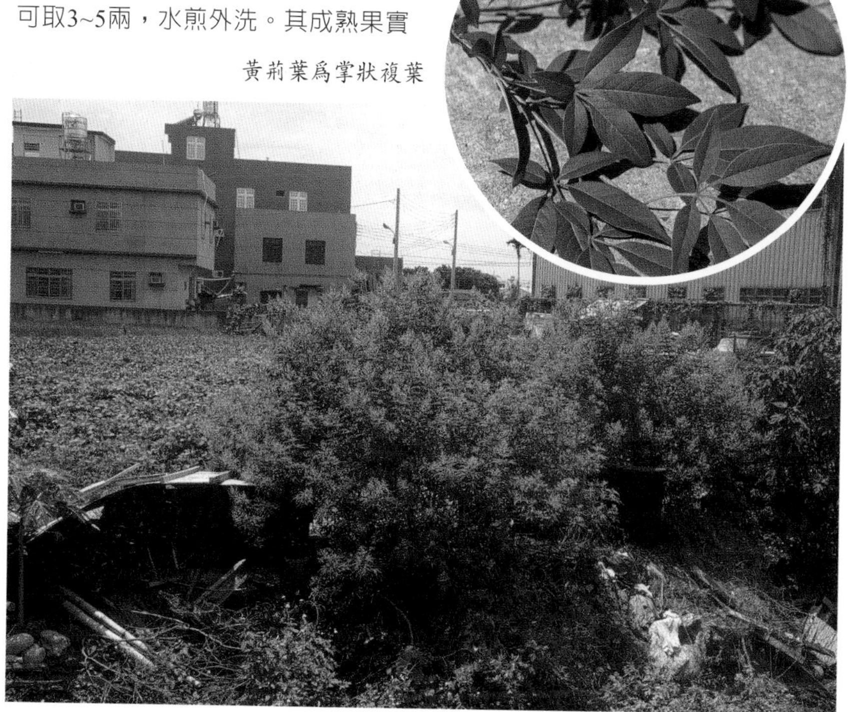

在野外常可見黃荊自生

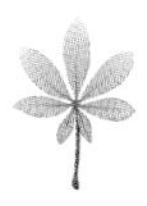

本篇原載於 中華民國九十二年四月十五日 中華日報 第十二版

紫萁

Osmunda japonica Thunb.

紫萁是臺灣全境中海拔開闊山坡地常見的蕨類，北部低海拔地區偶見，別名「高腳貫衆」、「紫萁貫衆」、「薇貫衆」、「鐵葉狼萁」、「老虎牙」、「水骨菜」、「貓蕨」、「雞頭蕨」等。

其根莖有清熱解毒、祛濕散瘀、涼血止血、驅蟲殺蟲之效，可治風熱感冒、濕熱斑疹、水痘不透、痲疹、腮腺炎、帶下、月經不調、崩漏、便血、衄血、吐血、風濕疼痛、肋間神經痛、腦膜炎、痢疾、瘡瘍腫毒、蟲積腹痛等。又其幼葉柄上的綿毛，烘乾研末外敷，為治外傷出血之良藥。

由於紫萁為中藥「貫衆」藥材來源植物之一，故其諸多別名中，常有「貫衆」字樣出現。在民間秘方中，為了書寫方便，偶將貫衆藥材取音近寫做「貫中」、「貫仲」、「管仲」等。民間常以貫衆藥材、黃連及甘草一同用水煎服，來解食毒及酒毒；湖南地區則是用紫萁根、大青葉水煎服，以防治腦炎；而據說

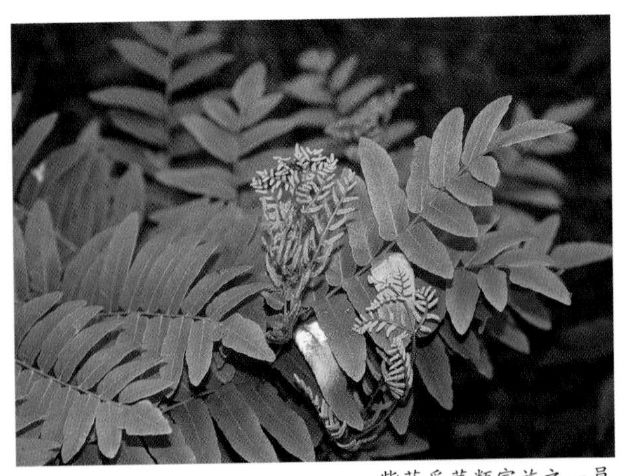

紫萁爲蕨類家族之一員

常服用貫衆的水煎液，可預防流行性感冒。

在實用價值方面，將紫萁的莖及鬚根搗碎，就成了園藝上栽培植物之基質。此外，大陸地區則取其嫩葉供做蔬食，有含量豐富的蛋白質及胺基酸，乾燥製成的「薇菜干」還被認為有強身滋補的功效呢！

紫萁的近親粗齒革葉紫萁〔*O. banksiaefolia* (C. Presl) Kuhn〕

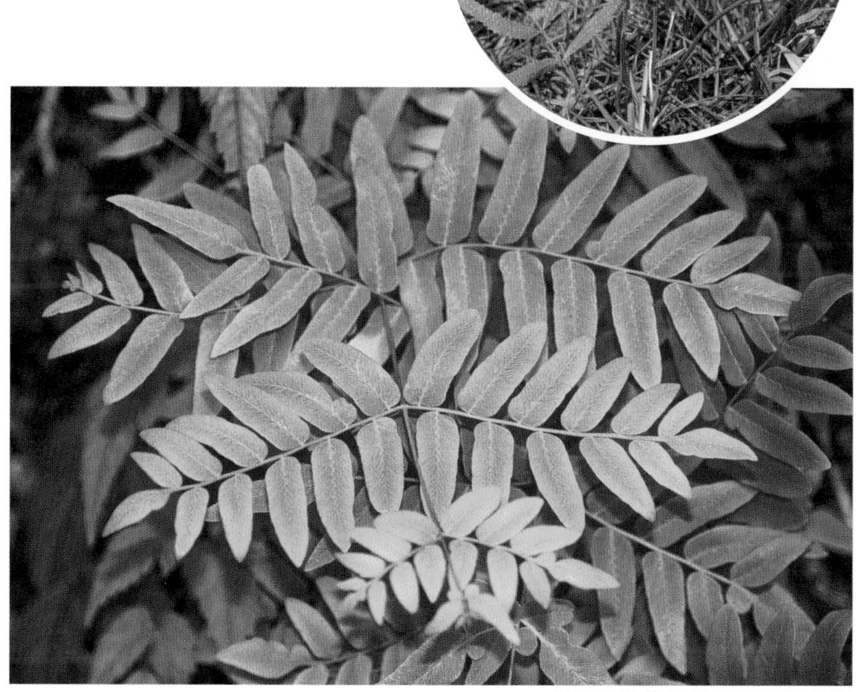

紫萁的營養葉呈二回羽狀複葉

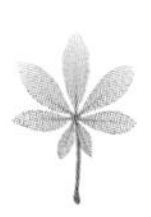

本篇原載於 中華民國九十二年四月二十二日 中華日報 第十五版

Solanaceae 茄科

Solanum nigrum L.

龍葵

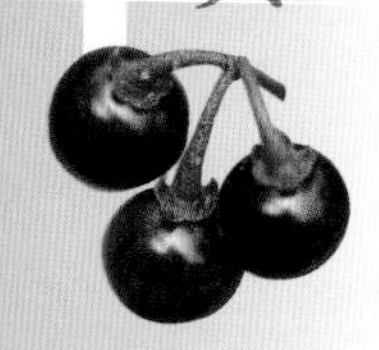

相信許多人都吃過用龍葵葉子所煮成的鹹稀飯，長輩們大多也都擅長烹調這種由黑子仔菜(即龍葵葉)、肉絲、蒜片等所共同煮成的「黑子仔粥」(臺語)，口感相當好呢！若您還沒吃過，可要找個機會好好嚐嚐喔。居家附近隨地採摘野生者，或是上市場買回來料理皆可，不論是燙熟了拌醬油及蒜泥食用也好，煮牡蠣湯或蛋花湯也好，都是風味純樸的美食。

研究指出，龍葵具抗炎、鎮咳及祛痰等藥理作用，且葉片含有高量維生素C，僅次於包心白菜、芥菜及球莖甘藍，此外亦含豐富之維生素A及鈣，且葉片含量大於莖。全草有清熱、利尿、解毒、活血、消腫之效，治疔瘡、癰腫、濕疹、丹毒、肝炎、跌打損傷、慢性氣管炎、急性扁桃腺炎、急性腎炎、睪丸炎、小便不利、痢疾等。民間相傳用龍葵根煎水服可治胃癌、食道癌等，但其療效仍需進一步的研究才能評估。

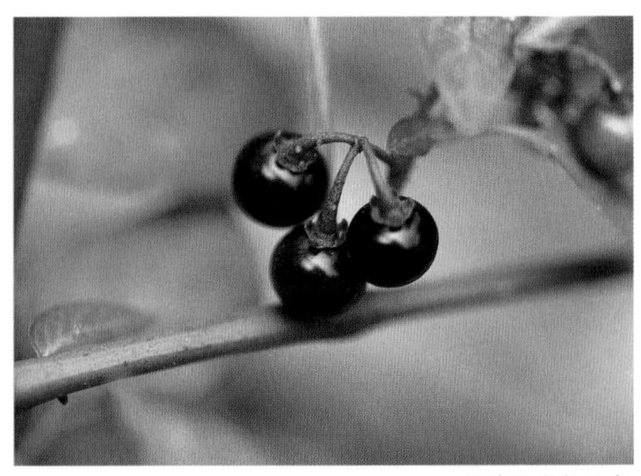

龍葵的成熟果實

龍葵的漿果在未成熟時是綠色的，含有毒性的生物鹼，誤食可致頭痛、腹痛、嘔吐、腹瀉、瞳孔散大，甚至昏迷，曾有報導指出孩童因誤食過量而致死，宜謹慎小心。而其完全成熟後的果實會變成紫黑色，可食，這也是它得名「黑子仔菜」的原因。

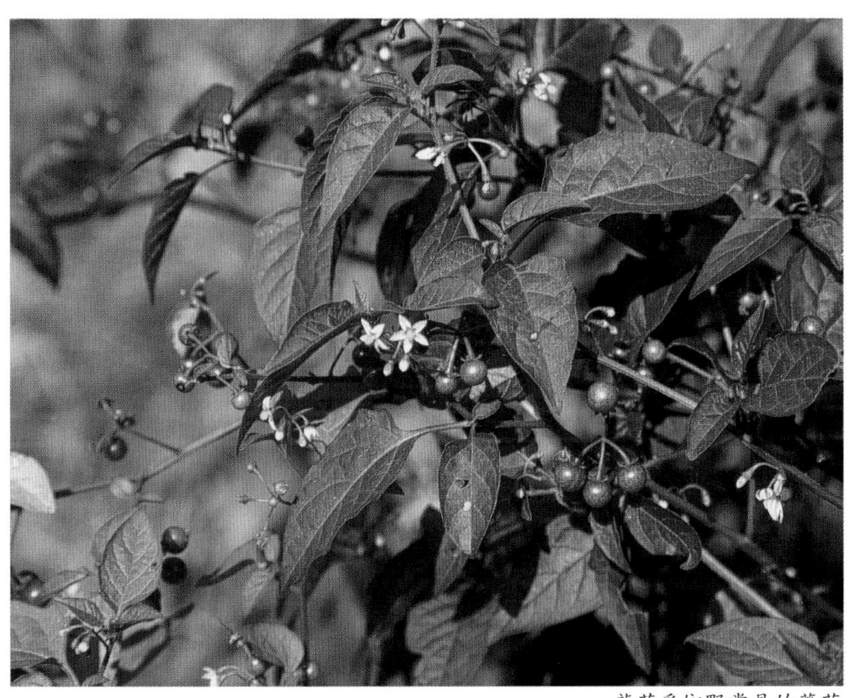

龍葵爲鄉野常見的藥草

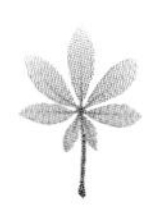

本篇原載於 中華民國九十二年四月二十九日 中華日報 第十五版

五爪金龍

Ipomoea cairica (L.) Sweet

「五爪金龍」其實是我們俗稱的「牽牛花」的其中一種，只是因為本植物的葉常呈指狀5深裂，看似龍掌的五爪，又藤蔓盤纏如金龍，故名。

五爪金龍原產於北非洲，適應力極強，在臺灣幾乎全年都會開花，而且都是大群落的生長，在香港甚至因為威脅到本土植物的生存空間，而被列為入侵種，並不受到歡迎。但若放下生態的問題不談，五爪金龍本身可供藥用，根或莖葉有清熱、解毒、利水之效，能治肺熱咳嗽、淋病、小便不利、尿血、水腫、癰疽腫毒、中耳炎等。花有止咳、除蒸之效，鮮用煎湯調蜜服，可治咳血；乾品與老母鴨1隻合燉服，則治骨蒸勞熱。現代藥理研究也發現其全株有抑菌作用，種子並含有麻醉及瀉下的成分，只是中藥上用來利水、驅蟲、瀉下的「牽牛子」藥材，並未使用到五爪金龍的種子。

在臺灣早期的農村生活，洗髮精還不是那麼普遍

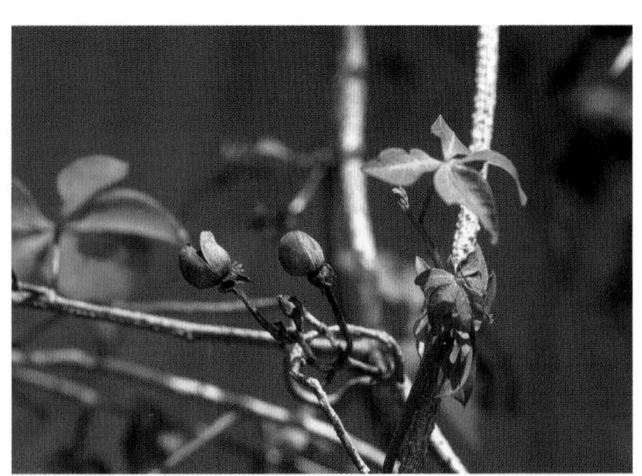

結果的五爪金龍

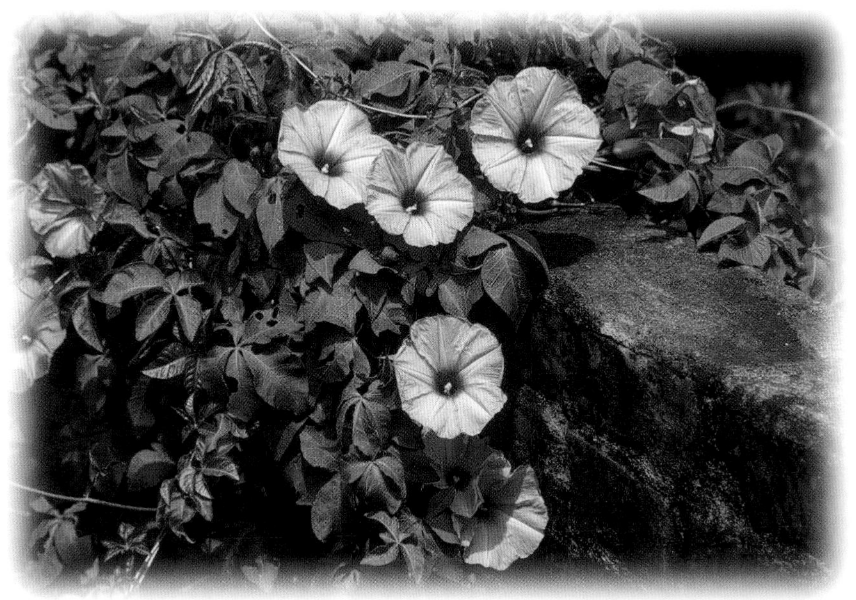
臺灣的五爪金龍隨處可見

的時候，農家婦女也習慣取本植物之莖葉加水搓揉，來當成洗髮之清潔劑，此外，這種長輩口中的「碗公花」、「番仔藤」，也是小朋友們辦家家酒時不可少的花材之一呢！

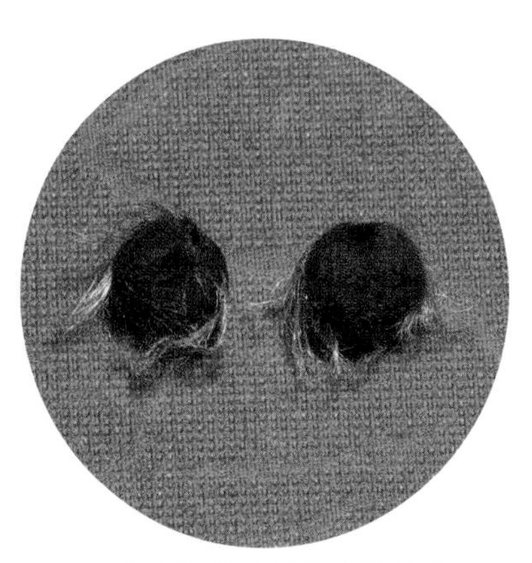
五爪金龍的種子具有長綿毛

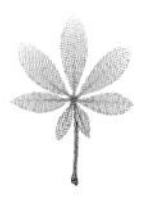
本篇原載於 中華民國九十二年五月六日 中華日報 第十五版

倒地鈴
Cardiospermum halicacabum L.

一般來說，倒地鈴是攀爬力不錯的植物，不過它的枝條很軟，如果沒有圍籬或其他植物可供纏繞，就會倒在地上了，而結實纍纍的膜質蒴果又像極了一顆顆的小鈴鐺，所以就得到「倒地鈴」這樣可愛的名稱了，其他如「扒藤炮仔草」、「白花炮仔草」、「粽仔草」、「假苦瓜」、「風船葛」等別名也都是在描述它的形態呢！

倒地鈴全草有清熱、利尿、健胃、涼血、活血、解毒之效，可治糖尿病、疔瘡、水泡瘡、疥癩、便秘、小便不利、肺炎、肝炎、黃疸、淋病、結石症、風濕症、疝氣腰痛、陰囊腫痛、跌打損傷、蛇咬傷等。閩南地區用其乾品水煎調冰糖服，以治百日咳，或將乾品煎湯沖黃酒服，治大小便不通。在臺灣民間，則有寺廟的藥籤使用其水煎服來治療不明發熱，且體溫時退時升等。

倒地鈴的蒴果中富含空氣，如小汽球般，摘取鮮

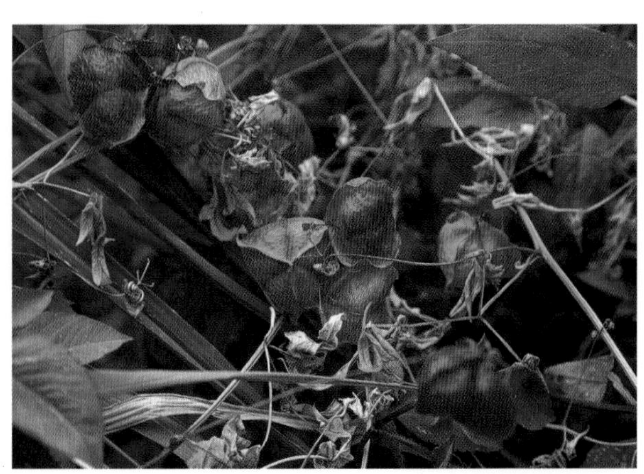

乾枯成熟的倒地鈴果實

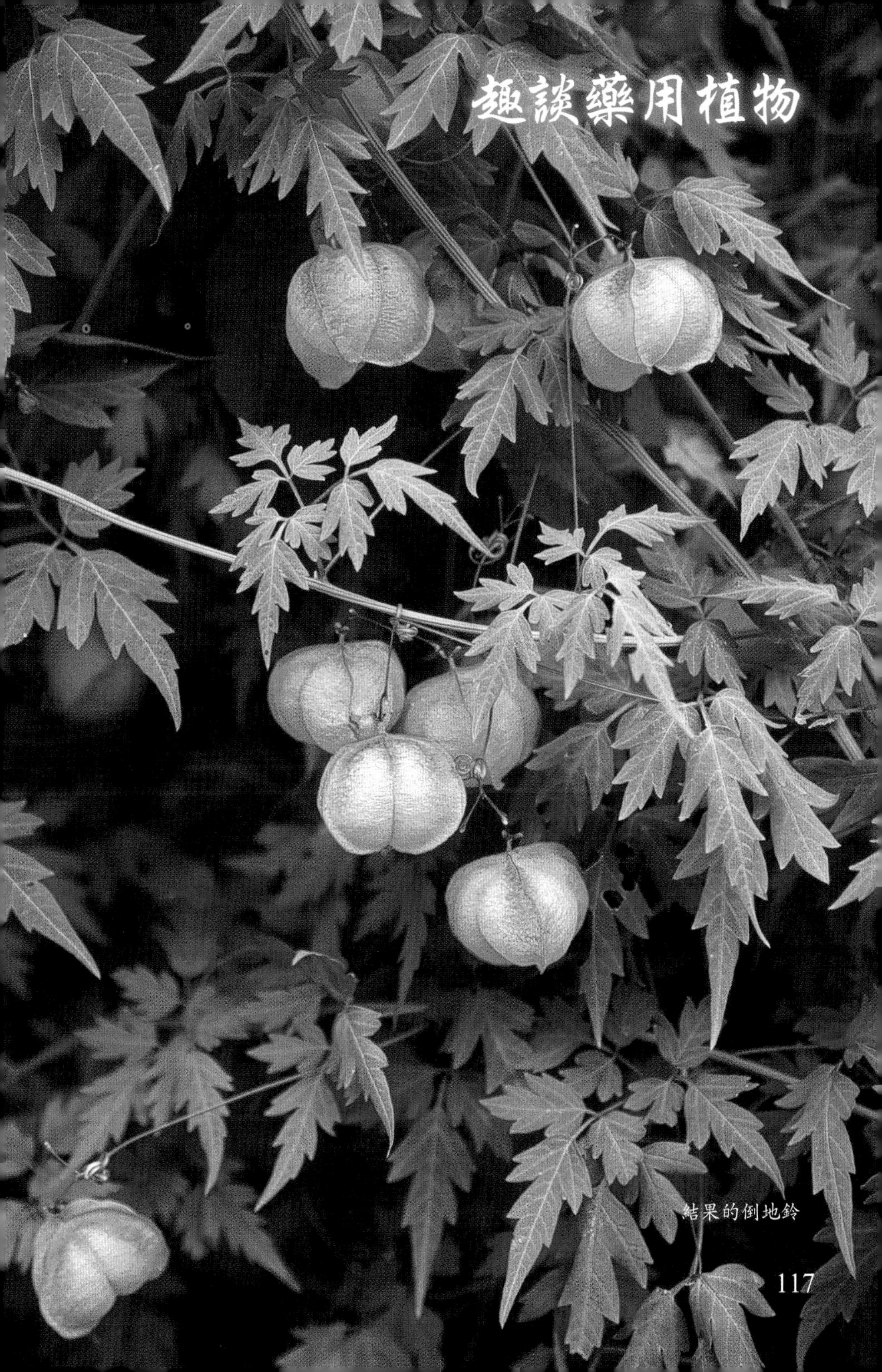

結果的倒地鈴

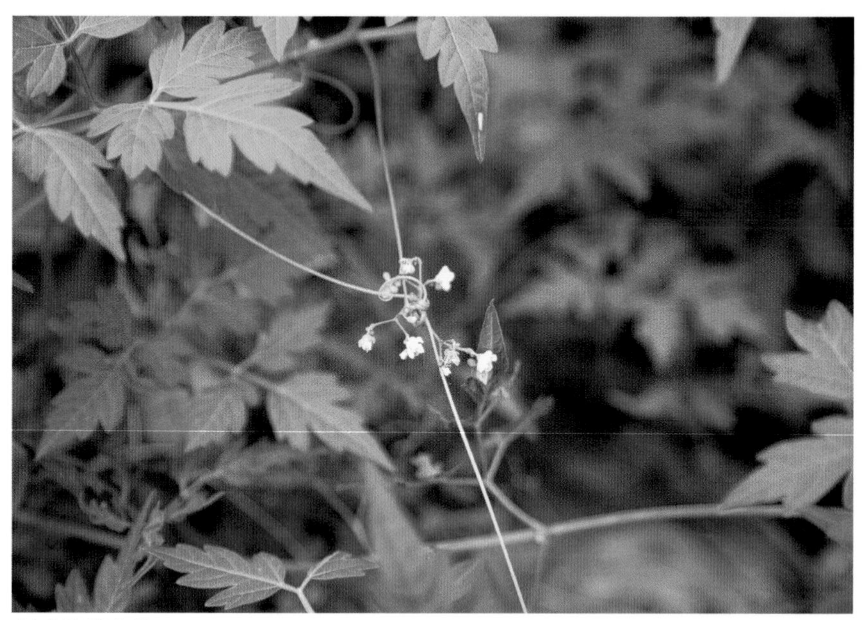

倒地鈴開白花

綠的果實置於掌心，用力拍擊易爆裂發出「劈朴」聲，故又名「劈朴草」。若採下已乾燥變黃褐色的蒴果，則可在裡面找到三顆黑色的成熟種子，特別的是種子上均帶有一顆小白心圖樣，收集在小玻璃罐裡，就是非常浪漫的情人禮物喔！

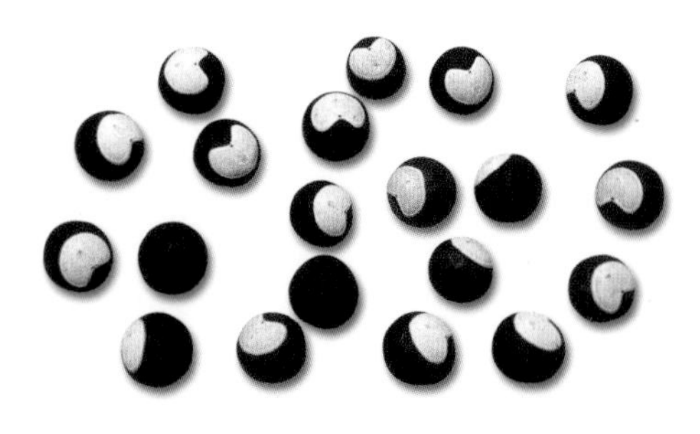

倒地鈴的種子上有一白色的心形圖樣

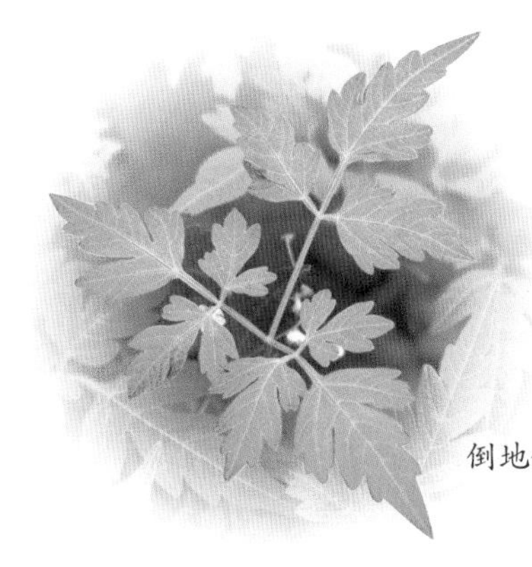
倒地鈴的葉爲二回三出複葉

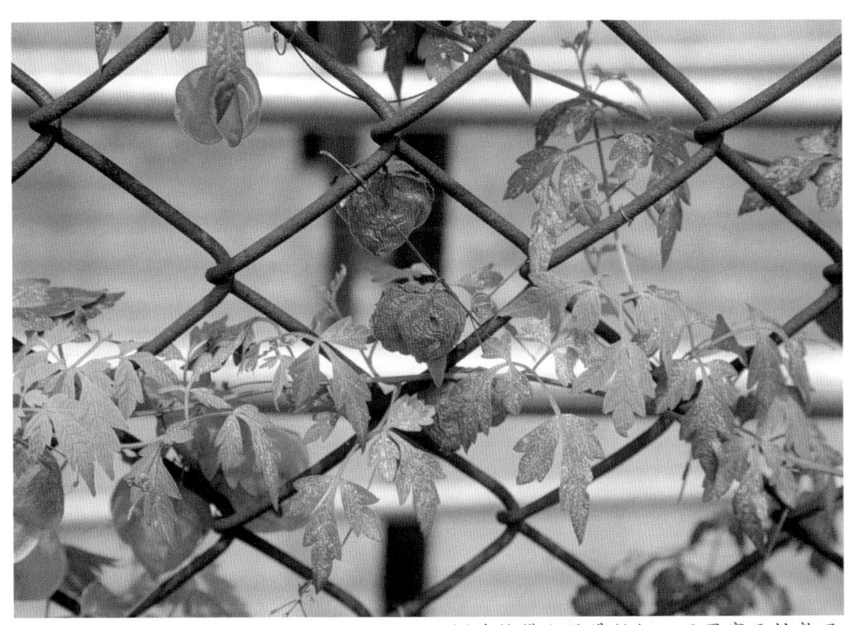
倒地鈴攀爬於鐵絲網，且果實已枯熟了

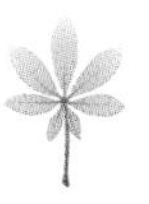
本篇原載於 中華民國九十二年五月十三日 中華日報 第十五版

蟛蜞菊

Wedelia chinensis (Osbeck) Merr.

蟛蜞菊在臺灣是很常見的青草茶原料之一，民間習稱其為「黃花蜜菜」、「蛇舌黃」、「蜜仔菜」、「四季春」、「路邊菊」、「黃花田路草」等，全島平地稍濕地、溝旁、田畔等處常見群生，生性強健，對環境適應力佳，是優良的地被植物。

其味微苦、甘，性涼，全草有清熱利尿、活血消腫、解毒散瘀之效，治感冒發熱、肺癆發熱咳嗽、百日咳、咽喉腫痛、齒齦炎、腹痛、痢疾、肝炎、黃疸、跌打、煩熱不眠、癰瘡腫毒等，外用則可治疔瘡癤腫。民間方例中對其應用甚廣，如蟛蜞菊鮮草加菁芳草搗汁調蜜服可治小兒感冒發熱；合併梔子根水煎服治療牙齦紅腫疼痛等，不過最常見的則是用於預防及治療白喉，根據《福建中草藥》記載，預防白喉為用鮮蟛蜞菊水煎服，或取鮮蟛蜞菊搗爛絞汁，加相當於藥液四分之一的醋，噴咽或漱口；治白喉則用鮮蟛蜞菊、甘草、通草，水濃煎服，另用鮮蟛蜞菊搗爛絞汁，加相當於藥液四分之一的醋，用棉籤蘸藥液塗抹偽膜，據稱有良好效果。

此外，在臺灣中藥市場上，常見以本品充當「墨旱蓮」藥材使用，此為誤用。因「墨旱蓮」藥材之正確來源植物應為菊科的鱧腸(*Eclipta prostrata* L.)，供大家參考。

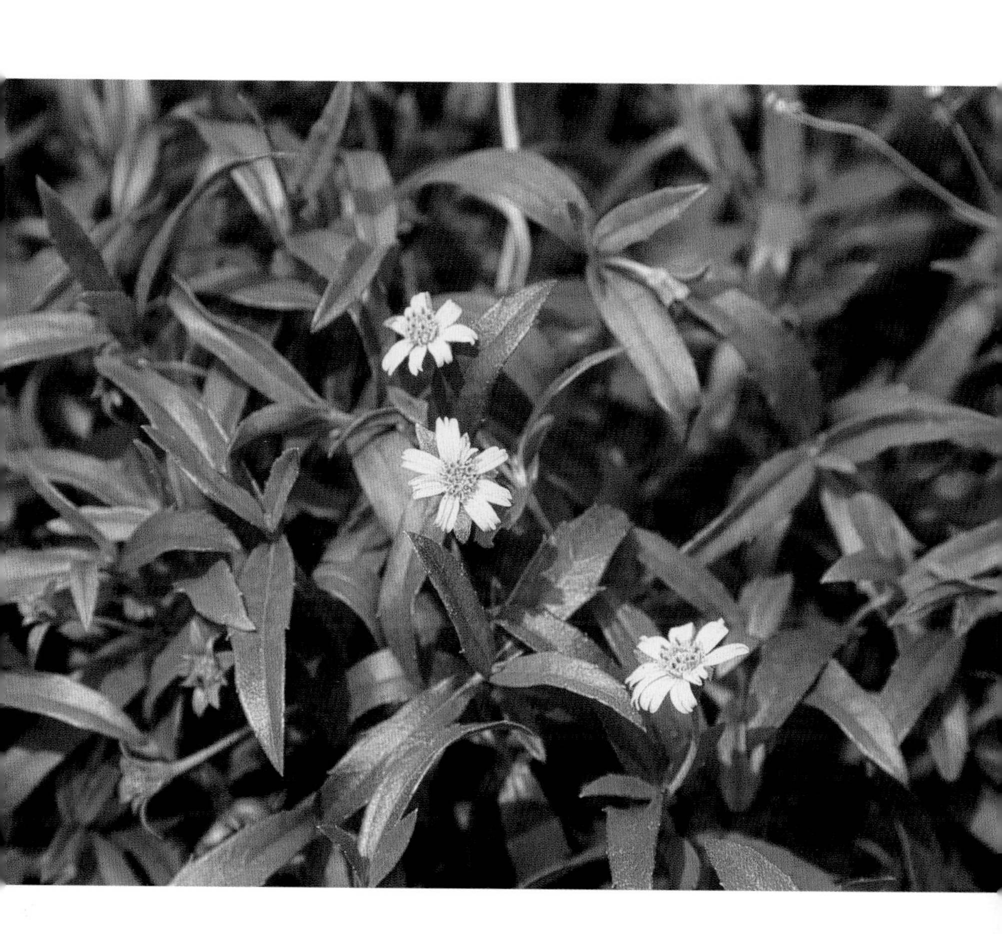

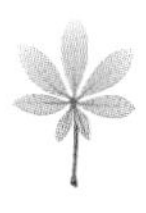

本篇原載於 中華民國九十二年五月二十日 中華日報 第十五版

日本金粉蕨

Onychium japonicum (Thunb.) Kunze

一般人對藥用植物的印象大概都止於會開花的種子植物，不過在臺灣豐富的生物資源中，蕨類植物也是重要的主角之一，且可供藥用者也不在少數，例如「日本金粉蕨」就是個例子。

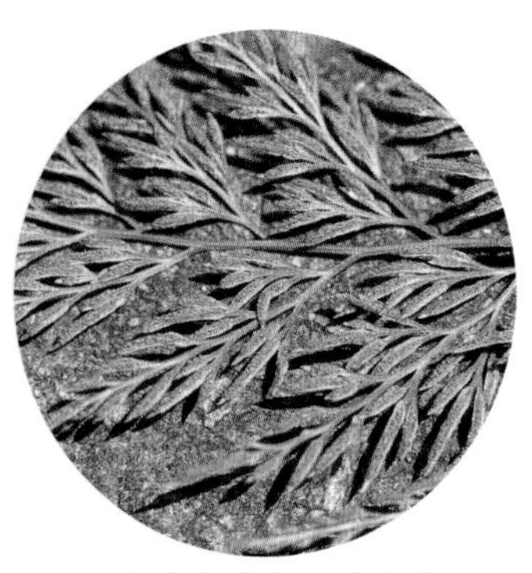

日本金粉蕨之孢子囊群

日本金粉蕨別名「野雞尾」、「本黃連」、「馬尾絲」、「小本鳳尾蓮」、「鳳尾連」、「解毒蕨」、「小雉尾蕨」、「小(葉)金花草」等，臺灣全境海拔1000公尺以下林緣普遍可見。全草有清熱解毒、收斂止血、和血利濕之效，治風熱感冒、痢疾、急性胃腸炎、胸痛、腹痛、黃疸、咳血、便血、尿血、尿道炎、盲腸炎、癰瘡腫毒、火燙傷等。民間常用其根水煎服來治療傷風感冒、胃痛、風濕、跌打疼痛、大腸炎等；亦

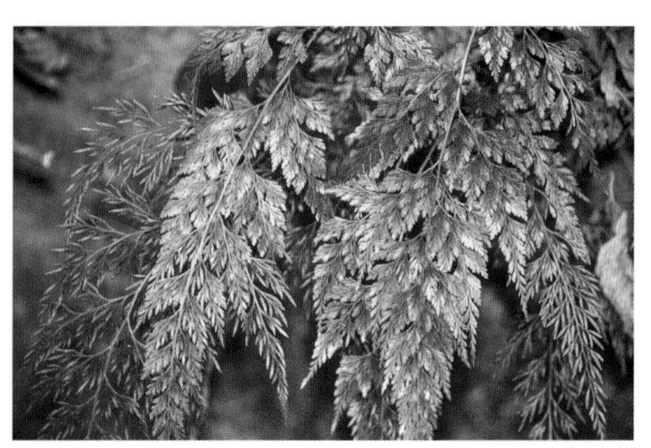

日本金粉蕨植株

有用鮮品全草，加米泔水少許，調勻搗爛絞汁，燉溫服，以治療濕熱小便不利、尿血；若是暑熱之時所發之赤白痢，可以本品及白頭翁、黑糖等濃煎當茶飲，有清暑、消炎之功。

根據調查研究，臺灣所使用之「鳳尾連」藥材，其原植物有90%即為日本金粉蕨，其餘為鱗始蕨科(Lindsaeaceae)之烏蕨〔*Odontosoria chinensis* (L.) J. Sm.〕，此兩種蕨類的葉片在外觀上有些相似，但是烏蕨的末裂片為楔形，孢子囊群著生於末裂片近頂端，呈橫長形(具孢膜)，開口朝外；而日本金粉蕨的末裂片細長且銳尖頭，孢子囊群成對著生於末裂片背面，呈長條形(不具真正孢膜，但由葉緣反捲所形成之假孢膜包被)，開口朝向中脈。這些形態差異，便是在野外辨識它們的重點。

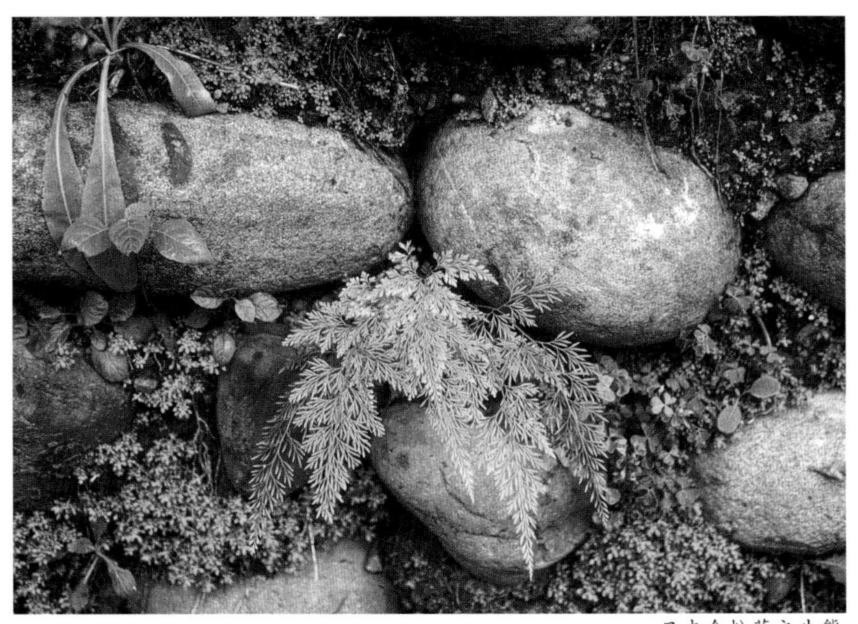

日本金粉蕨之生態

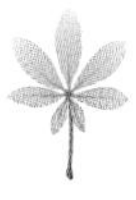

本篇原載於 中華民國九十二年五月二十七日 中華日報 第十五版

Morinda citrifolia L. 檄樹

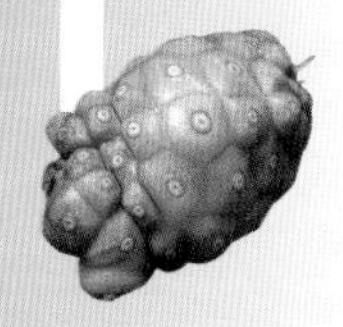

從前在臺灣想見到檄樹，總要大老遠的跑到南部恆春半島海岸，現在當您假日閒逛花市時，只要稍微留意，可能就有機會看到它了，因為有報告指出其果實富含免疫調節功能之多醣體物質，而於動物試驗中發現具抗腫瘤作用，這使得檄樹被推廣成栽植樹種，甚至也有保健食品業者將其果汁上市行銷。

檄樹又名紅珠樹、水冬瓜、椿根、海巴戟天等，蘭嶼、綠島等地亦可見。它為常綠小喬木，全株光滑，花白色，簇生呈頭狀花序，約於6~8月盛開，花軸單一，常與葉成對生，而果實是由多花所形成之聚合果，呈球形或橢圓形，漿質，熟時黃色，直徑約4公分。但因其果實看起來外形猙獰可怖，所以，原住民又稱其為「魔鬼樹」，不過，可別小看它的果實喔！除了可供食用，亦具藥用，能治痛症、炎症、腸胃不適、高血壓、血糖過高、氣喘、咳嗽、肝腫脹、視力

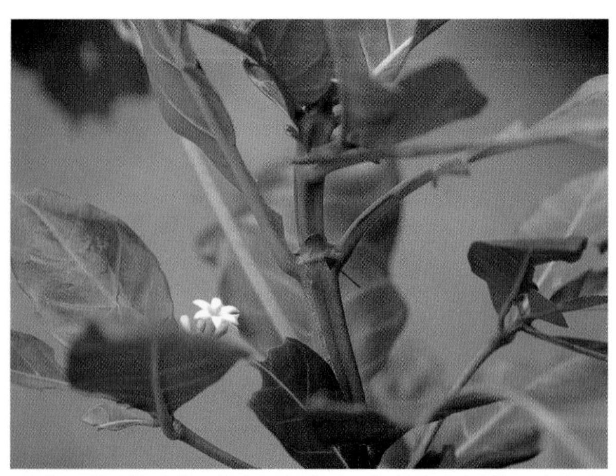

圖中托葉(箭頭處)的另一側尚有1枚對生之托葉，它們並與對生葉互成十字對生，此爲茜草科植物的重要特徵之一

減退、腹瀉等。

其他部位之藥用，根有解熱、強壯、解毒之效，可治肺結核、熱症、赤痢、濕疹、跌打損傷等。鮮葉搗爛則能外敷潰瘍、刀傷等。而檄樹另一實用功能，為其樹皮可供製紅色染料，而根則供作黃色染料，是重要的染料植物之一。

檄樹開花

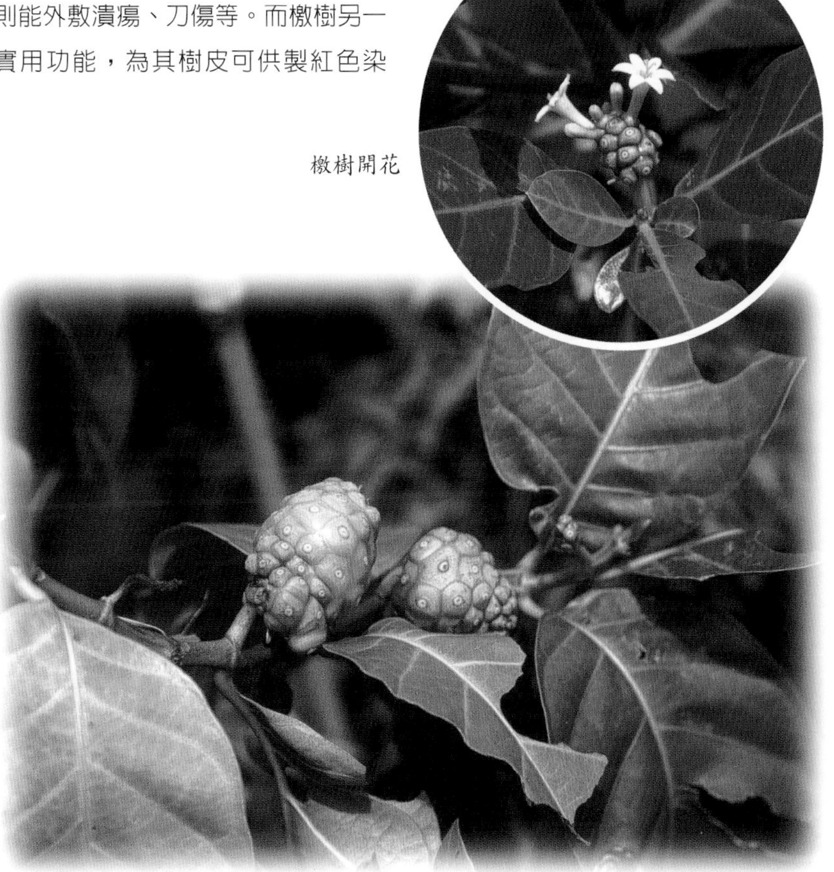

結果的檄樹

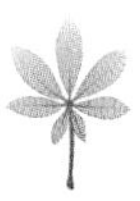

本篇原載於 中華民國九十二年六月三日 中華日報 第十五版

番杏

Tetragonia tetragonoides (Pall.) Kuntze

當您到海邊遊玩時，常可在海岸附近砂質地上發現本植物，其全株肉質性，常大族群的生長，記得剛開始認識它時，總覺得這種植物摸起來很厚實，又很容易繁衍，心中常想像這樣的植物若無任何實用性，真是太可惜了！後來，聽海濱的居民稱它為「洋菠菜」，仔細了解後，才知道原來是因為番杏的莖、葉可供食用，味道類似菠菜之故。當然，也很佩服自己那份老饕的質疑與直覺，除此，番杏尚有毛菠菜、法國菠菜、紐西蘭菠菜等類似稱呼。

其花期多見於2~10月，花呈黃綠色，果實為堅果狀，倒圓錐形，外圍有宿萼變形的角狀突起4~5個，很特別喔！而番杏據《本草推陳》記載：『民間用來治胃癌，據稱有妙效，亦可供食用，朝鮮民間有「食用此菜，一年四季少生病」的民諺。』可見番杏是一極具推廣價值的野菜，而其營養成分有胡蘿蔔素、維生素A、B及鐵、鈣等。

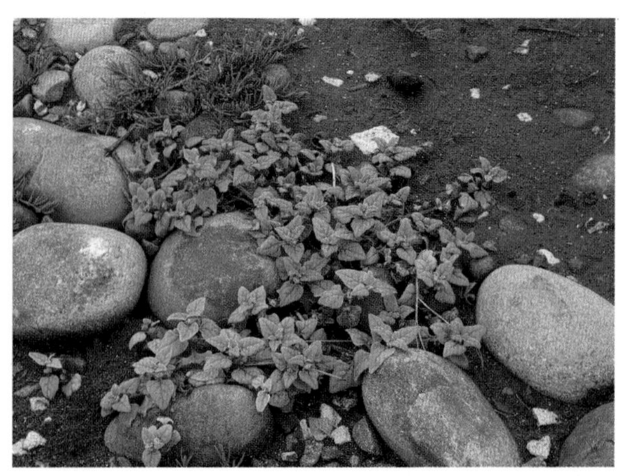

生長於海邊砂地石堆中的番杏

民間亦取其全草當藥用，有清熱解毒、祛風消腫之效，治腸炎、敗血病、疔瘡紅腫、風熱目赤、腫瘤等，現代藥理研究更顯示其有抗潰瘍、抗炎、抗菌以及抑制小鼠腹水癌細胞生長之作用。而大陸福建地區則稱番杏為白番杏、白番莧、白紅菜等，當地流傳對於眼風火赤腫之治療，可取其鮮葉洗淨，用銀針密刺細孔，加入乳汁少許，約燉半小時，再敷貼眼部，日換3~4次。

番杏的花黃且小

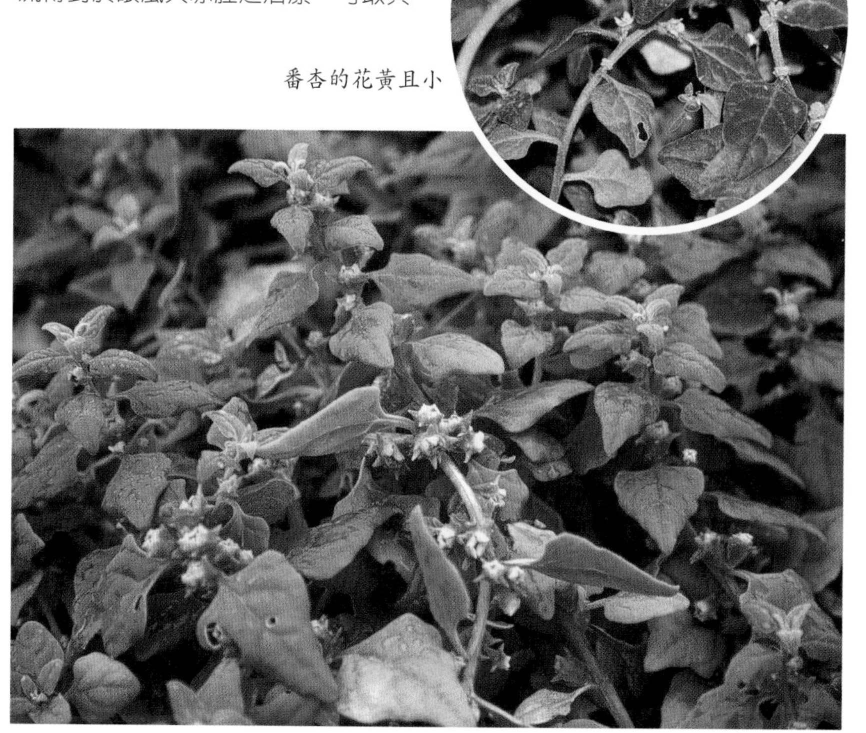

番杏結果了

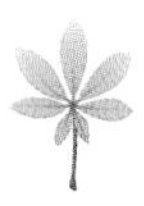

本篇原載於 中華民國九十二年六月十日 中華日報 第十五版

臺灣芎藭

Cnidium monnieri (L.) Gusson var. *formosanum* (Yabe) Kitagawa

當您看到本植物的名稱時，想必已很快的聯想到中藥「芎藭」(多稱川芎)，不過，臺灣芎藭並非川芎的來源植物，它們只是同科近親，但分別歸於不同屬別喔！每年2~5月間，您都很有可能在臺灣西部平原地區，發現開著小白花的臺灣芎藭，由於外形酷似香料蔬菜「芫荽」(俗稱香菜)，鄉間農人多稱其為「野芫荽」。

藥用方面，全草為強壯劑，可治衰弱性腰骨神經痛、陰萎等。根莖能治頭痛。而本植物亦有學者將其稱為「臺灣蛇床」，因為它是中藥「蛇床子」原植物之變種，果實可充蛇床子藥材使用。

蛇床子是著名的滋補強壯、收斂消炎藥。其名稱由來，有則小故事：據說從前有個村莊，流行一種搔癢病，醫生說有個蛇島，島上有藥草可治這種病，但從來就沒人上去過，為此村裡先後有2名青年自願上蛇島採藥，一去都音訊全無，村民都猜測他們已被毒蛇咬死了。此時，有第3位青年決心上蛇島，但他沒有冒

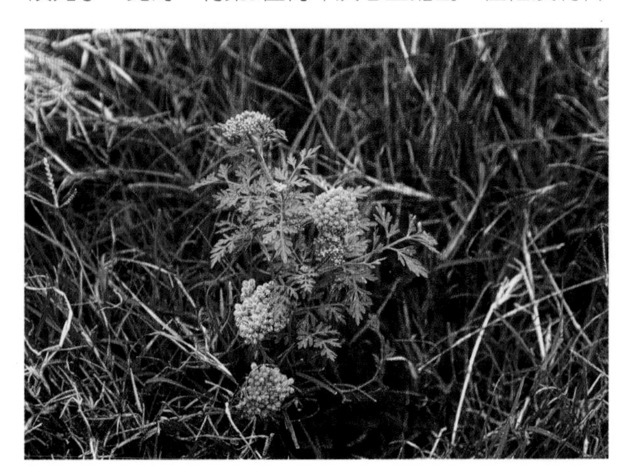

然前往，而是先走訪各地專家，學習抓毒蛇技能，掌握了毒蛇有怕雄黃酒的弱點，然後，再帶著行李、棍棒及雄黃酒奔赴蛇島。果然毒蛇一聞到雄黃酒，不是遁逃，就是盤地不動，他便用棍棒將毒蛇挑開，採取藥草，而此草也真的治癒了村民們的搔癢病。因為此藥草是從蛇腹底下採集的，故名「蛇床」，其果實便稱「蛇床子」。

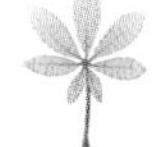

本篇原載於
中華民國九十二年六月十七日
中華日報 第十五版

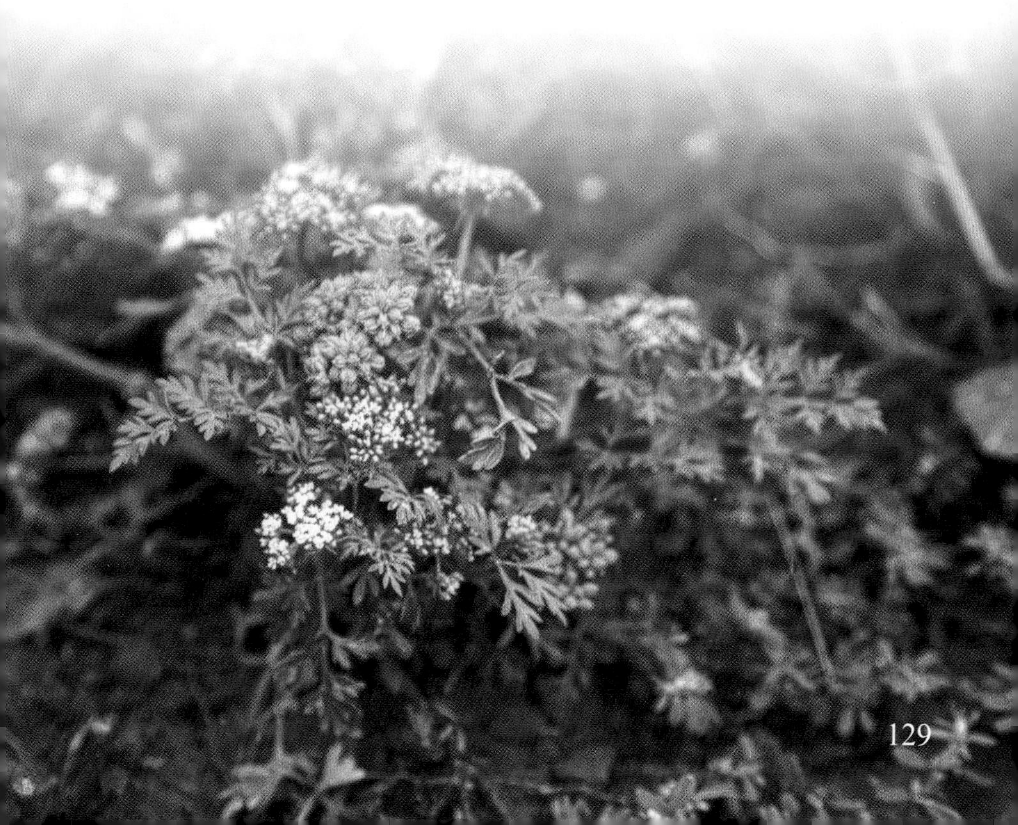

傳說從前在福建的龍溪地方，有位名叫鳳仙的女子，與鄰居少年金童，自幼青梅竹馬，彼此相愛。有一天，縣官外出打獵，路過龍溪，偶遇郊外的鳳仙姑娘，見其美色，頓生邪念，便上前調戲，欲強迫其做自己的偏房，鳳仙不從，又苦無良策，於是投河自殺。金童聞知後，哭得死去活來，也殉情而死。雙方父母知道後，便將他倆合葬。不久，墓旁開了許多花，有紅、白兩種花色，鄉民都說是鳳仙和金童變的，便稱該花為「鳳仙花」、「金童花」。

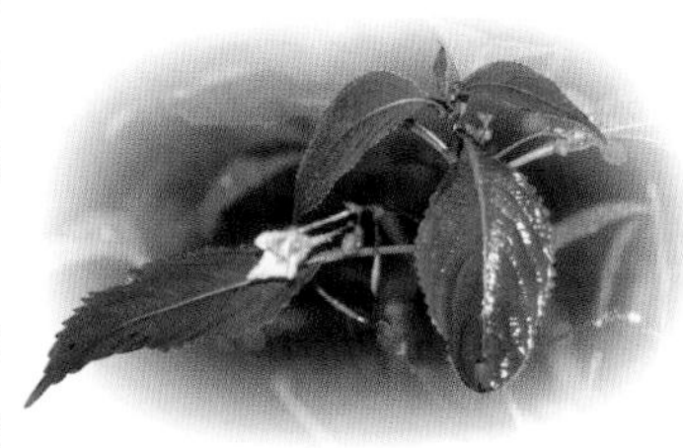

棣慕華鳳仙花(*I. devolii* Huang)是臺灣特有植物

而現今鳳仙花的花色變化更大，有白、粉紅、紅、橙紅、紫紅、雜色等，花瓣更有重瓣、單瓣的可能，植株也有高、矮品種，很具觀賞價值，臺灣於西

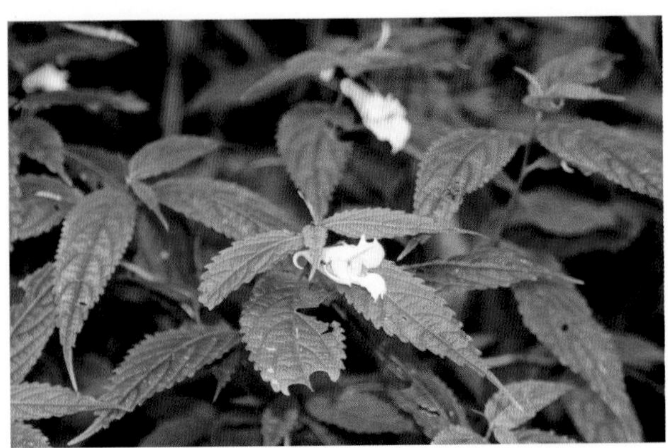

黃花鳳仙花(*I. tayemonii* Hayata)為臺灣特有植物

元1661年自大陸華南引入，即以園藝栽培居多。鳳仙花又稱「指甲花」、「染指甲草」，古代女人都喜歡取其花來染紅指甲。但傳聞在宋光宗時，因李后諱「鳳」字，宮中都改稱其為「好女兒花」。

藥用以種子為主，稱「急性子」，有破血、消積、軟堅之效，可治骨鯁不下、經閉、積塊、外瘍堅腫、噎膈、產難、蛇蟲咬傷等，由於急性子為少用中藥，耗量不大，臺灣多自產自銷。另外，其全草可治風濕痛、跌打、疔瘡、癰疽、腳氣腫脹、潰瘍日久、指甲炎等；花能治風濕偏廢、腰脇疼痛、經閉、惡露不下、灰指甲、跌打、白帶、癰疽等，而在各種花色的鳳仙花中，一般多認為取紅、白二色使用為佳。

開紫紅花的新幾內亞鳳仙花

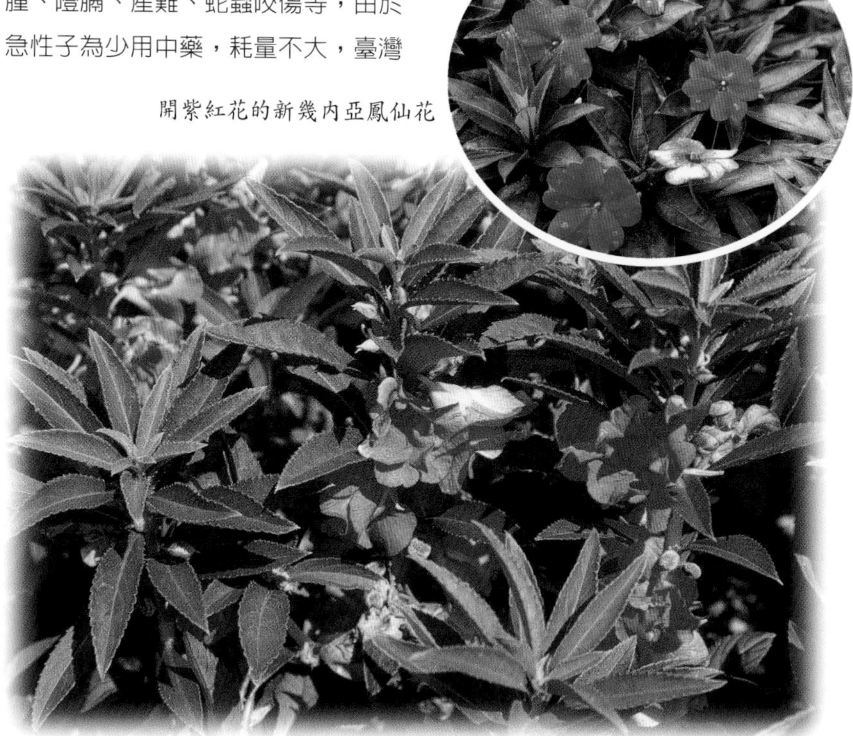

鳳仙花植株

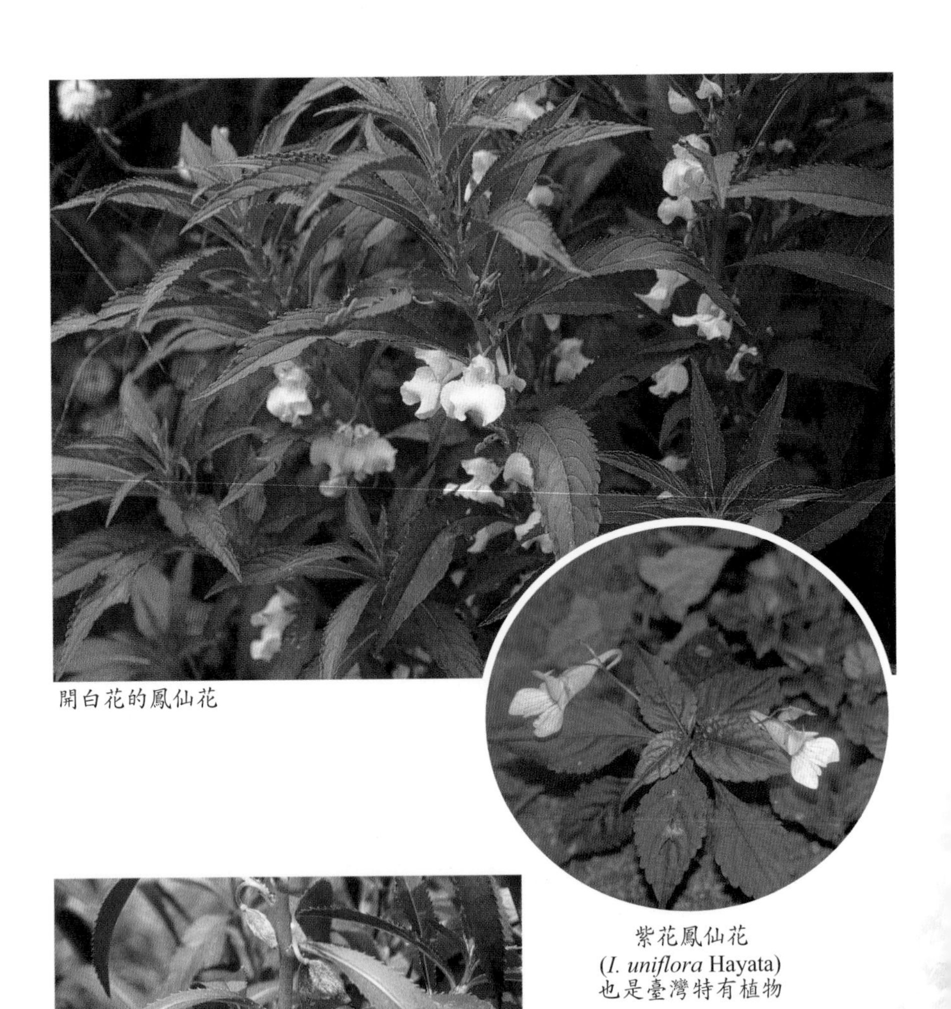

開白花的鳳仙花

紫花鳳仙花
(*I. uniflora* Hayata)
也是臺灣特有植物

鳳仙花結果了

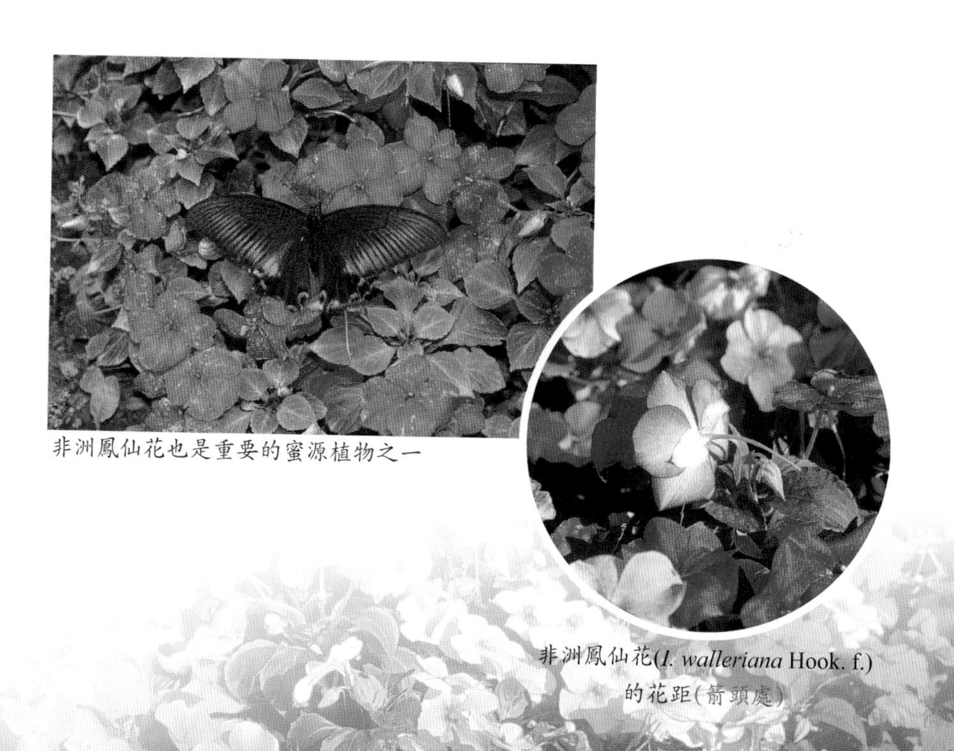

非洲鳳仙花也是重要的蜜源植物之一

非洲鳳仙花(*I. walleriana* Hook. f.)的花距(箭頭處)

非洲鳳仙花的花色很豐富

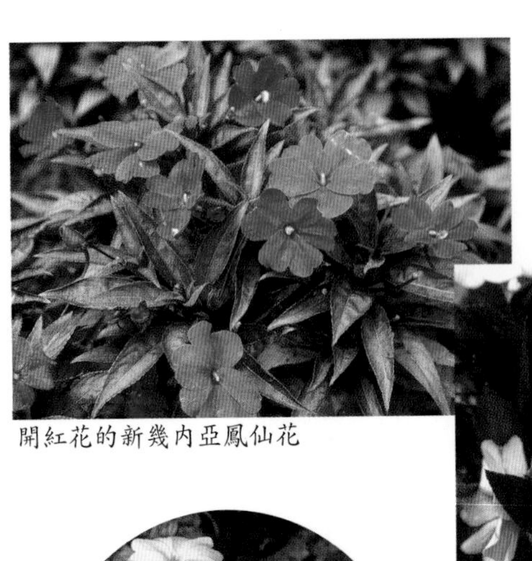

開紅花的新幾內亞鳳仙花

花冠及葉皆帶紫紅色系的新幾內亞鳳仙花

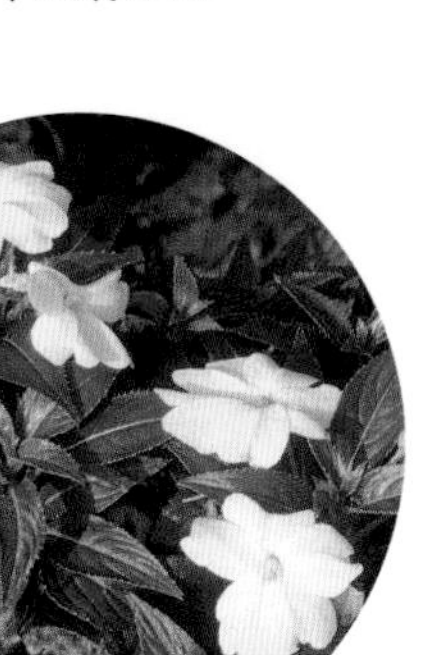

擁有白色花冠的新幾內亞鳳仙花

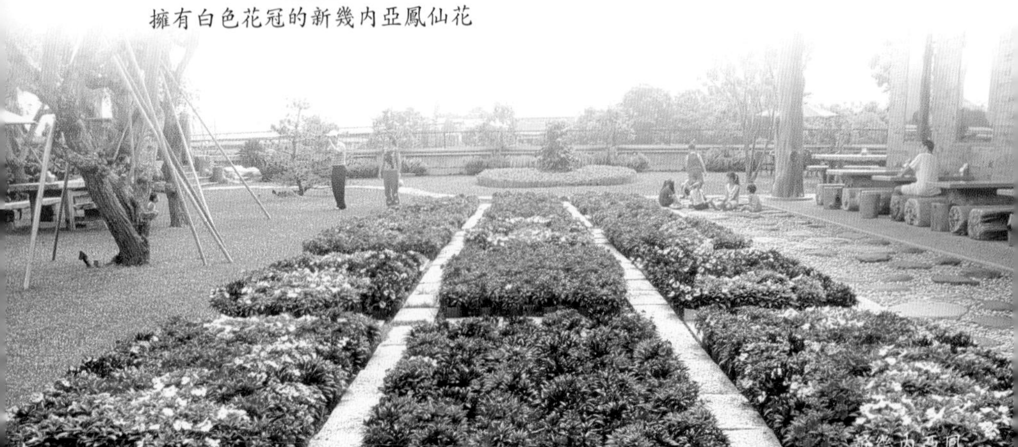

新幾內亞鳳仙花的花壇

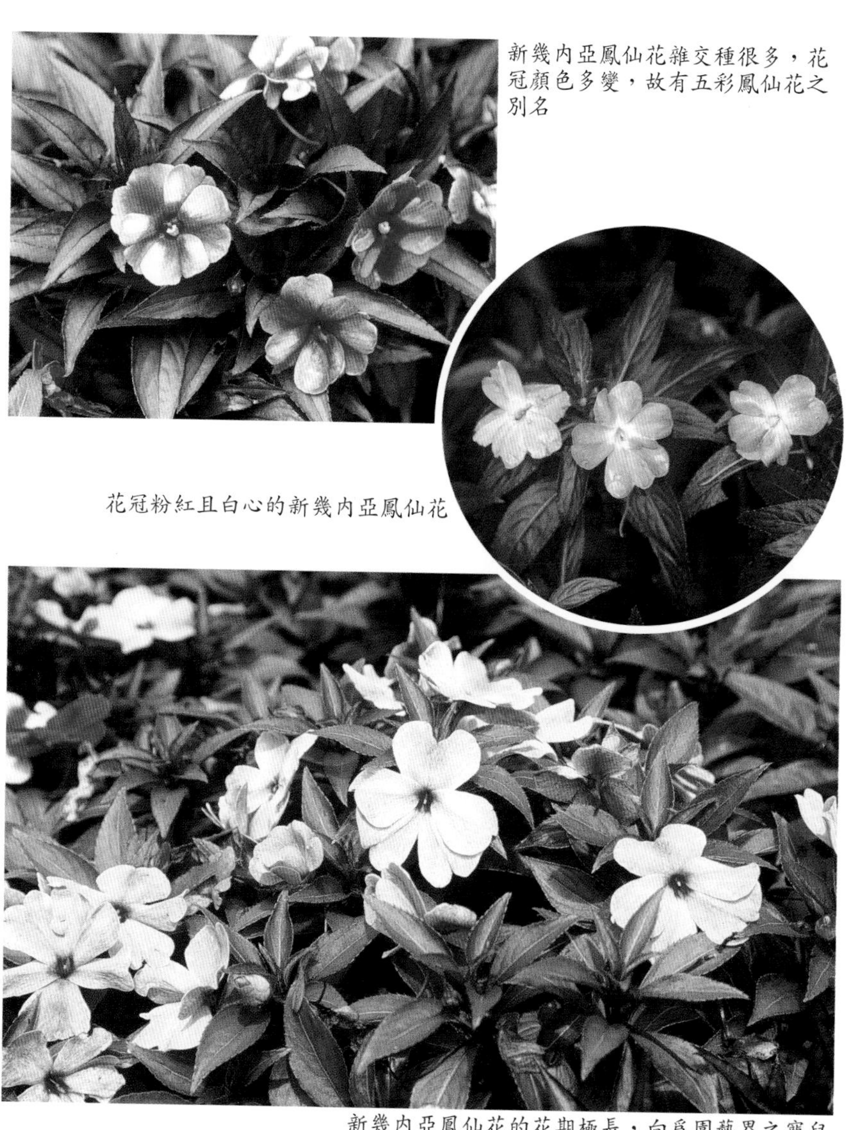

新幾內亞鳳仙花雜交種很多，花冠顏色多變，故有五彩鳳仙花之別名

花冠粉紅且白心的新幾內亞鳳仙花

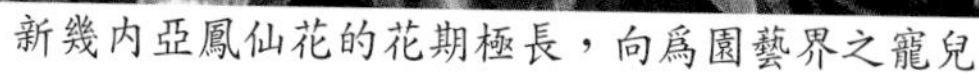

新幾內亞鳳仙花的花期極長，向爲園藝界之寵兒

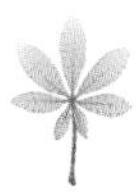

本篇原載於 中華民國九十二年六月二十四日 中華日報 第十五版

Helianthus annuus L. 向日葵

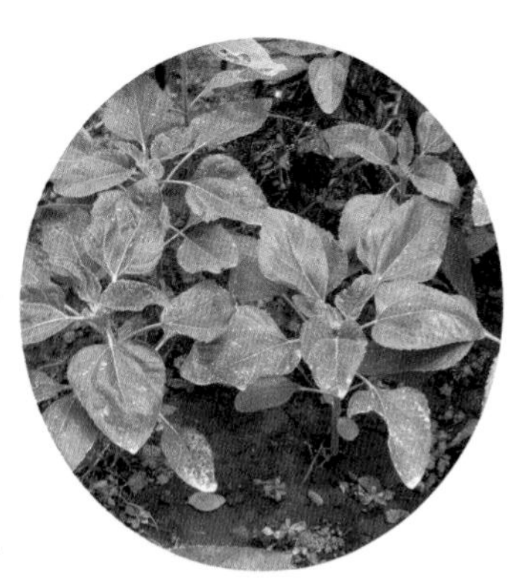

向日葵幼株

向日葵花田是目前最受歡迎的觀光農園型態之一，趁著假日出門欣賞璀璨奪目的金黃色花海，不論是拍照留念或是買幾株向日葵帶回家觀賞，都能激發我們內心陽光一般的生命力，而向日葵明朗的花色以及花盤隨著太陽方向旋轉的特性，也使得它自古即被視為太陽的化身。

除了觀賞之外，向日葵的用途相當廣泛，它的花朵是優良的蜜源，植株可作為青刈飼料，所含豐富的氮、磷、砷等養分也使它成了營養的綠肥作物，不過最為人所熟知的應是它產量極大的瘦果(通常被視為種子)，可作為家禽或鳥類的飼料，焙炒後即成大家喜愛

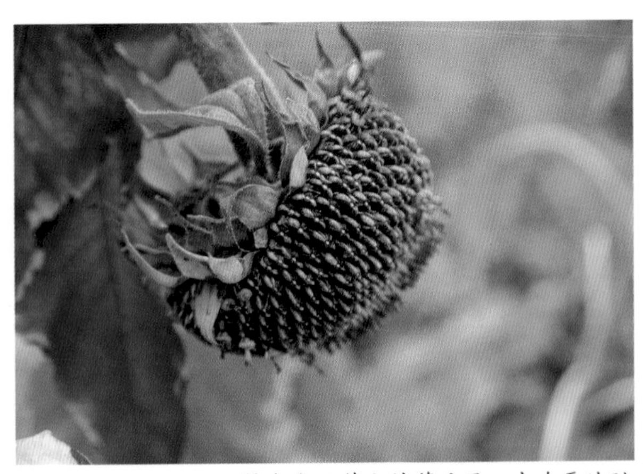

結在向日葵上的葵瓜子，生吃更甘甜

的休閒零嘴「葵花子」，或稱「葵瓜子」，具豐富的維生素E及鋅等微量元素，與南瓜子齊名，同被譽為「奇蹟種子」，研究指出對於男性攝護腺疾病如遺精、白濁、陽萎、早洩等具有改善症狀的功效，還能消癰腫、活血、潤腸等。此外葵花子亦含大量脂肪油，可榨取「葵花油」，含有高量不飽和脂肪酸，能降低膽固醇、預防血管硬化及心臟病等。葵花子孵育的「芽菜」則可供蔬食。

向日葵品系繁多，有食用、油用、觀賞用或兼用等品種，但相同的栽培條件就是要有大量的陽光，所以不適合種植在室內，若購買觀賞用盆栽，也應置於陽光充足的花園或陽台，並每日澆水，才能享受欣賞向日葵盛放的樂趣。

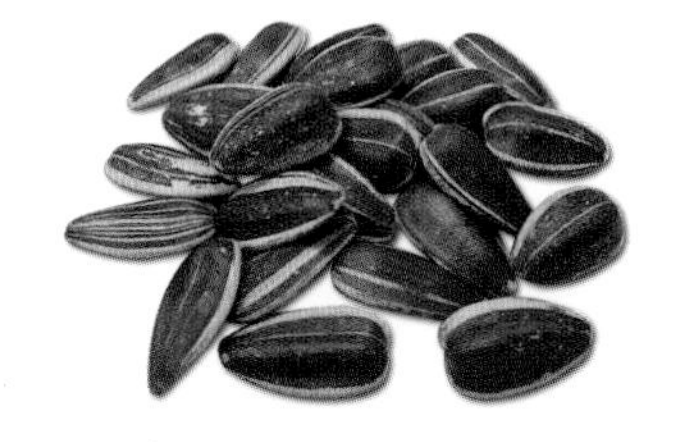

葵瓜子是向日葵的果實

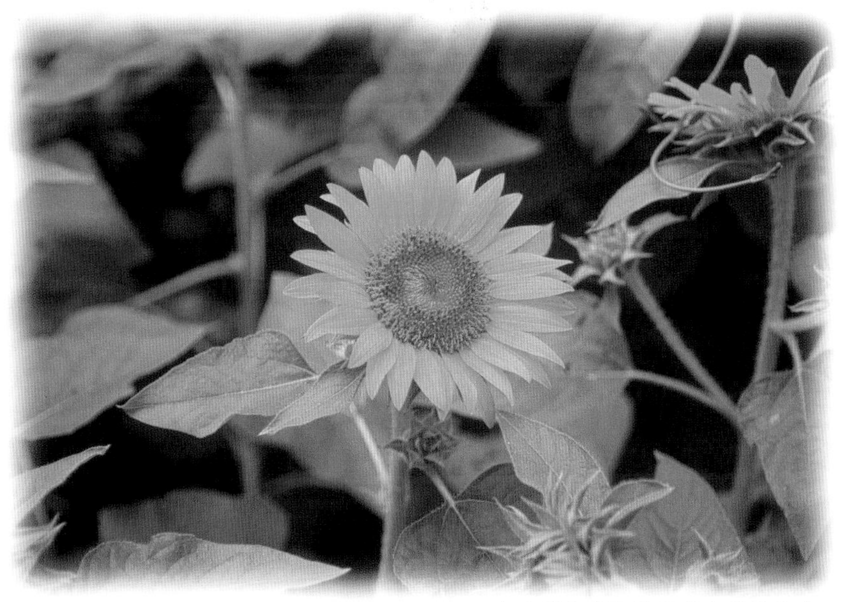

向日葵自古即被視為太陽的化身

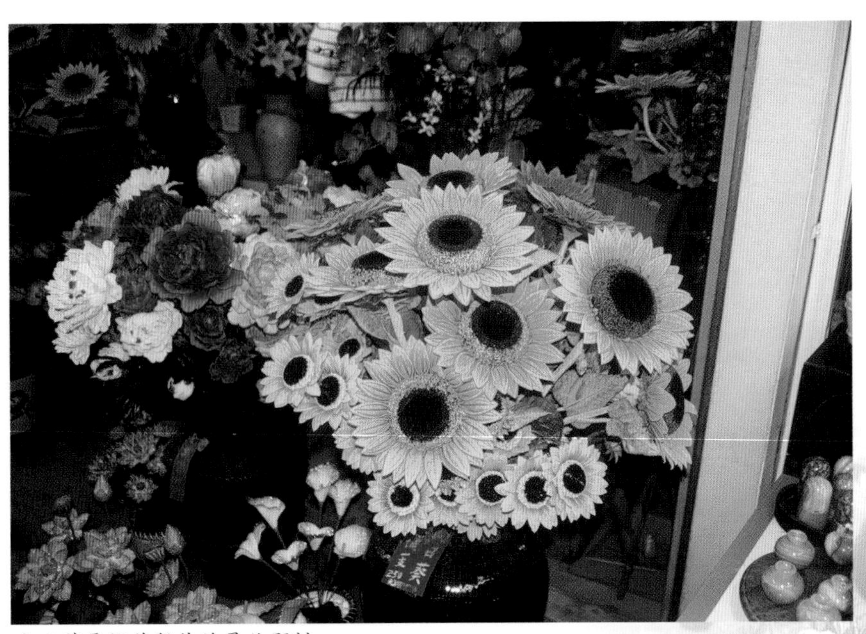

向日葵是假花製作的最佳題材

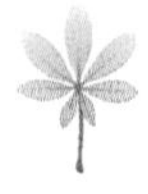
本篇原載於
中華民國九十二年七月一日
中華日報 第十五版

趣談藥用植物

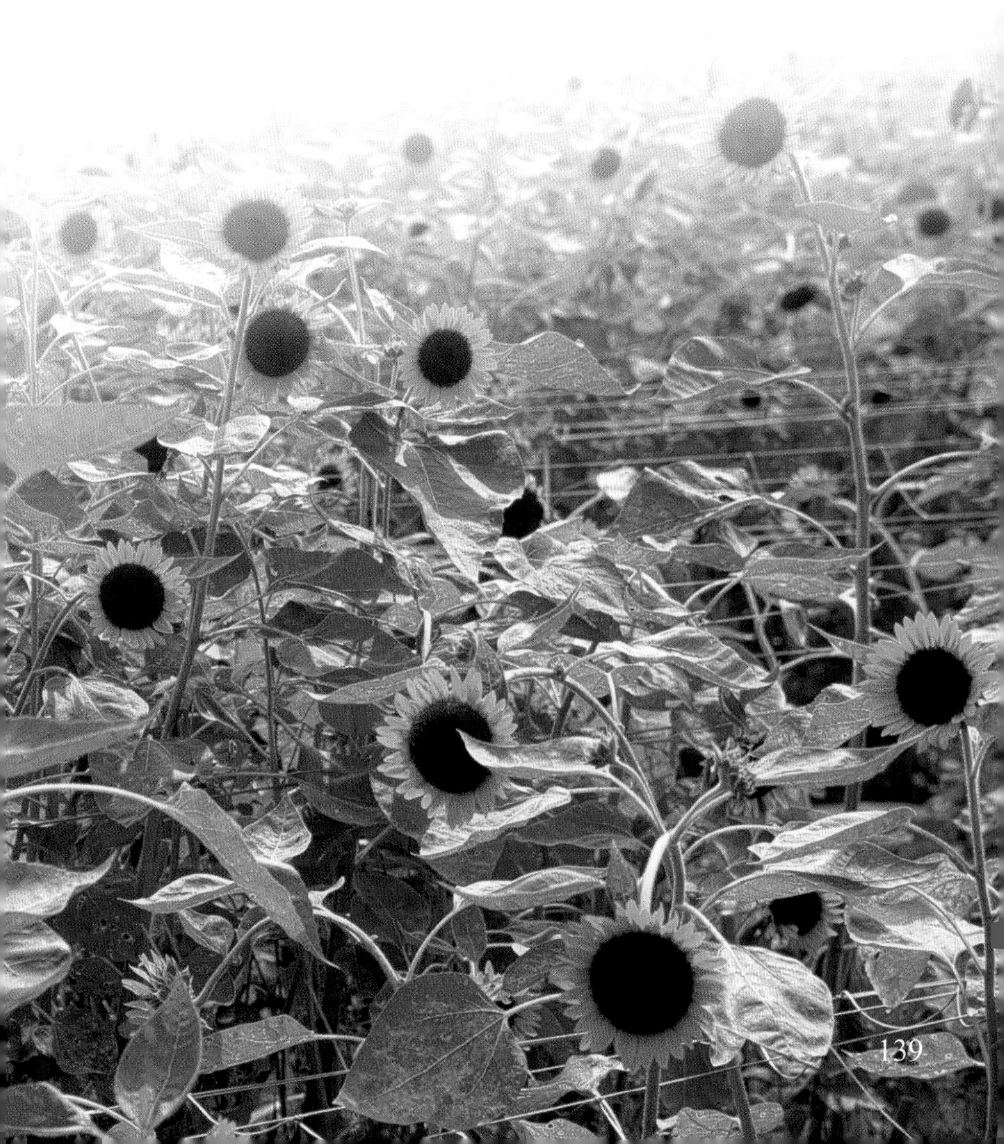

向日葵花田

三白草

Saururus chinensis (Lour.) Baill.

三白草為多年生挺水或沉水草本水生植物，臺灣全境平野至山地池沼邊或潮濕地均可見，目前多為人工栽培，它很容易辨識，因為其莖端花序下的苞葉，常有2~3片變半白，所以得名，其餘如三葉白、片白草、白葉蓮等別名也是由此而來，而又因其水生的特性，所以又得水荖草、水木通、過塘蓮、水九節蓮等別稱，很適合種植供觀賞用。

其入藥時全年可採，地上部有清熱、利濕、消腫、解毒之效，可治尿道感染、腎炎水腫、婦女白帶、腳氣、黃疸、淋濁、癰腫、疔毒等。根莖有利水、清熱、解毒之效，治腳氣、淋濁、帶下、癰腫、疥癬等。葉外用可敷疔瘡癰腫、皮膚濕疹等，福建地區即流傳以三白草鮮葉1握，搗爛敷患處，日換2次，以治疔瘡炎腫，或用鮮三白草根及豆腐適量，水煎服，殘渣則搗爛來敷治乳癰；江西民間多採三白草根同米泔水(淘米水)煎服，來治療熱淋；至於在臺灣民

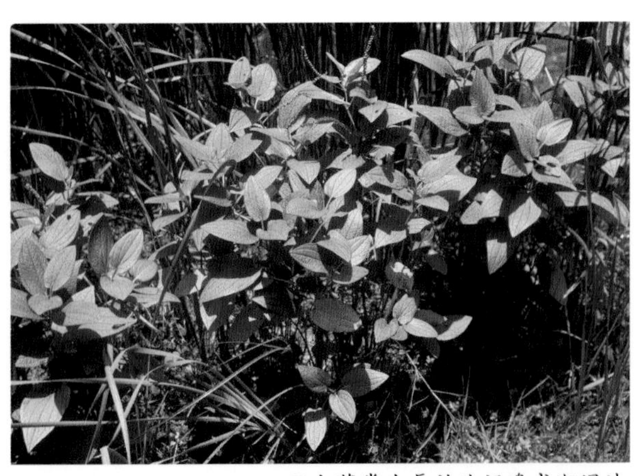

三白草常生長於池沼邊或潮濕地

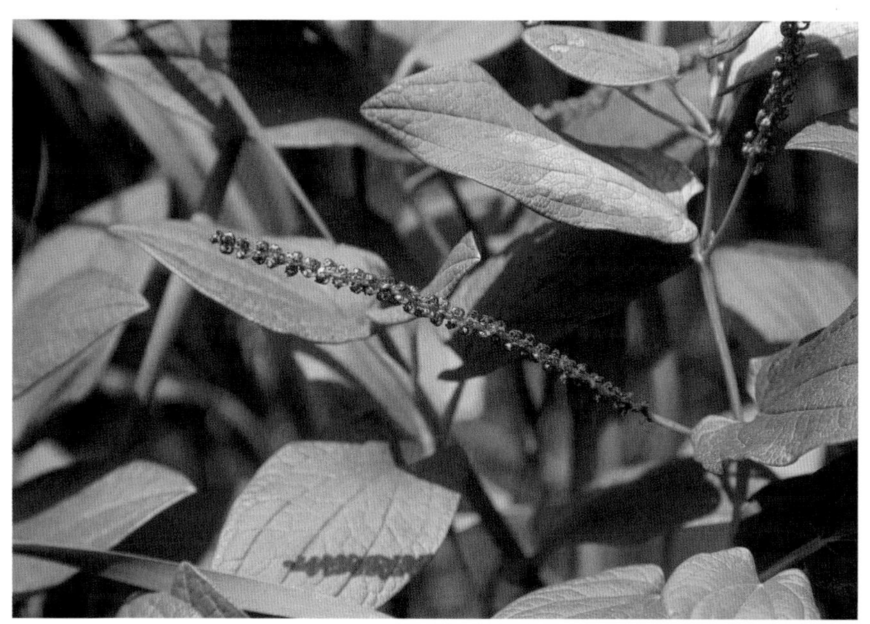

三白草的果穗

間，則有取三白草根或葉水煎服來治肝炎、退肺火的記載。

較特別的是，臺灣新竹一帶的原住民多取三白草的根莖煎服，並將其搗碎後敷於手指頭上，以布包紮，認為這樣可以治療瘧疾，供您作為參考。

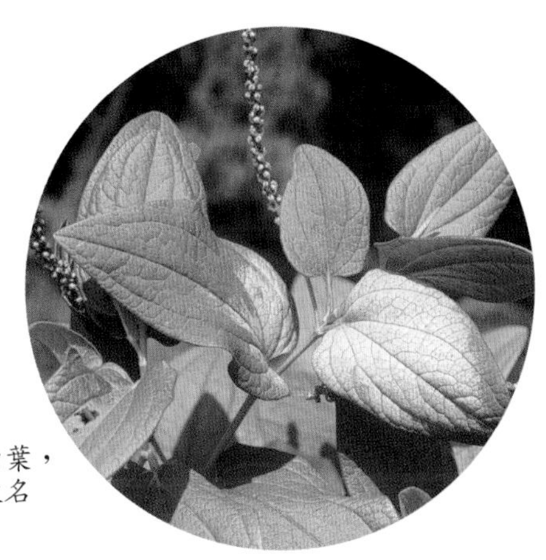

三白草因莖端花序下的葉，常有2～3片變半白，故名

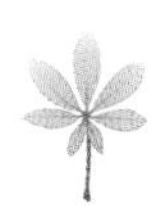

本篇原載於 中華民國九十二年七月八日 中華日報 第十五版

在野外植物中，大家常常容易將苦麻賽葵與金午時花、賜米草等錦葵科植物相混淆，但若您仔細觀察苦麻賽葵的外形，將可發現其葉面的葉脈處凹陷特別明顯，整個葉面看起來很具立體感，這也是我們在野外辨識它的重要特徵之一。

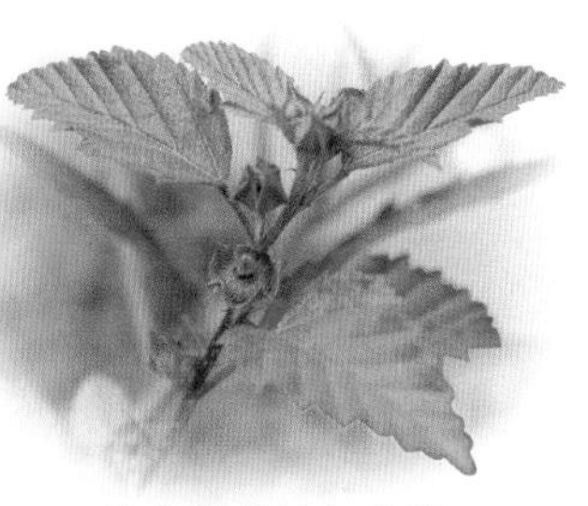
苦麻賽葵的初生果

苦麻賽葵這名字有趣之處在於有人稱它為「苦麻」，也有人稱它為「賽葵」，所以，「苦麻賽葵」看似一名詞，卻又是兩個名字之組合。在臺灣，它的花期幾乎全年，且隨處可見，由於其花呈黃色，民間給予其諸多相關俗名，如：黃花草、黃花棉、大葉黃花猛、黃花如意、黃花虱麻頭等，而藥用可採全草，內服能清熱解毒、利濕消腫，治濕熱瀉痢、肺熱咳嗽、

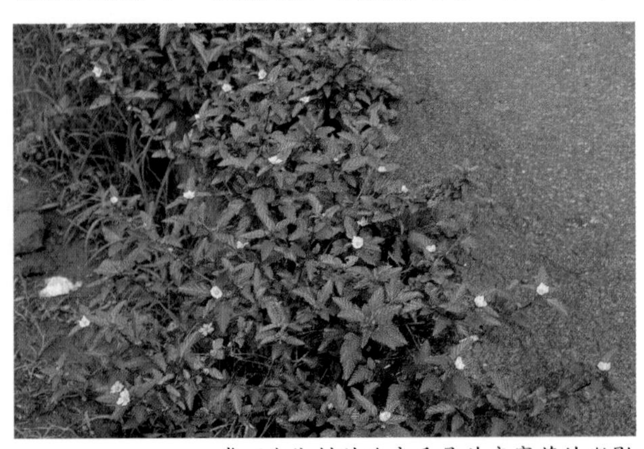
常可在鄉村的路旁看見苦麻賽葵的蹤影

黃疸、咽喉腫痛、癰腫瘡毒、痔瘡、跌打損傷等。

但在民間實踐驗方中，也常見單獨以根入藥者，如治風濕性關節炎，可取根1兩，加適量豬蹄或豬尾骨，水燉服；治前列腺炎，取新鮮的根2兩，水煎或燉豆腐服；治內痔發炎，則取根1兩、紅花3錢、豬大腸適量，水燉服。另外，可取鮮葉搗爛外敷，以治瘡癤腫毒為主，若將其枝葉與臭川芎〔即藜科(Chenopodiaceae)的臭杏(*Chenopodium ambrosioides* L.)，多全草入藥〕合用，煎水洗，對皮膚癢則具殊效。

苦麻賽葵成熟的果實

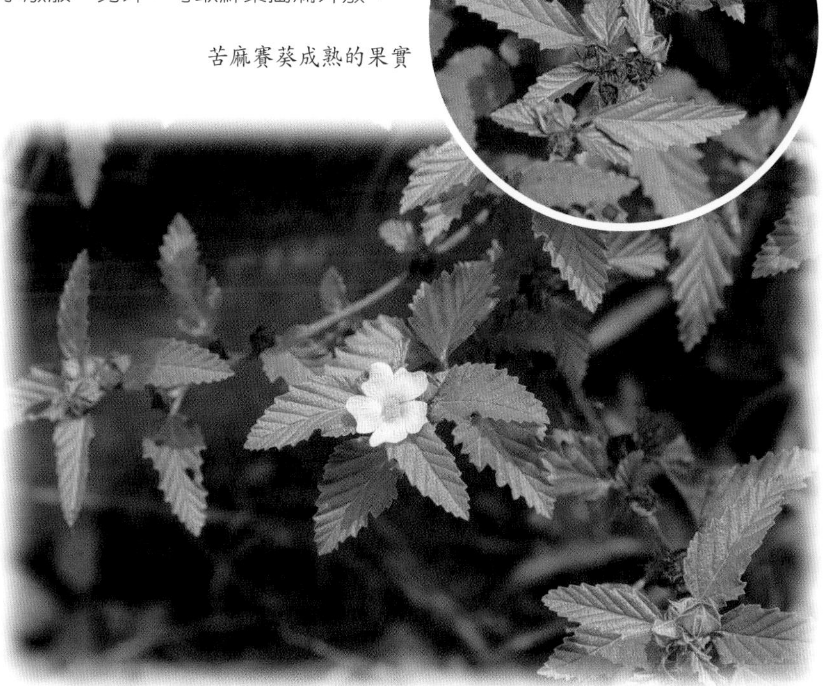

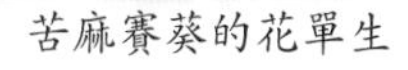

苦麻賽葵的花單生

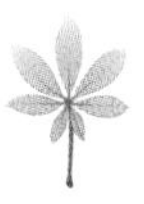

本篇原載於 中華民國九十二年七月十五日 中華日報 第十五版

Hibiscus syriacus L.

木槿

Malvaceae 錦葵科

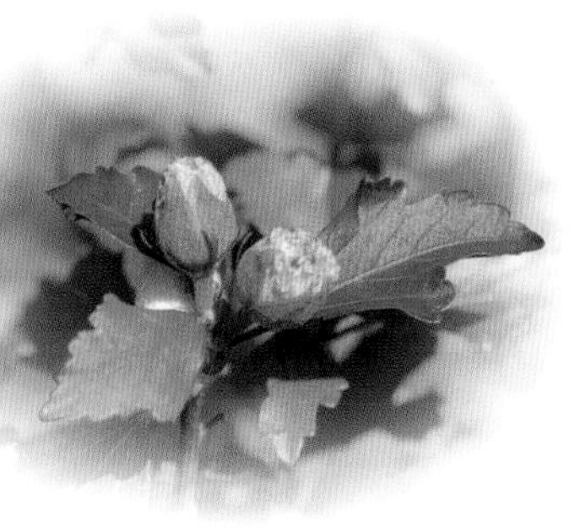
重辦白花木槿的花蕾

在鄉間成長的人們，大概對木槿都不會陌生，它是常見作為籬笆樹的小灌木，開著白色、紫紅色或淡紫色的花朵，有單辦及重瓣的品種，俗稱為「水錦花」或「木錦花」，長輩們有時會摘取它的花朵來泡茶，據說有幫助睡眠的功能。

木槿花的開謝方式十分奇特，每朵花僅有一天的壽命，《本草綱目》記載：「此花朝開暮落，故名日及，日槿，日蕣，猶僅榮一瞬之義」，所以木槿又被稱為「朝開暮落花」，但因為其花朵開了又謝，謝了又開，彷彿永遠有開不完的花朵，加上由春季至秋季長達半年的花期，象徵著旺盛的生命力，因此又得「無

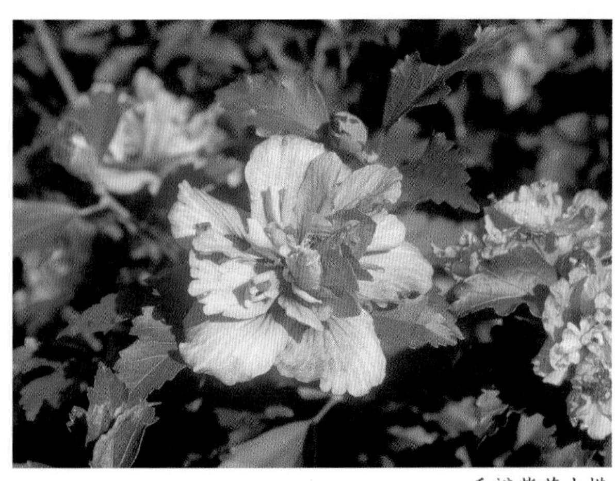
重瓣紫花木槿

窮花」之美名，更被同樣具有強韌民族性的韓國人選為國花，視為民族的驕傲。

其根稱「木槿根」，有清熱解毒、消腫利濕、止咳平喘之效，能治肺炎咳嗽、腸風下血、赤白帶、癰瘡、水腫等。根皮或幹皮稱「木槿皮」，藥效與根相近。葉有解熱、消腫毒之效，能治痢疾、疔瘡癤腫。花則能清熱涼血、消腫解毒，治吐血、便血、腹痛、痔瘡出血、皮膚病及燒燙傷等。果實則能清肺化痰，治療偏正頭痛、肺熱咳喘等。

木槿花也是新興的食用花卉之一，可涼拌、炒食、酥炸、煮湯，不但味道清香，且滑嫩可口，極適合在夏天食用。或者天熱胃口不佳時，您也可以為家人準備一道槿花沙拉來開開胃呢！

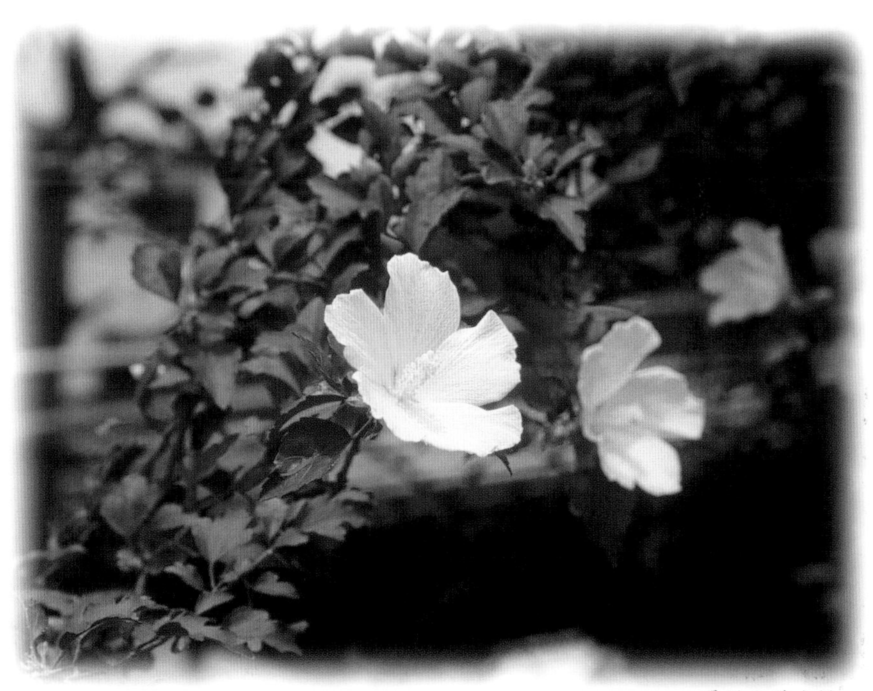

單瓣白花木槿

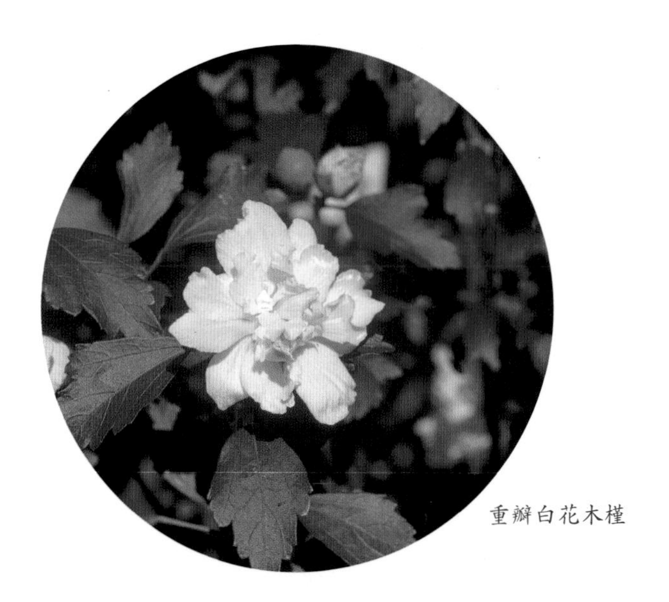
重瓣白花木槿

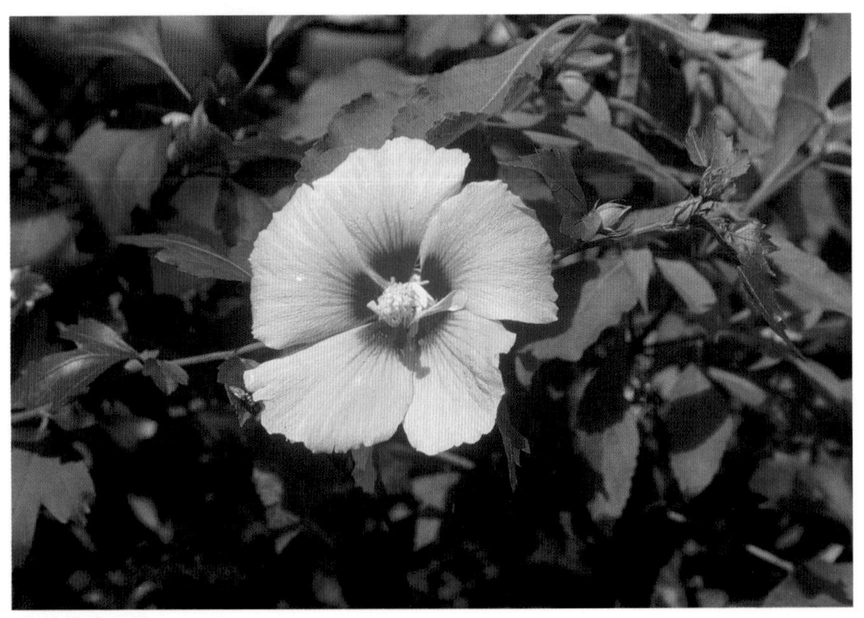
單瓣紫花木槿

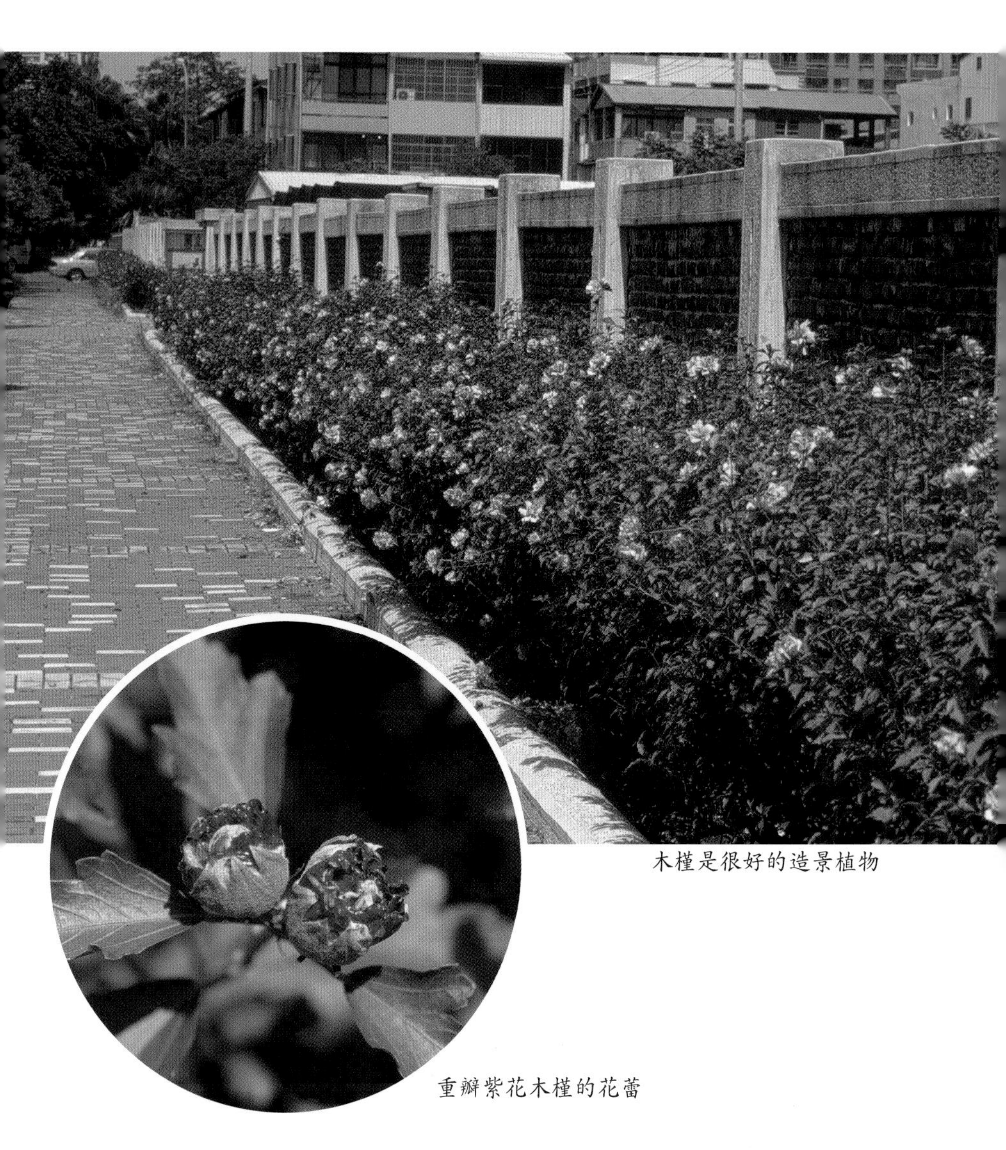

木槿是很好的造景植物

重瓣紫花木槿的花蕾

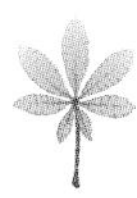

本篇原載於 中華民國九十二年七月二十二日 中華日報 第十五版

Prunus persica (L.) Batsch.

桃

「桃子」這種水果，人人都愛吃，傳說中西王母的蟠桃每隔六千年才結一次果，所以中國人又把桃子稱為「壽桃」，視其為長壽的象徵，而花開時千朵爭芳的桃花也頗得垂青，有人認為這代表了「一本萬利」，當愛情降臨時，也以行「桃花運」來形容，跟桃有關的傳奇更是多得說不完呢！

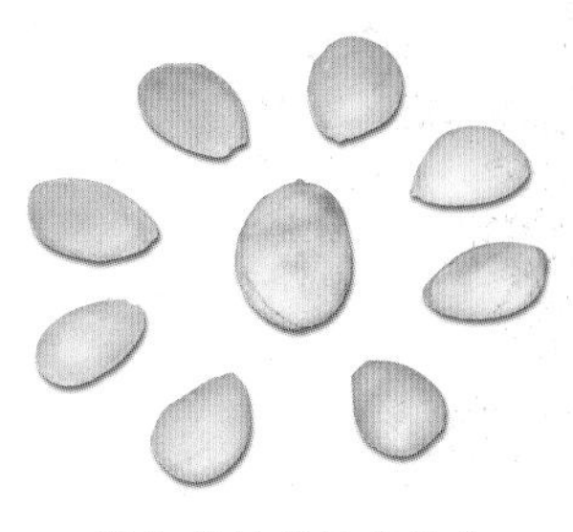

桃仁藥材常見去種皮

不過，可別忽略了桃的藥用價值，它幾乎全身上下都具有藥效，如種子稱「桃仁」，是非常重要的活血化瘀藥，有破血行瘀、潤燥滑腸的功效，能治經閉、癥瘕、熱病蓄血、瘧疾、跌打損傷、瘀血腫痛、血燥便秘等。根稱「桃根」，在臺灣青草藥舖是常見的藥

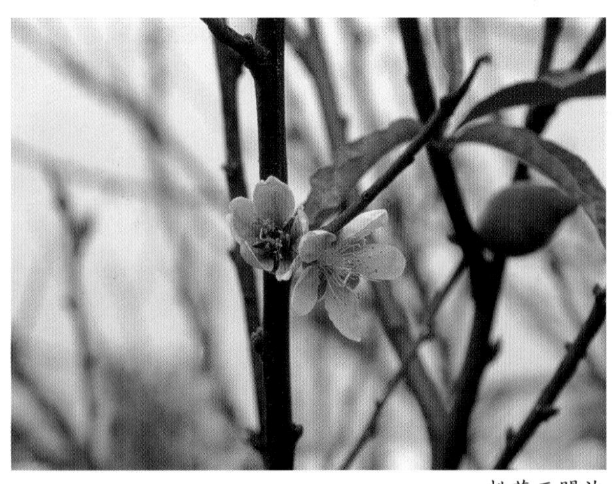

桃花正開放

材，民間常用於治療黃疸、吐血、衄血、經閉等，煎水外洗可治療癰疽腫毒、痔瘡等。嫩枝能辟疫癘，治心腹痛。桃花則有利水、活血、通便的功能，能治水腫腳氣、痰飲積滯等。現代藥理研究更發現桃葉有抗瘧、治陰道滴蟲、殺滅孑孓等作用，外洗還可治蕁麻疹、濕疹等。

大家可能不知道，在老祖先還沒有開始貼春聯之前，民間都是懸掛桃木製成，且上面刻有「神荼」、「鬱壘」字樣的「桃符」來避邪的。傳說中神荼和鬱壘兩兄弟是桃樹林的守護者，也是妖魔鬼怪的剋星，「桃符」就是為了紀念他們而產生的避邪物，只是後來這樣的風俗漸漸為張貼春聯所取代，也就慢慢的失傳了。

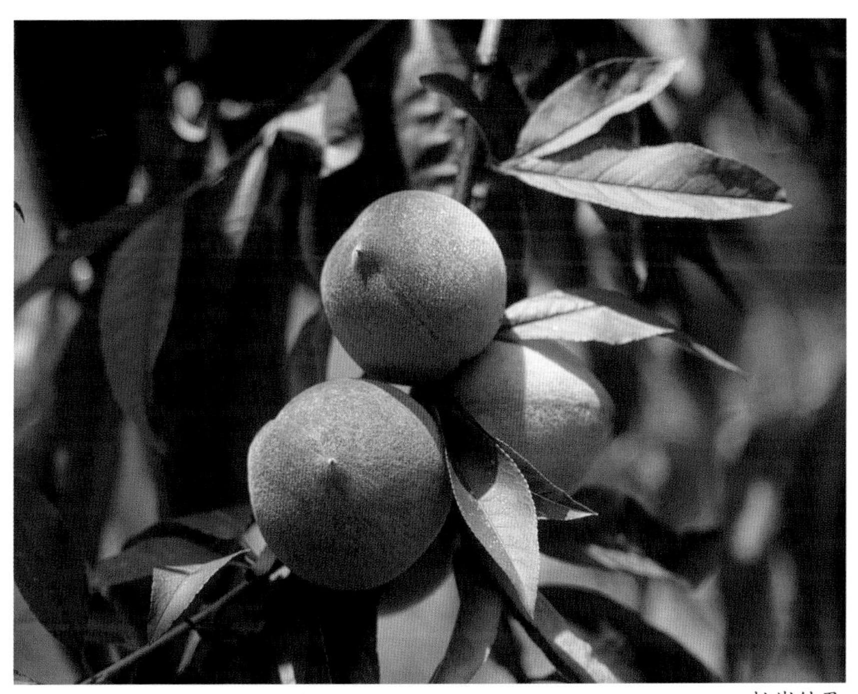

桃樹結果

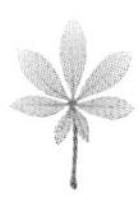

本篇原載於 中華民國九十二年七月二十九日 中華日報 第十五版

Centipeda minima (L.) A. Br. & Asch.

鵝不食草

Compositae 菊科

圖中這棵小巧但毫不起眼的植物有個有趣的名字，叫「鵝不食草」，也叫做「石胡荽」，《本草綱目》中的記載為它解釋了名稱的由來：「生石縫及陰濕處，小草也。高二、三寸，冬月生苗，細莖小葉，形狀宛如嫩胡荽，其氣辛燻不堪食，鵝亦不食之。」校園中或路旁就常可見到，不過因為它個頭小，可能要仔細的找找。

鵝不食草在臨床上是很常用的祛風、散寒、通竅藥，能治療感冒、哮喘、喉痺、百日咳、瘧疾、痢疾、鼻淵、疥癬、風濕疼痛、跌打等，其中又以應用於眼、鼻病為最多，例如在過敏性鼻炎、慢性鼻炎、鼻瘜肉或是鼻竇炎的治療上，除了使用辛夷、蒼耳子等中藥之外，鵝不食草也是重要組成之一。亦可搭配外治法，將鵝不食草研末吸入鼻腔，或用棉花沾粉後塞鼻，對於傷風、鼻塞、目翳、目赤腫痛等都有很好的效果，大陸目前也有鵝不食草製成的噴鼻劑或滴眼劑，使用上亦較為方便。

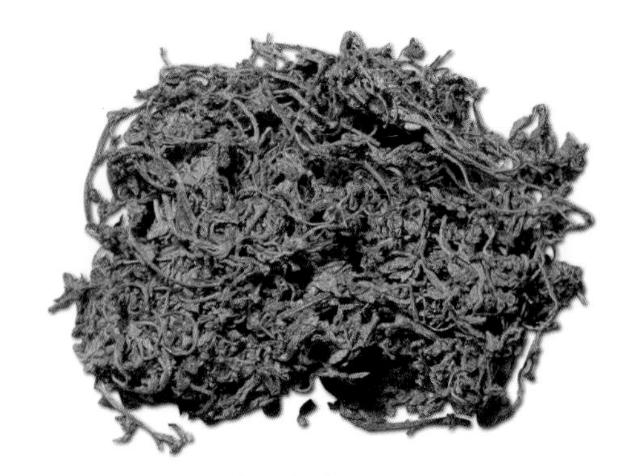

鵝不食草藥材

鵝不食草入藥時一般是在開花後採收全草使用，而由於植物本身含有多種萜類、醇類及揮發油，因此藥材帶有香氣，久聞有刺激性，所以品質佳的藥材應該是帶有花序，以及聞起來容易打噴嚏的，如果有機會看到它，不妨用鼻子好好體驗一下，就不難了解古醫家為何稱其為「利九竅，通鼻氣之藥」了！

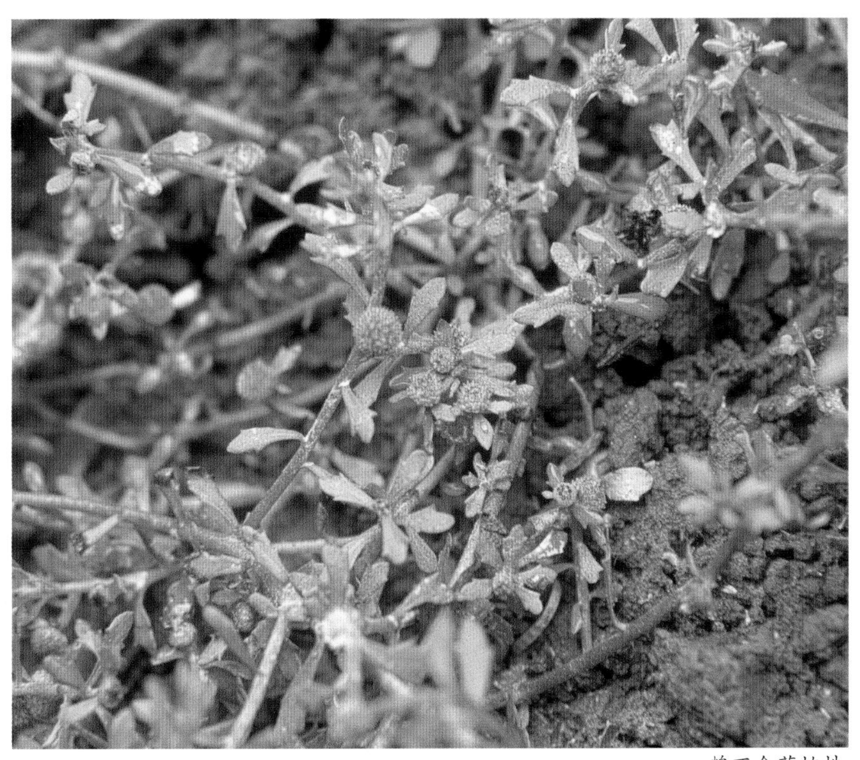

鵝不食草植株

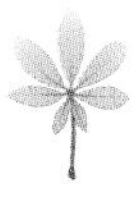

本篇原載於 中華民國九十二年八月五日 中華日報 第十五版

臺灣馬醉木

Pieris taiwanensis Hayata

臺灣馬醉木通常生長在中央山脈海拔約2000~3300公尺高度的向陽空地、草原或灌木叢中，開花時成串的鐘狀小花熱熱鬧鬧的佈滿枝條，看起來就像無數的迷你茶壺，非常可愛，因此也受到園藝栽培者的注意，將其培植成盆栽以供觀賞，而開花的莖葉自然也成了優良的花材呢！

不過，頂著「臺灣馬醉木」這樣一個名字，自然是要提醒人們，這美麗的植物並不好惹，它全株都有劇毒，連馬兒誤食之後都會昏睡，人類自然不可輕易嘗試。其主要的藥理作用為麻醉、鎮靜、止痛，原住民用其治療風濕關節痛、筋骨酸痛、頭暈等。若取莖葉煎汁，則可外洗疥癬和毒瘡，也能殺滅蠅、蛆及牛、馬的皮膚寄生蟲。但因有效劑量與中毒劑量實在不易拿捏，一般不建議使用，曾有人類或家畜誤食後出現昏迷、呼吸困難、運動失調，甚至全身抽搐等症狀的報導。

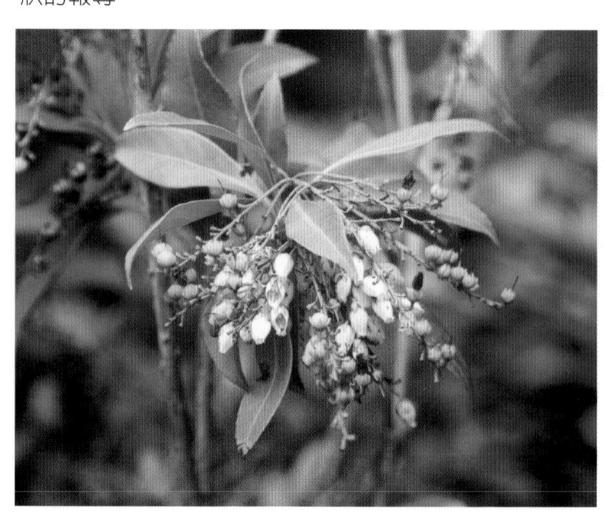

臺灣馬醉木與另一同屬近親植物「馬醉木」(*P. japonica* D. Don.)功效、毒性相近，莖葉煮汁後均可作為農作物害蟲的殺蟲藥，不過因其毒性甚強，益蟲與害蟲會同時被殺死，所以只有在蟲害非常嚴重，不得已的情況下才會選用。

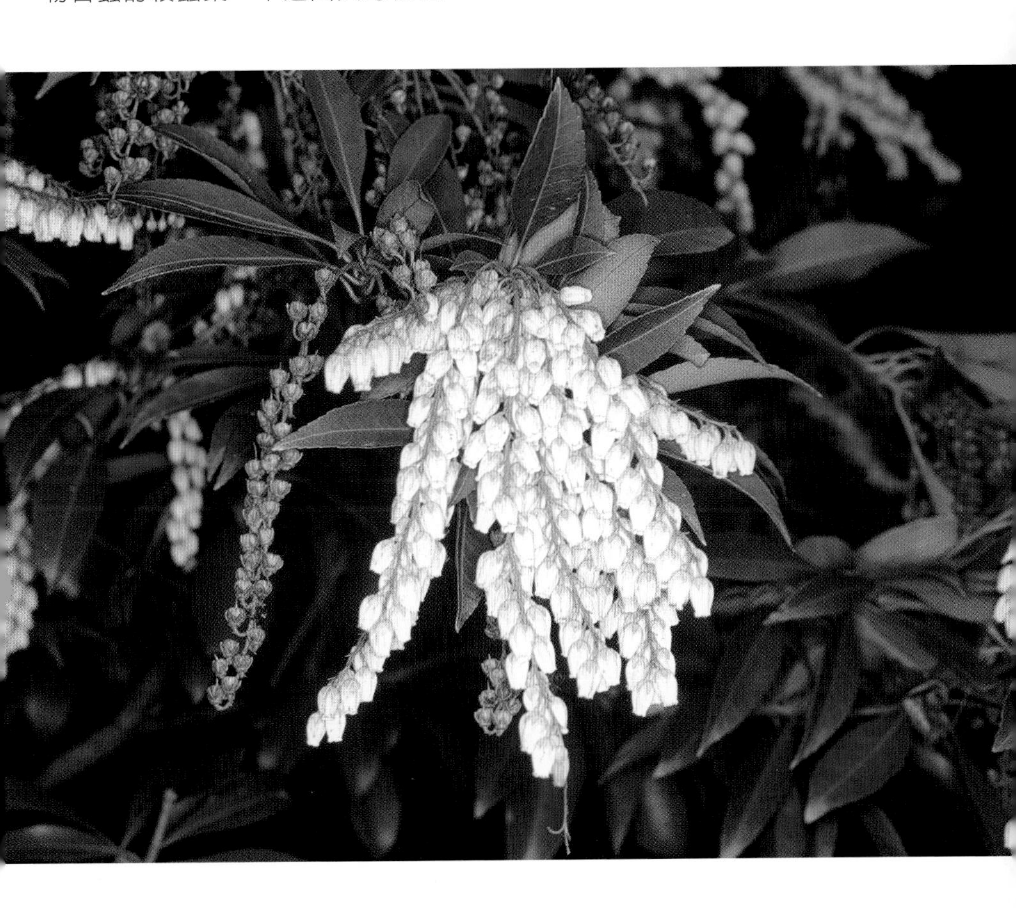

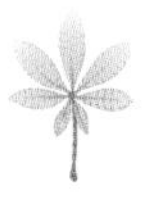

本篇原載於 中華民國九十二年八月十二日 中華日報 第十五版

我們常常形容浪跡天涯的人為「無根的浮萍」，這其實是因為對浮萍的觀察不夠入微所致，因為如果您伸手去把浮萍撈起來仔細瞧瞧，就會發現它紫色的背面中央長了許多纖維根，只不過這些根並沒有固著植株的作用罷了！

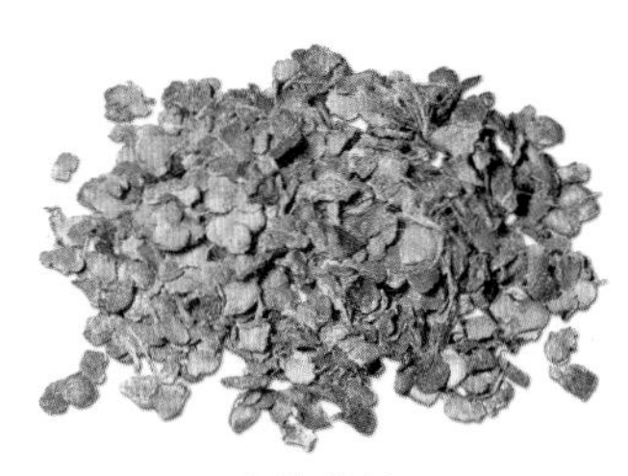

浮萍藥材

浮萍的藥材來源有紫背浮萍(或稱紫萍，背面2～4條根)和青萍(*Lemna aequinoctialis* Welwitsch，植株較小，背面只有1條根)兩種，但入藥時以本文主角「紫背浮萍」為佳。浮萍在臨床上是優良的發汗解表藥，古醫家更認為浮萍的發汗能力優於麻黃，全草有袪風、行水、清熱、解毒、止癢之效，能治療時行熱病、風熱癮疹、斑疹不透、皮膚搔癢、目赤翳膜、吐

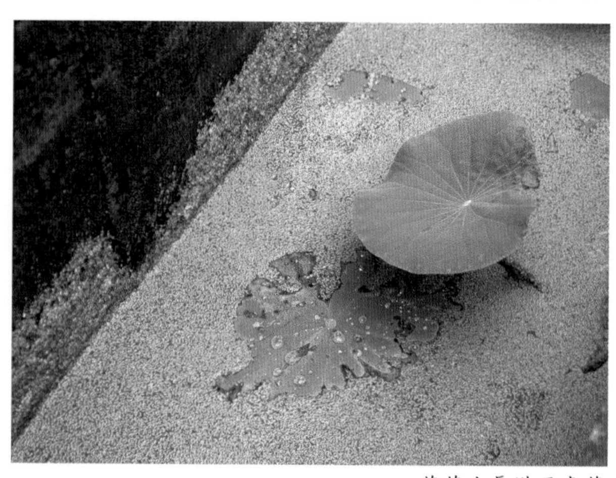

荷花池長滿了青萍

血衄血、癃閉、水腫、瘡癬、丹毒、火燙傷等，藥理研究並發現其具有強心、殺菌、解熱等作用。由於浮萍繁衍能力強，藥材取得容易，因此民間對它的使用也十分廣泛，例如用其沐浴全身或煎汁薰洗，可治癘風疹斑塊、蚊蟲咬傷等；搭配牛蒡子或黃芩水煎服，對於皮膚風熱、遍身癮疹、身上虛癢有效；而採集全草乾燥後打粉，內服能治小便不通，外敷則可治粉刺面皰等。

除了藥用之外，浮萍也適合做為家禽飼料或綠肥，更是草食性魚兒最喜歡的食物之一，不過因為浮萍生長能力強，能迅速覆蓋住魚池或水塘表面，造成魚池中的水嚴重缺氧，引起魚因缺氧而窒息死亡，所以若您要投餵浮萍，切忌不能過量，應以魚兒能在1~2小時之內吃完的量較為保險。

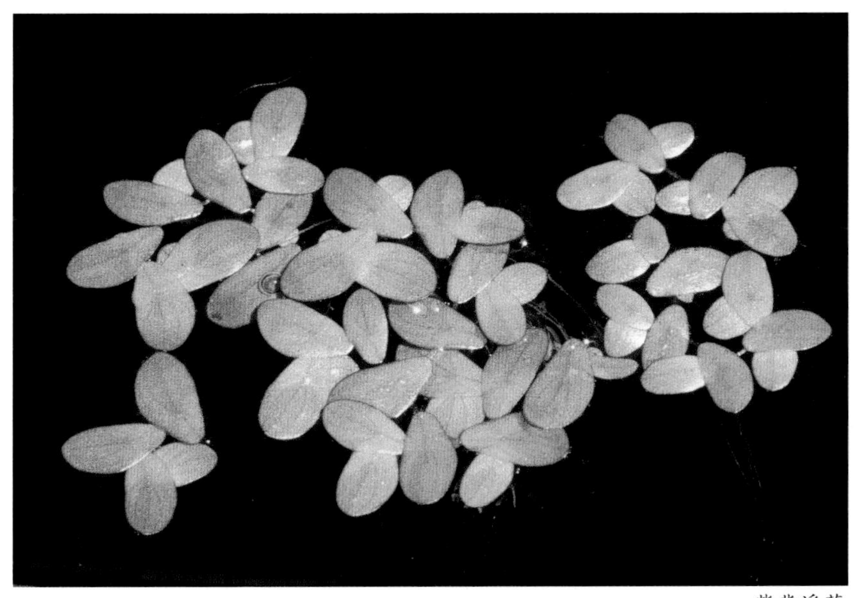

紫背浮萍

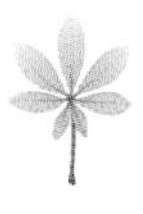

本篇原載於 中華民國九十二年八月十九日 中華日報 第十五版

Millettia pachycarpa Benth. 魚藤

魚藤其實就是臺灣民間所稱的「蕗藤」(臺語發音)，又稱為「毒魚藤」、「臺灣崖豆藤」，早期的居民會採取其莖葉或根莖，揉碎或搗汁後投入河流中來毒魚，當魚兒行動變遲緩或翻肚浮起時就將牠們撈起來食用，這樣的做法如今在少數的原住民部落仍偶爾可見。

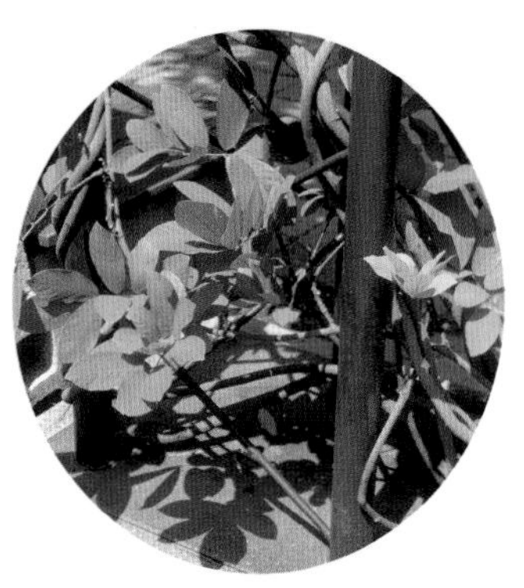

魚藤是攀援的藤本植物

不過，使用魚藤毒魚的方法並不安全，因為魚藤本身為有毒植物，其中所含的毒素「魚藤酮」(Rotenone)對魚類及昆蟲有很強的毒性，雖然藥理研究指出魚藤酮對於哺乳類動物及人類的毒性相對較小，但仍不時有中毒個案的報告，而長期食用經由魚藤所

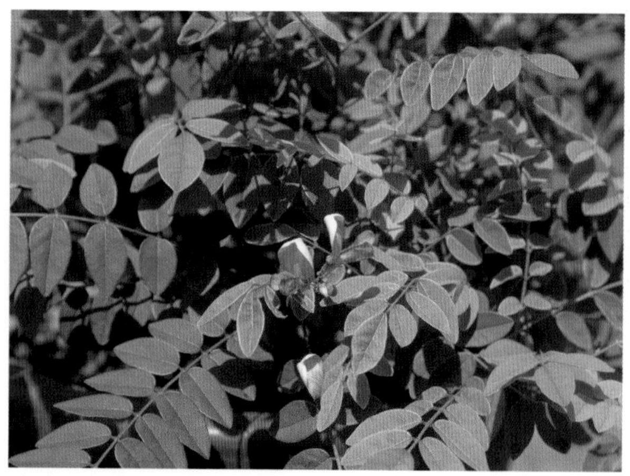

魚藤的同屬近親植物小葉魚藤(*Millettia pulchra* Kurz. var. *microphylla* Dunn)

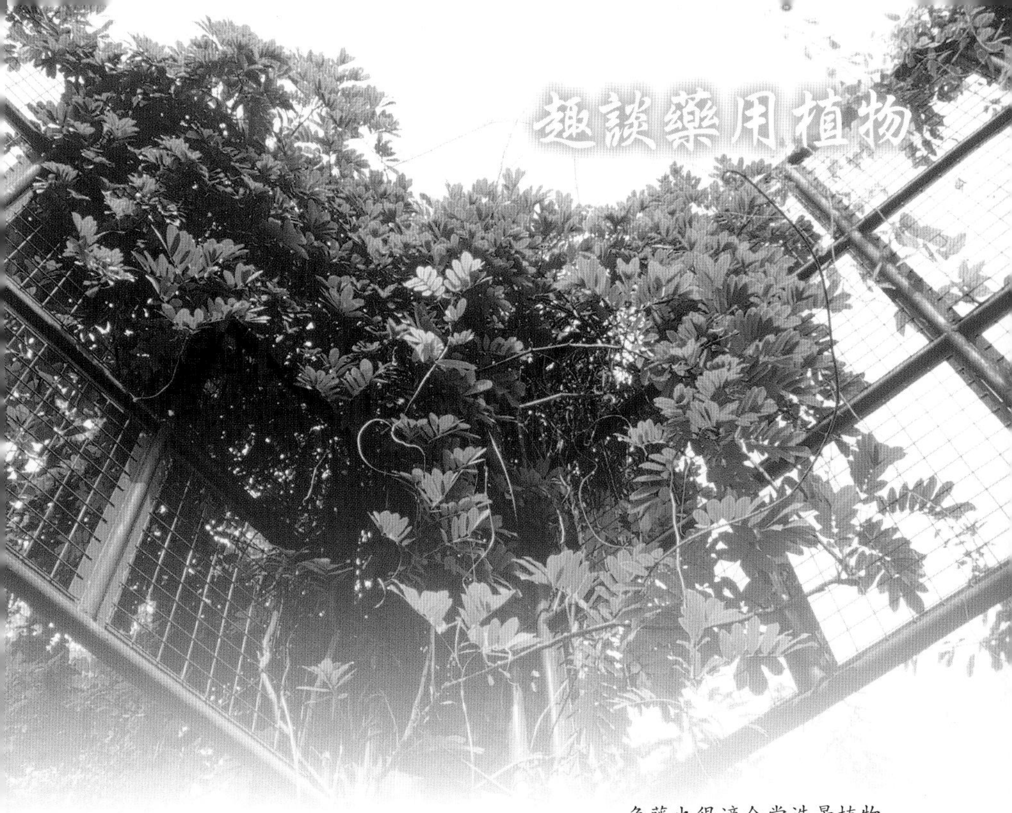

魚藤也很適合當造景植物

毒殺的魚類對人體所造成的影響仍難以評估，因此應盡量避免這種捕魚方式。魚藤所含成分具有強烈的麻醉作用，主要是影響中樞神經系統，人畜誤服時會出現嘔吐、腹痛、眩暈、黏膜乾燥、驚厥等中毒症狀，嚴重時會因呼吸抑制而死亡。因此，魚藤入藥均不內服，而是用其鮮汁液外塗疥瘡、皮癬、毒蟲咬傷等，有不錯的療效。

在昔日農藥製劑尚未發達時，魚藤就已經是製造殺蟲劑的重要來源植物之一，可用於防治蚜蟲、甲蟲、象鼻蟲、葉蚤、小菜蛾、尺蠖、紋白蝶、果實蠅等蔬菜害蟲，不過因為毒性大，目前需經農政單位的審查才可使用。

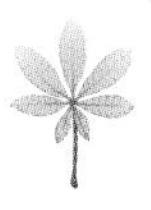

本篇原載於 中華民國九十二年八月二十六日 中華日報 第十五版

Plumbago zeylanica L. 白花藤

白花藤又稱「白花丹」、「白皀藥」、「一見消」等，不過在臺灣民間最常見的名稱還是「烏面馬」或「黑面馬」，有時從它旁邊經過，不小心衣褲上或寵物身上就會粘有白花藤的成熟果實，害得我們回家還要清理一番，不過這樣它也就達到了強迫人畜為它傳播後代的目的了。

採收其根部或粗莖入藥，藥材名即為「烏面馬」，為跌打要藥，也可用於調經，此外還有袪風、散瘀、解毒之效，能治風濕關節痛、血瘀經閉等。葉片或根部搗爛外敷可治腫毒惡瘡、疥癬、瘰癧、毒蛇咬傷、跌打損傷等，但因其汁液所含之磯松素(Plumbagin)會引起皮膚紅腫、脫皮、潰爛現象，故外敷時間不宜久，一般都在半小時內迅速除去，以避免局部起泡。至於「烏面馬」這個名字的由來，雖無明確的文獻釋名，但根據《采藥錄》的記載，由於其汁液對皮膚的刺激作用，皮膚嫩弱的人一但貼敷過久，就會呈現黑

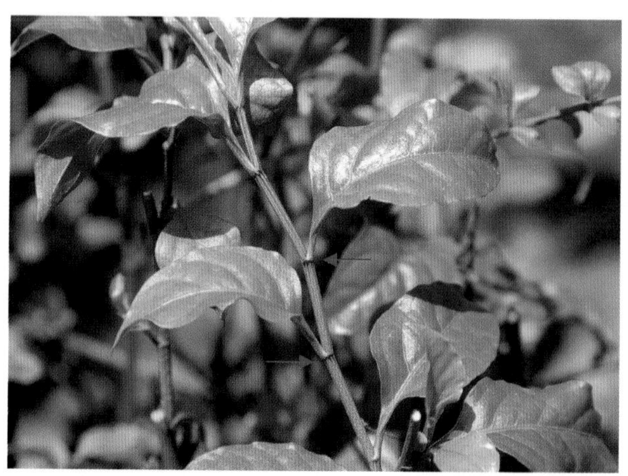

白花藤的莖節(箭頭處)帶紫紅色，爲辨識時的重要特徵

瘀色，而昔日臺灣鄉間無賴之徒，往往在鬥狠之後故意敷此藥來染黑皮膚，以誣害對手，推測白花藤可能因上述原因而被稱為「烏面馬」吧！

除了藥用之外，白花藤與同科的藍雪花一樣，都是角紋小灰蝶幼蟲的寄主植物，常可見到成蝶在植物的附近活動，因為它們不但是幼蟲的食草，其花蜜也是成蝶主要的食物來源，如果您有空到陽明山的芝山岩走走，或許就能在白花藤的附近欣賞到角紋小灰蝶的身影呢！

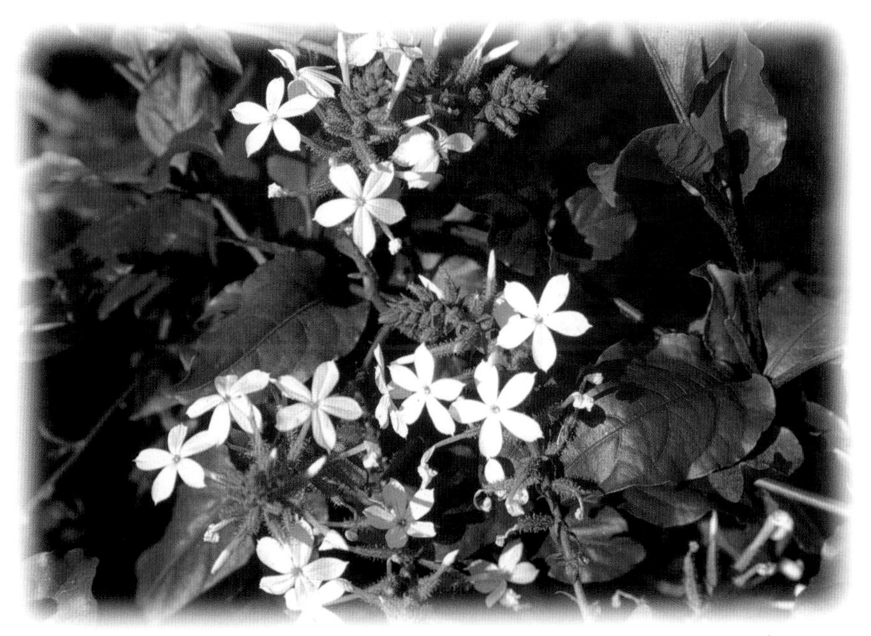

臺灣民間俗稱白花藤爲「烏面馬」

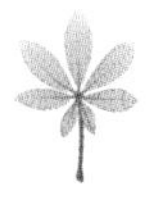

本篇原載於 中華民國九十二年九月二日 中華日報 第十五版

Nandian domestica Thunb.

南天竹

Berberidaceae 小蘗科

大家一定在美麗的中式或日式庭園中見過這種挺秀的小灌木，其枝幹挺拔如竹，羽葉開展而秀麗，到了夏季，白色的小花熱熱鬧鬧的開在枝頭上，使人忘卻了夏日酷暑；而秋冬時節，葉片轉為紫紅色，加上紅果纍纍，更是鮮麗奪目。古籍《竹譜詳錄》亦將其收載，形容其「木身上生小枝，葉葉相對而頗類竹。……」說明南天竹並非竹子，只是挺立的枝幹讓人有如此聯想罷了。

南天竹全株皆有毒，其中果實所含的南天竹鹼、南丁寧鹼對溫血動物有麻醉、引發痙攣、降低血壓、抑制心臟、引發心臟麻痺等作用。但在適當的劑量使用下，全株亦可入藥。果實稱「南天竹子」，有斂肺、止咳、清肝、明目等功能，治久咳、氣喘、痢疾、瘧疾、下疳潰爛、陰萎等。根部有祛風、清熱、除濕、化痰之效，可治風熱頭痛、肺熱咳嗽、濕熱黃疸、風濕痺痛、瘡瘍、瘰癧等。莖枝能鎮咳止喘、興奮強

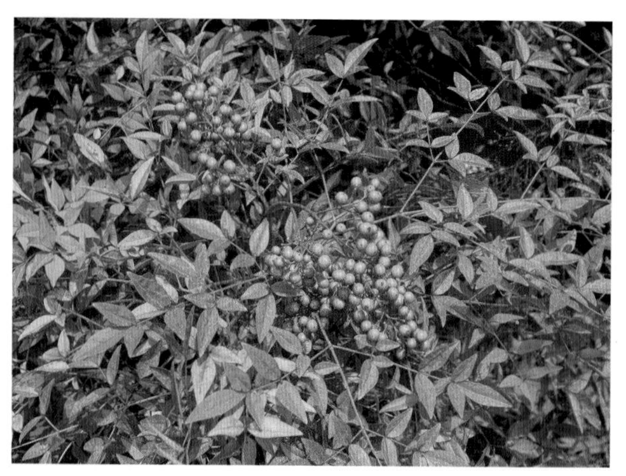

結果的南天竹

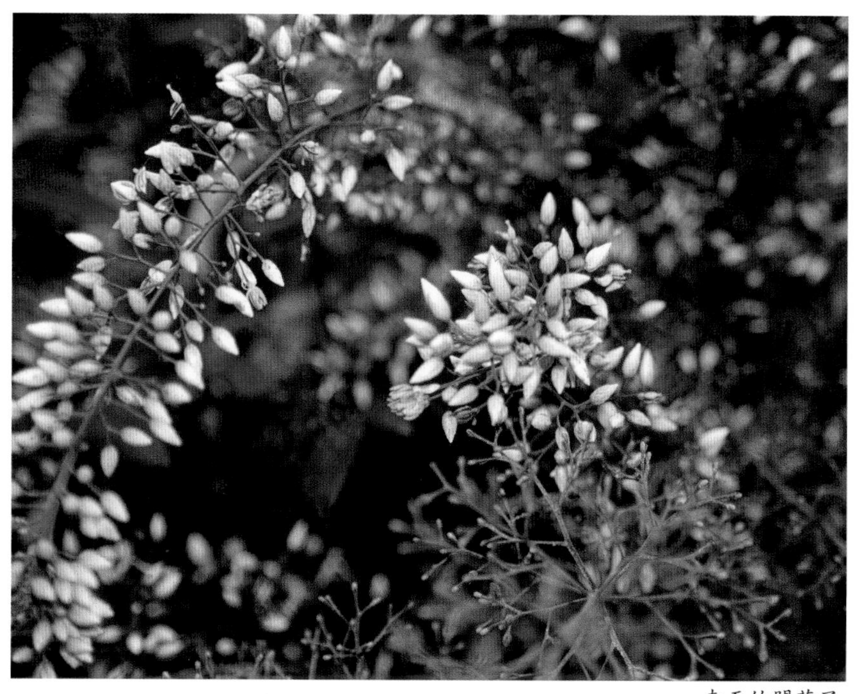
南天竹開花了

壯。葉則可治療感冒、百日咳、目赤腫痛、血尿等。

至於栽培要點方面，南天竹通常以播種或分株繁殖為主，也可扦插繁殖，但因其性喜溫暖濕潤和通風、半陰環境，怕日光直射，所以需用肥沃、濕潤和排水良好的砂壤土栽培，但在花期勿澆過多水，以免引起落花。在園林中可與山石、流水作搭配造景，相信一年四季都能讓您感受到不同的雅緻風情。

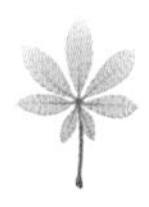
本篇原載於 中華民國九十二年九月九日 中華日報 第十五版

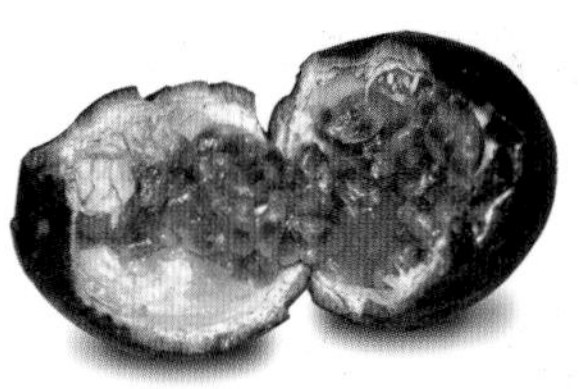
西番蓮的種子很多

「西番蓮」其實就是大家耳熟能詳的「百香果」，這個名字是來自於其英文名「Passion fruit」的譯音，也有人就直接翻譯為「熱情果」，又因其長相似雞蛋，果汁顏色似蛋黃一般而被稱為「雞蛋果」，是世界上已知最芳香的水果之一，有「果汁之王」的美譽，嚐起來酸甜可口，風味濃郁，香氣怡人，在世界各國都是頗受歡迎且大力推廣種植的水果。

西番蓮果實營養價值極高，含有多量葡萄糖、果糖、蔗糖、胺基酸、粗纖維等，還含有多種維生素和礦物質，如：維生素A、B、C以及鈣、磷、鐵、鈉、鎂、鋅等，有助消化、除油膩、解酒等功效，世界許多國家甚至把西番蓮果汁作為海員和礦工的保健飲料。現代中醫則認為其具有生津止渴、清心除煩、清

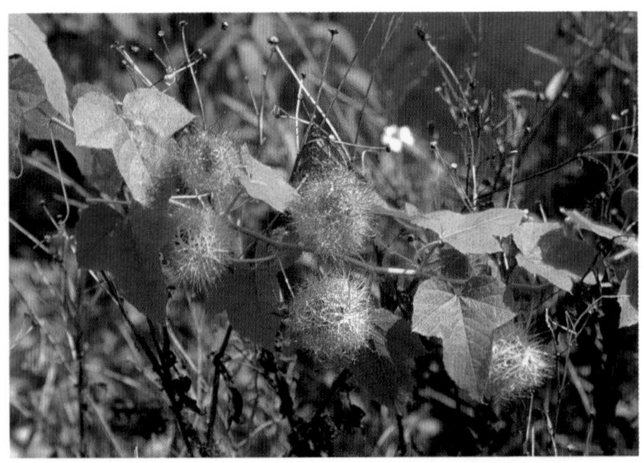
結果的毛西番蓮〔*P. foetida* L. var. *hispida* (DC. *ex* Triana & Planch.) Killip〕

腸開胃、安神補虛、潤燥通便之效。在臺灣民間則採其根部，曬乾後入藥使用，以治療關節炎、骨膜炎等。

除了作為水果食用外，西番蓮的應用範圍甚廣，提取的果汁可作果凍、糕點、餡餅、霜淇淋等食品的添加劑，種子可提取食用油，紫色果殼可提煉果膠，還可分離出天然紫色素，剩下的果渣還能作飼料原料，算得上是高經濟價值的農作物。此外，如果有機會在野外觀察到開花結果的西番蓮，可別忘了好好欣賞它形如精巧小時鐘一般的獨特花朵，這也就是日本人稱它為「時計果」的原因呢！

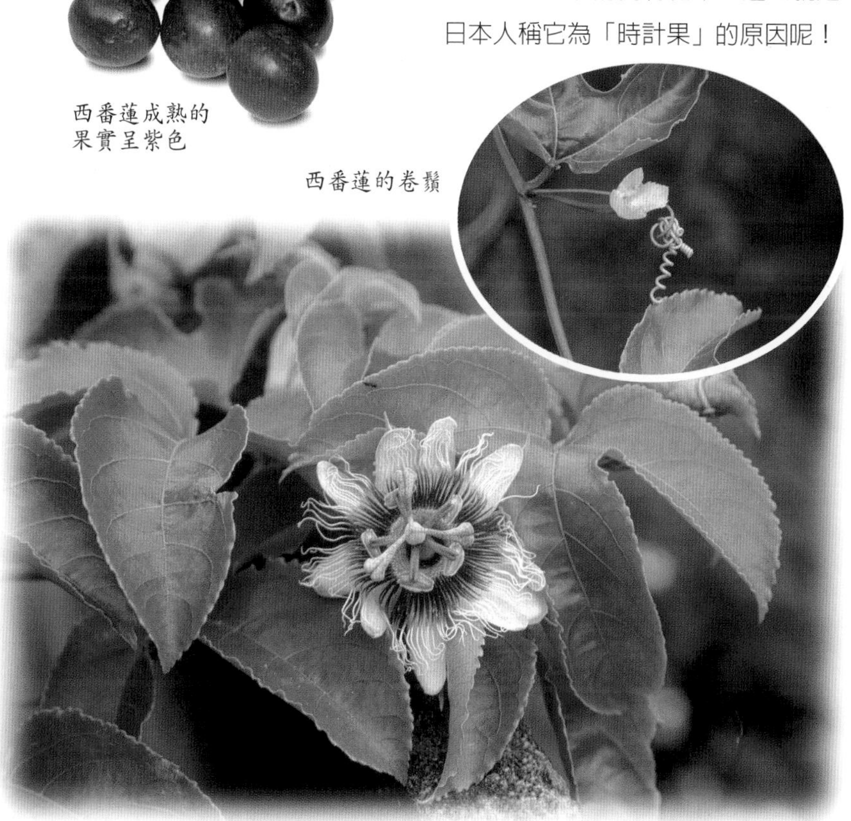

西番蓮成熟的果實呈紫色

西番蓮的卷鬚

西番蓮的花

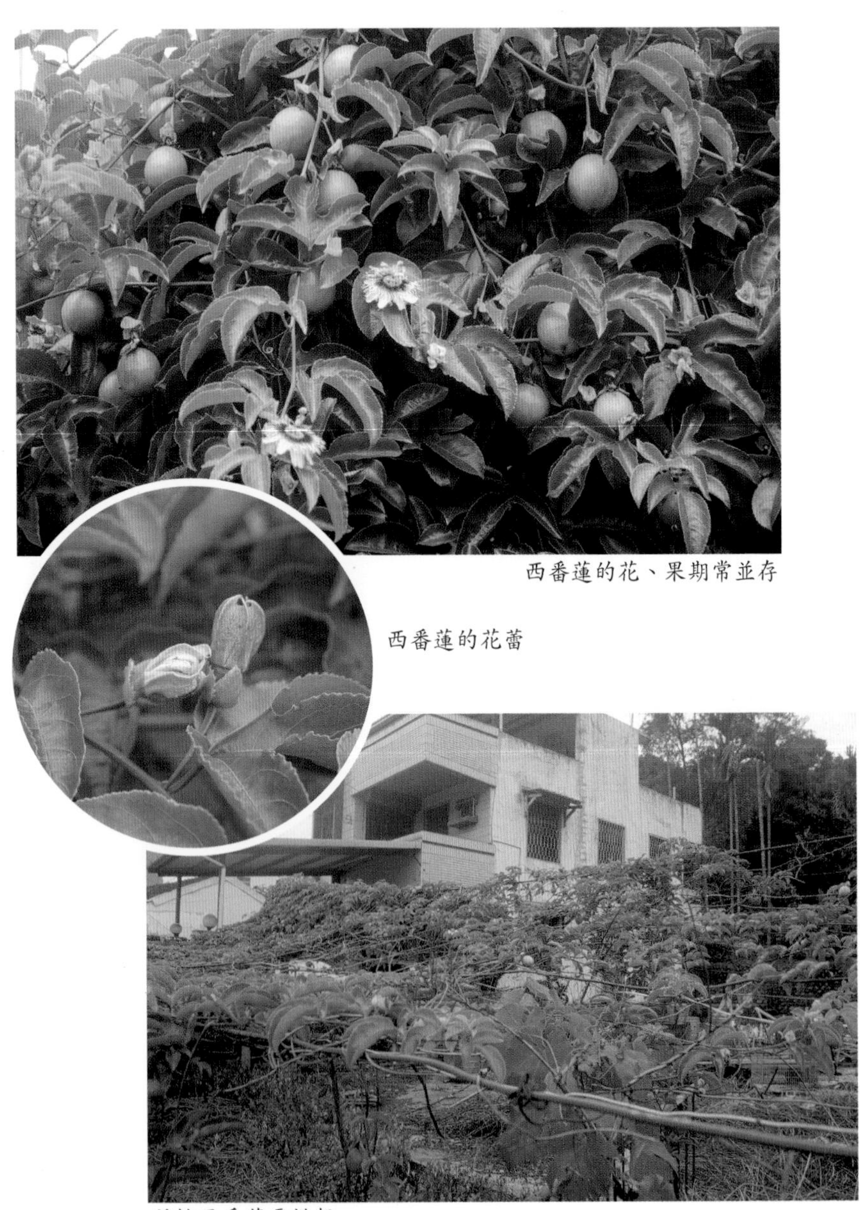

西番蓮的花、果期常並存

西番蓮的花蕾

種植西番蓮需搭架

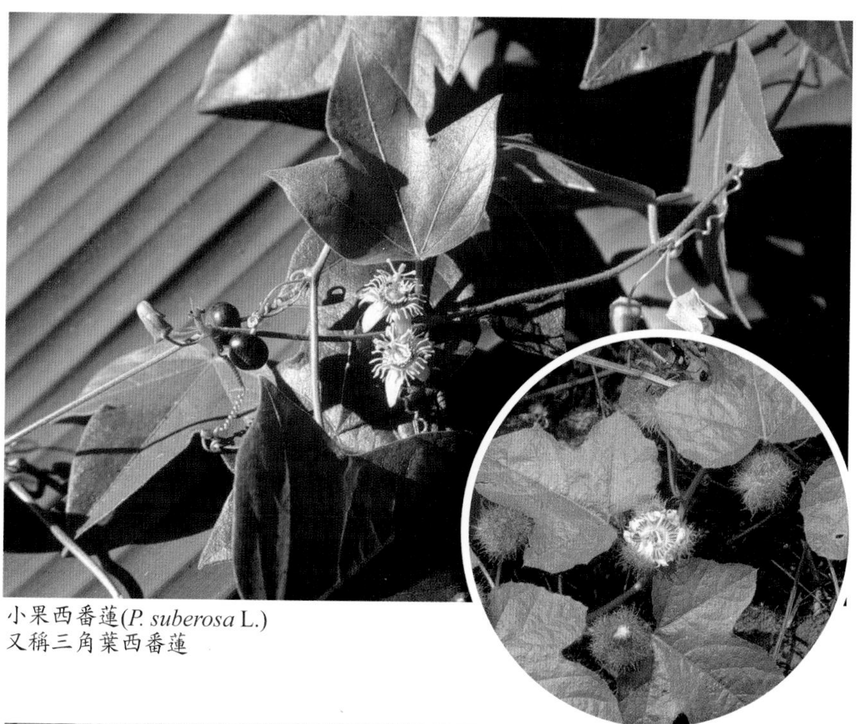

小果西番蓮(*P. suberosa* L.)
又稱三角葉西番蓮

毛西番蓮即將開花

西番蓮結果了

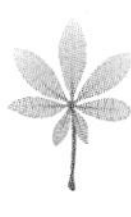

本篇原載於 中華民國九十二年九月十六日 中華日報 第十五版

Mahonia fortunei Fedde
狹葉十大功勞

聽到「十大功勞」這個名字，我想許多人心中一定充滿了疑問，怎麼有這麼奇怪的植物名呢？事實上，這類怪名植物的長相更怪，而在臺灣可見的十大功勞類植物大約有3種，其中狹葉品種者，有狹葉十大功勞與阿里山十大功勞(*M. oiwakensis* Hayata)，另外當然也有闊葉種，即十大功勞〔*M. japonica* (Thunb.) DC.〕，不過它們的葉片都具有銳利的鋸齒緣，一不小心就容易扎到手，臺灣民間通稱十大功勞屬的植物為「鐵八卦」，還真的是名副其實哪！

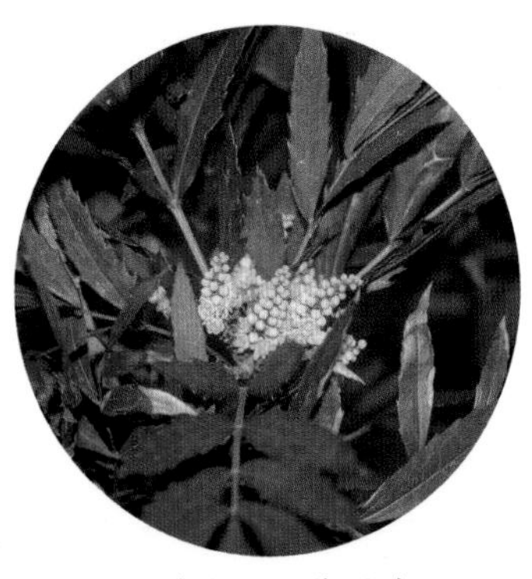

狹葉十大功勞開花

而究竟「十大功勞」是哪十大呢？目前並沒有明

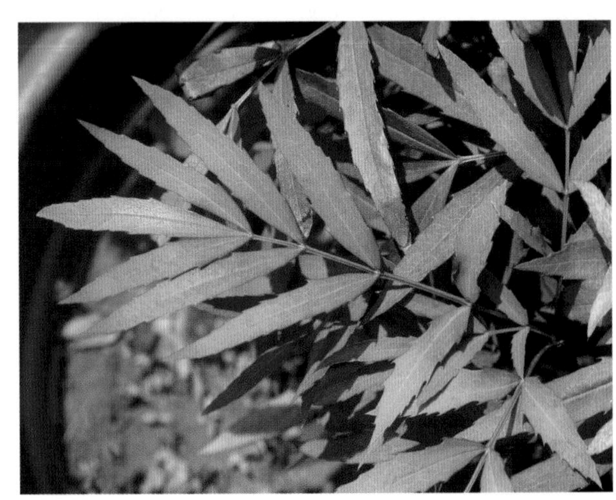

狹葉十大功勞因葉形狹窄而得名，又稱細葉十大功勞

確的答案，只能推測因它具有多種藥效而得名。本屬植物與著名清熱中藥「黃柏」同屬小蘗科，也都含有小蘗鹼(Berberine)，因此，其莖枝斷面皆呈黃色(即小蘗鹼的顏色)，因此也具有類似的藥理作用，所以有人就直接稱它們為「黃柏」或「黃心樹」了。以狹葉十大功勞為例，其全株有清熱解毒、消炎止痢、滋陰通便之效，能治肝炎黃疸、胃腸炎、痢疾、結膜炎、關節炎、燙火傷等。根及莖能治細菌性痢疾、急性腸胃炎、肺炎、支氣管炎、咽喉腫痛等，汁液外洗則能治癰瘡腫毒、瘡傷潰瘍等。其葉片入藥稱「十大功勞葉」或「功勞葉」，有清熱滋陰、涼血止血、消腫解毒之效，能治肺癆咳血、骨蒸潮熱、頭暈耳鳴、腰腿酸軟、心煩目赤等。

如同其他同屬植物一般，狹葉十大功勞的枝條挺立，樹冠如傘，黃花

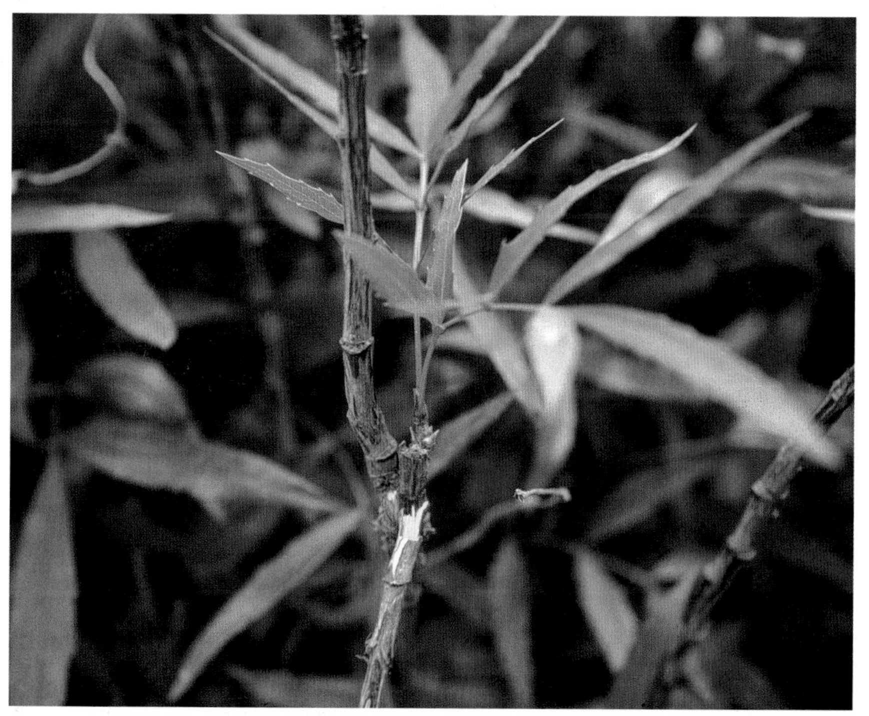

狹葉十大功勞之莖枝斷面呈黃色

紫果，相映成趣，是觀葉、觀花、觀果俱佳的園林、庭院植物。臺灣在海拔2200~2600公尺原始森林下層可見自生，如：阿里山、八仙山、大雪山森林遊樂區等都看得到，您不妨也在夏、秋的花、果期上山一探究竟！

阿里山十大功勞於阿里山、奮起湖等地很常見

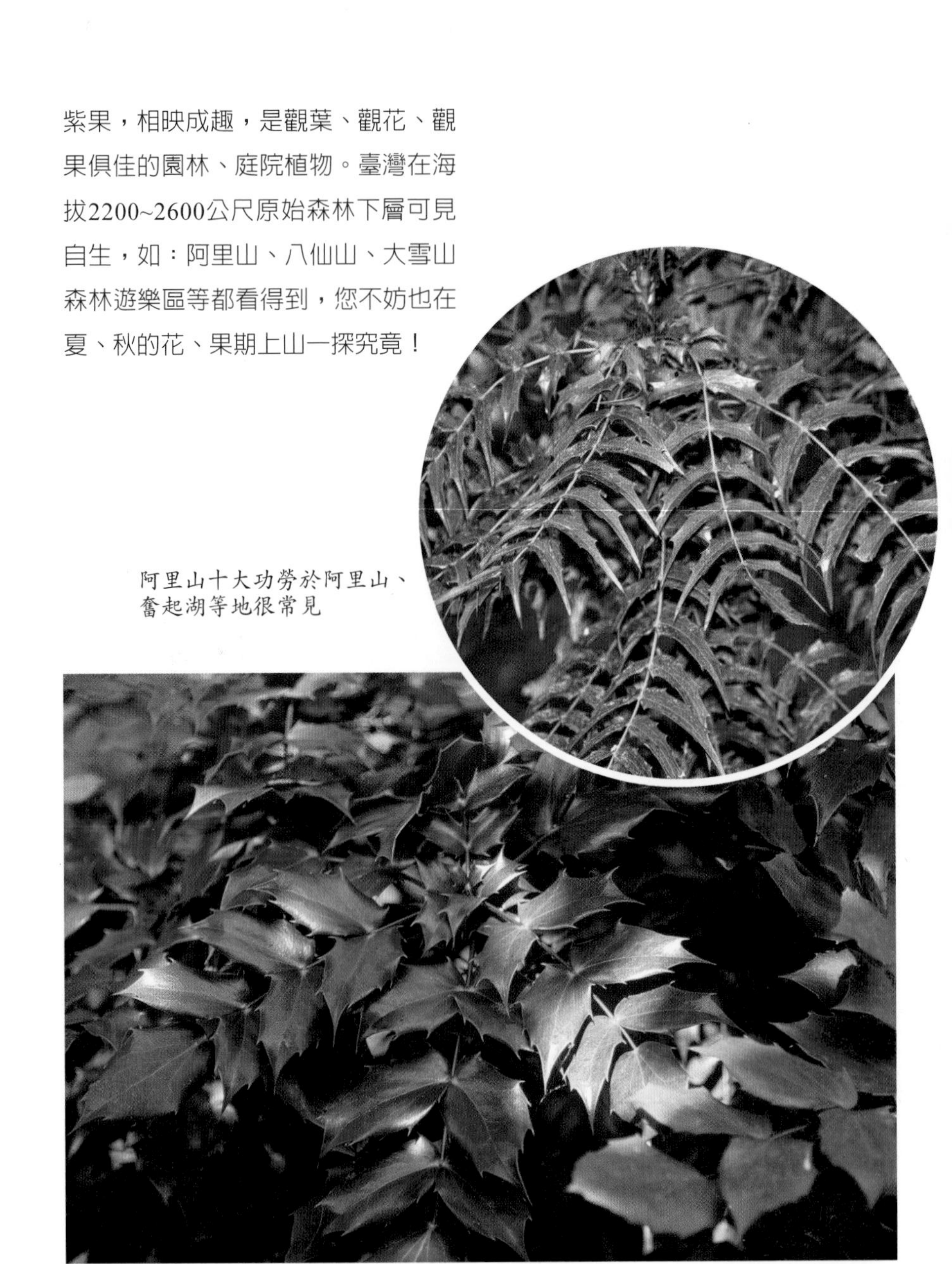

十大功勞的小葉較狹葉十大功勞短胖

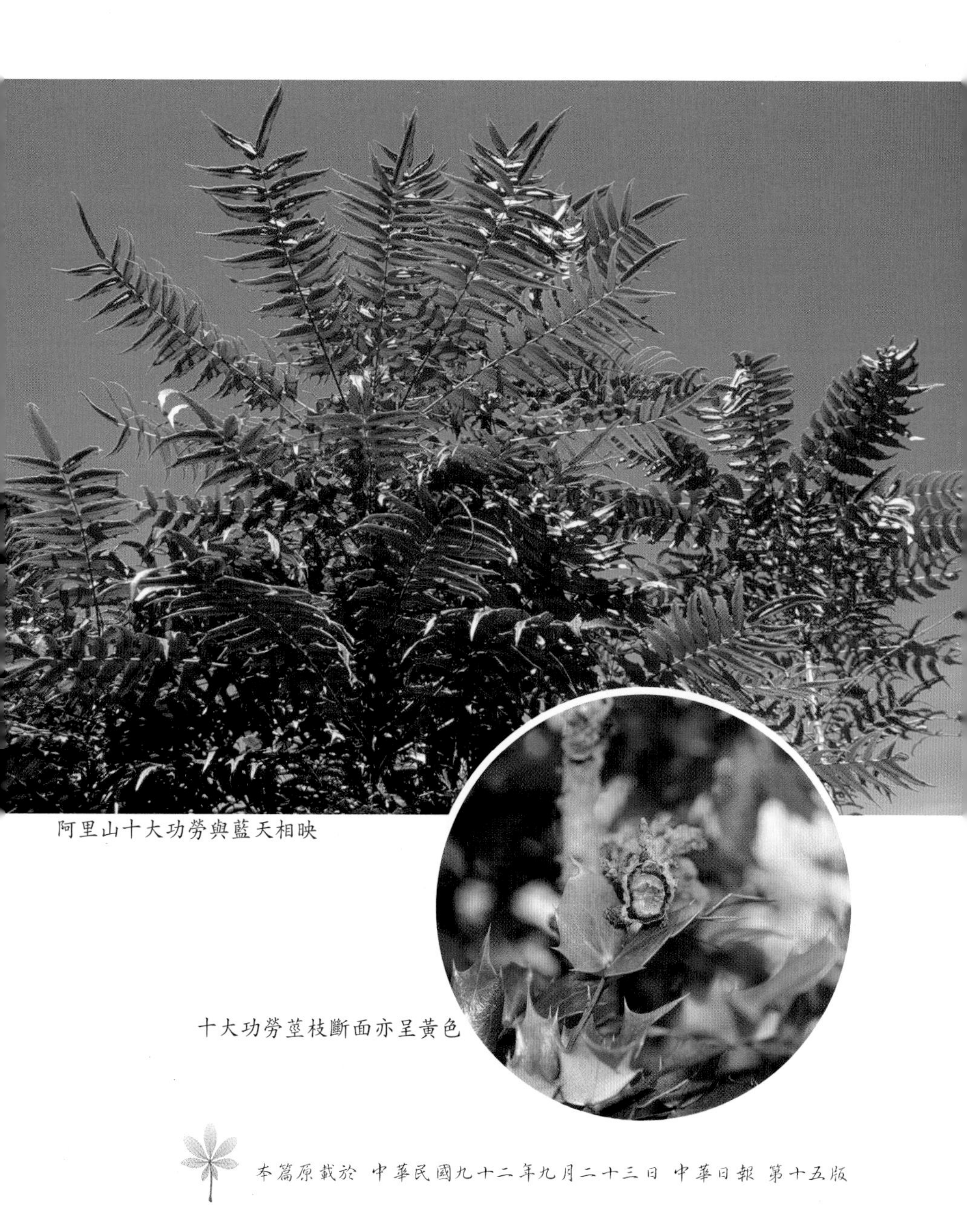

阿里山十大功勞與藍天相映

十大功勞莖枝斷面亦呈黃色

本篇原載於 中華民國九十二年九月二十三日 中華日報 第十五版

Mazus pumilus (Burm. f.) Steenis
通泉草

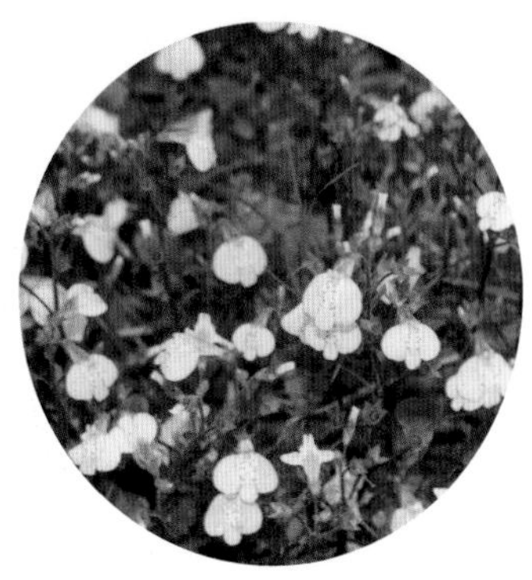
通泉草幾乎全年開花

通泉草是草坪、路旁或田埂邊常見的草本植物，常成群繁生，並開著亮麗的淺紫藍色小花，它的花冠分為上、下兩唇，上唇約為下唇的一半大，前者二裂，後者三裂，喉部具有兩列黃色的毛狀鱗片，具有雄蕊四枚，兩長兩短，柱頭分為兩叉。仔細觀察，會發現當蜜蜂或昆蟲送花粉來時，它的兩片柱頭就會合起來，緊緊的把花粉給黏住，彷彿怕被別人搶走了一般，非常有趣！

而有關「通泉草」這名稱的由來，有人說是因為它通常長在有水的濕地上，或許就有「通向泉水」的可能喔！另外，較有根據的說法則是因為通泉草有調

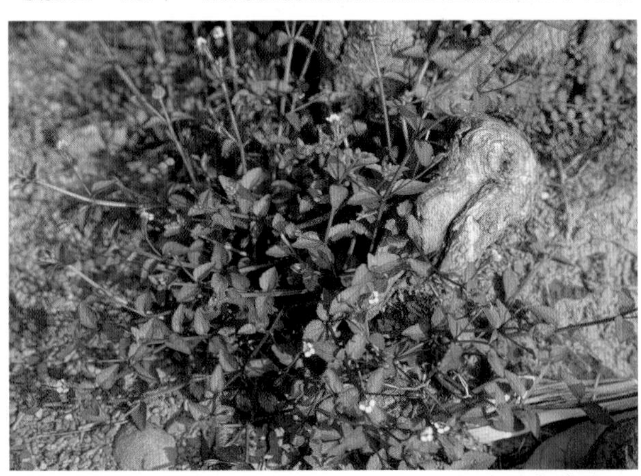
藍豬耳〔*Lindernia crustacea* (L.) F. Muell.〕爲通泉草的同科植物，初學者常將二者相混

經、利尿等功效而得名，不知您的看法如何呢？通泉草入藥時多採全草，洗淨曬乾後使用，除了調經、利尿外，還有清熱、消腫、健胃、解毒、止痛之效，能治頭痛、偏頭痛、腎炎、水腫、月經不調、消化不良、癰疽、疔瘡、蛇傷等。若以鮮通泉草絞汁，則能治火燙傷，重慶地區稱它為「綠蘭花」，多用於治療紅腫潰瘍、無名腫毒等。

通泉草的花期約在三、四月，盛開時繁花似錦，可惜常常在修整草皮的時候被除草機給「終結」掉了，這對喜好野花的人們來說真是一大損失，不過幸好近來許多腦筋靈活的園藝業者已經將它廣泛應用於庭院的美化上，或做為綠地邊緣的迎賓花圃，或做為假山岩縫的綠化植材，或裝飾成活潑熱鬧的吊盆等，也算是將通泉草的觀賞價值發揮到淋漓盡致了。

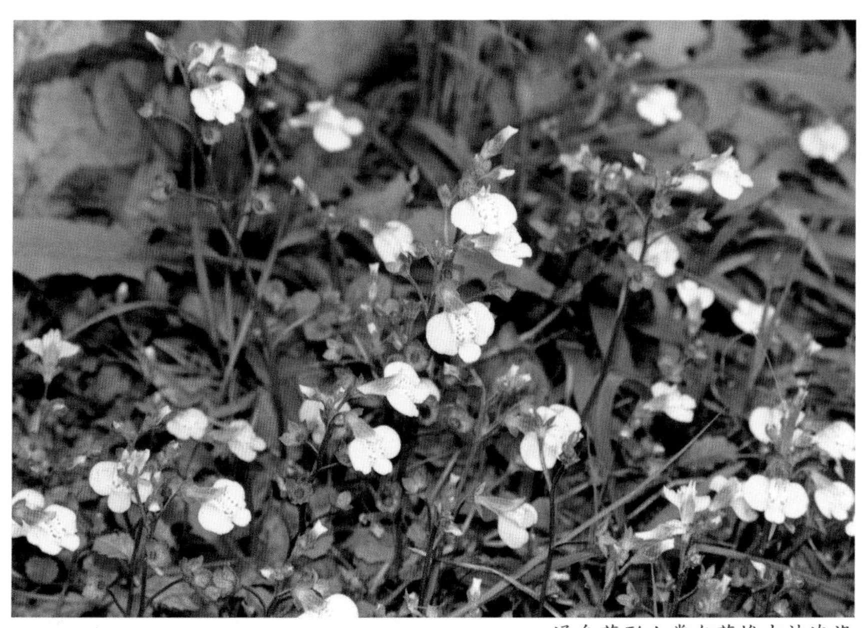
通泉草形小常在草堆中被淹沒

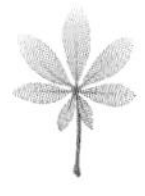
本篇原載於 中華民國九十二年九月三十日 中華日報 第十五版

Oxalidaceae 酢漿草科

Averrhoa carambola L.

楊桃

楊桃是大家都喜歡的水果之一，又名「五斂子」、「五稜子」、「羊桃」、「陽桃」等。我國最早於《南方草木狀》一書中有記載：「五斂子，大如木瓜，黃色，皮肉脆軟，味極酸，上有五稜，如刻出。南人呼稜為斂，故以為名。......」又《本草綱目》李時珍云：「五斂子出嶺南及閩中，閩人呼為陽桃。其大如拳，其色青黃潤綠，......」皆詳細說明楊桃別名的由來，不過在臺灣還是通稱其為「楊桃」。

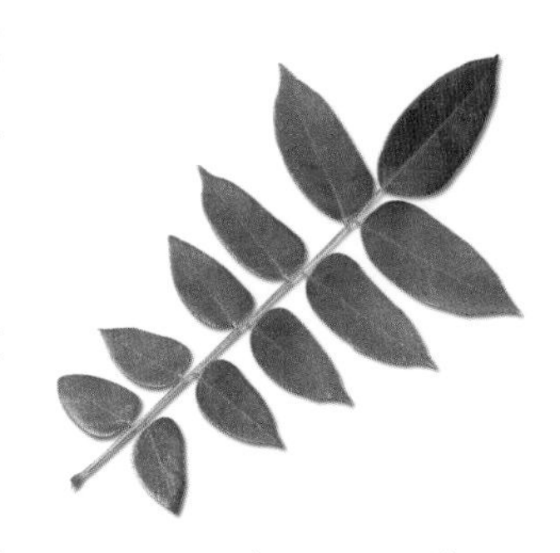

楊桃的葉爲羽狀複葉

楊桃的果實、根、花、枝葉均可供藥用，果實含有草酸、檸檬酸、蘋果酸、果糖和多種維生素，有清熱、生津、利水、解毒、醒酒等功效，用治風熱咳

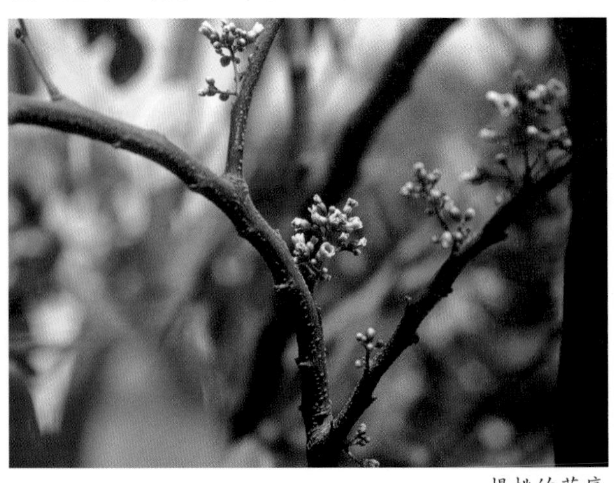

楊桃的花序

嗽、口渴煩躁、咽喉疼痛、聲音沙啞、牙痛、小便不利、結石症、壞血病、食毒酒毒等。根則常用於治療頭風痛、關節痛等。花具有清熱功效，能治往來寒熱。枝葉具有散熱毒、利小便功效，用治血熱搔癢、發熱頭痛，外洗能治疥癬身癢、皮膚熱毒等。

在品種方面，楊桃可分為酸味種與甜味種兩大類，酸味種果實較小，通常供加工製成果汁、果醬、蜜餞、果乾、果脯、派餡或罐頭。甜味種果實較大，含水量也高，適宜當一般水果生食，美味可口，很受人喜愛。臺灣民間則可見用楊桃煮湯或浸漬汁作茶飲，稱為楊桃湯、楊桃茶等，在炎炎夏季是不可或缺的消暑聖品。不過楊桃性偏寒，多食易致脾胃濕寒，造成腹瀉，所以食用時應盡可能不要冰涼或加冰飲用。

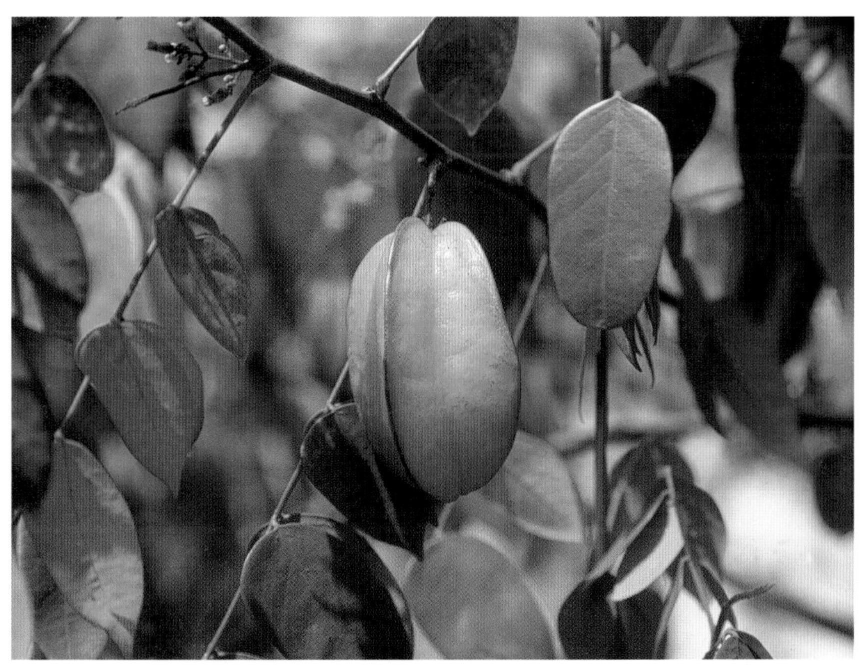

楊桃是常見的水果

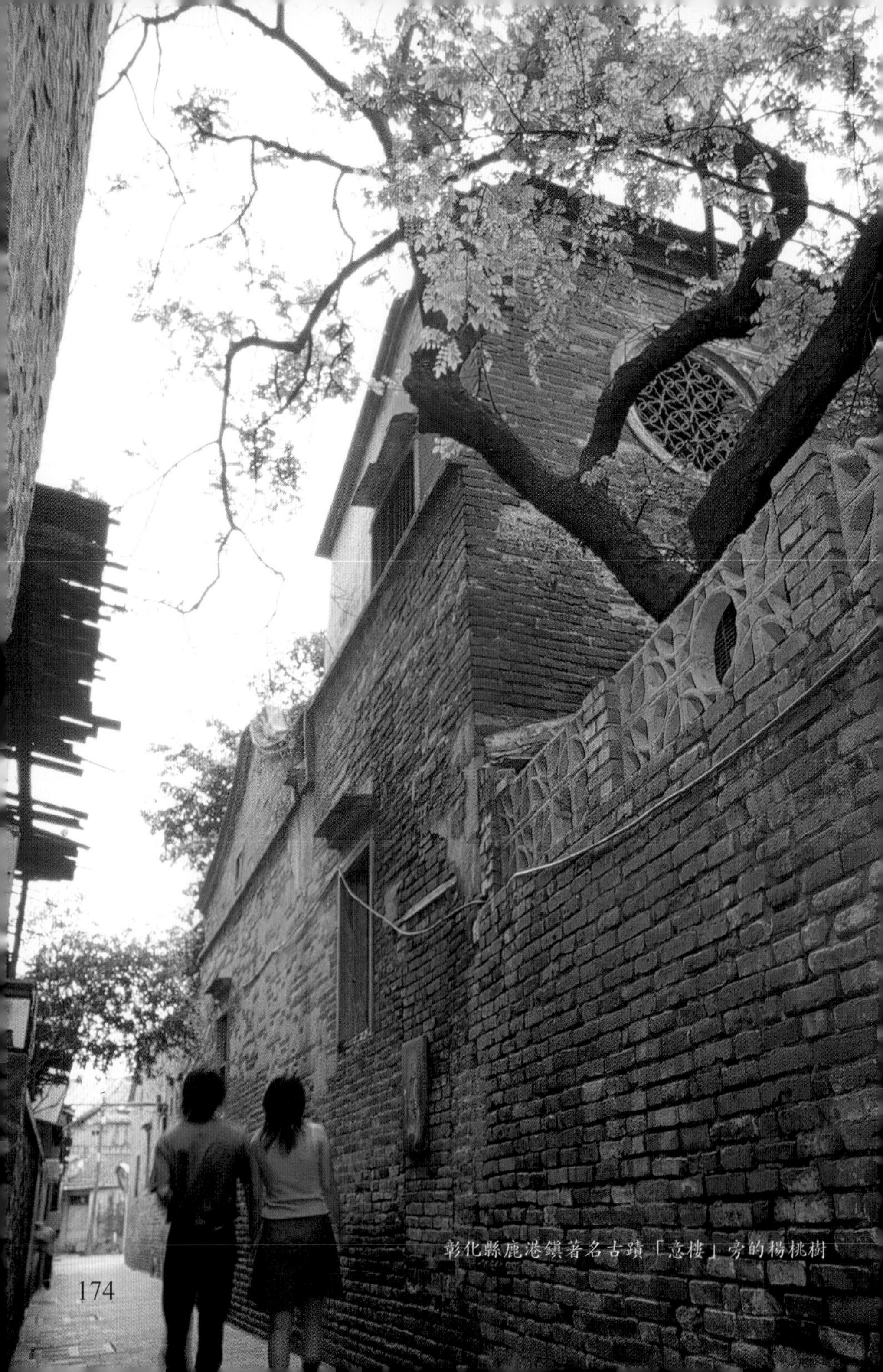

彰化縣鹿港鎮著名古蹟「意樓」旁的楊桃樹

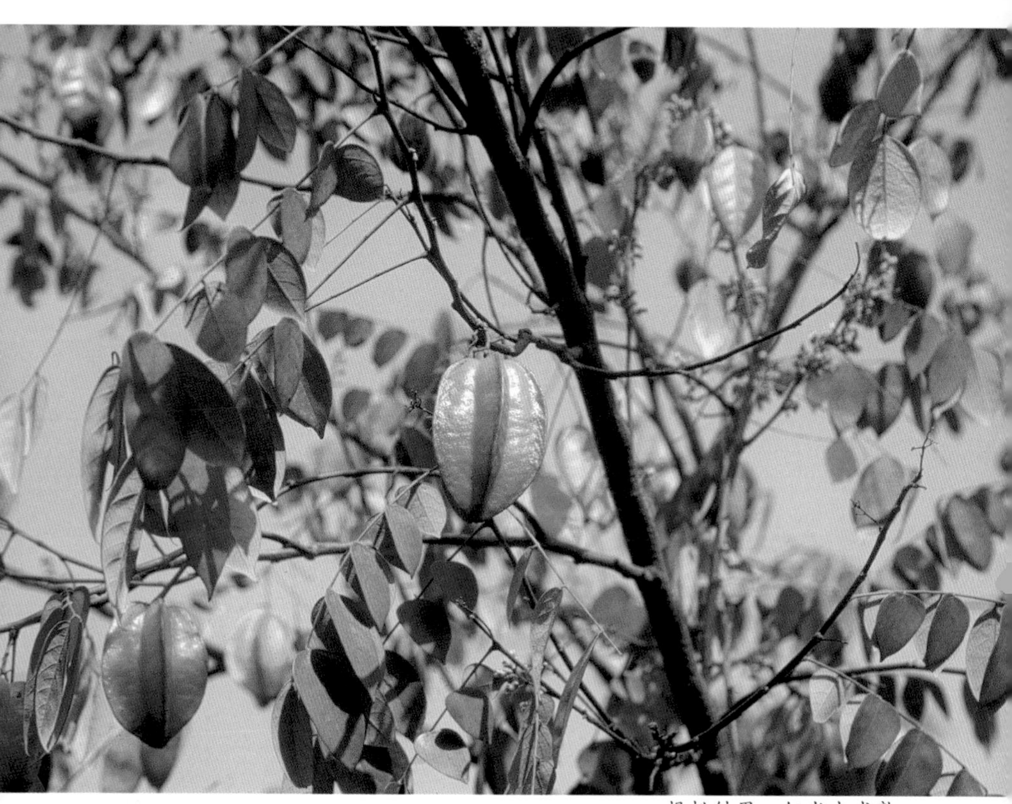
楊桃結果，但尚未成熟

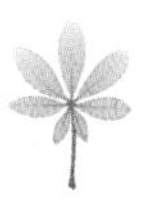
本篇原載於 中華民國九十二年十月七日 中華日報 第十五版

紅鳳菜

Gynura bicolor (Willd.) DC.

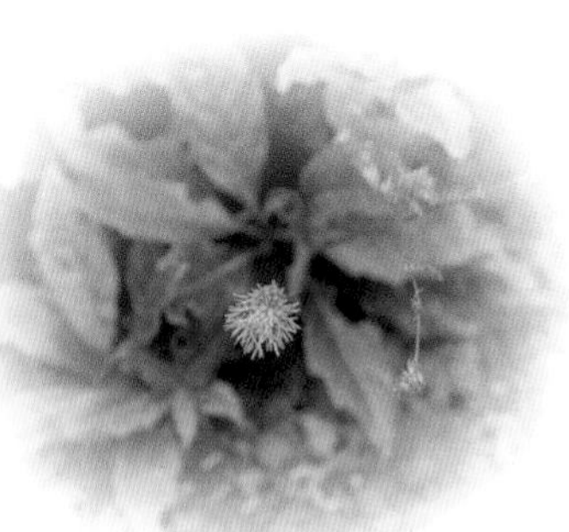
開花的紅鳳菜

臺灣民間通稱紅鳳菜為「紅菜」，這是因為其葉背為紫紅色，而煮熟後流出的汁液也是紫紅色的關係，此外又有「水三七」、「紫背天葵」、「紅蓊菜」等別名，清代《植物名實圖考》則載其別名曰：「木耳菜產安南，一名血皮菜，土人嗜之，治婦人血病，酒煎服」，可見紅鳳菜用於食療由來已久。

早期紅鳳菜並無專業的栽培，多見農家自行栽植於河溝邊或零星的菜圃一角，直到最近因市場需求增加，才出現大面積的栽種以供應民眾消費，如果想自行種植，也很容易，只要用濕潤的肥沃砂質壤土栽培即可，等上部莖葉發育成叢狀，就可摘下以供蔬食，

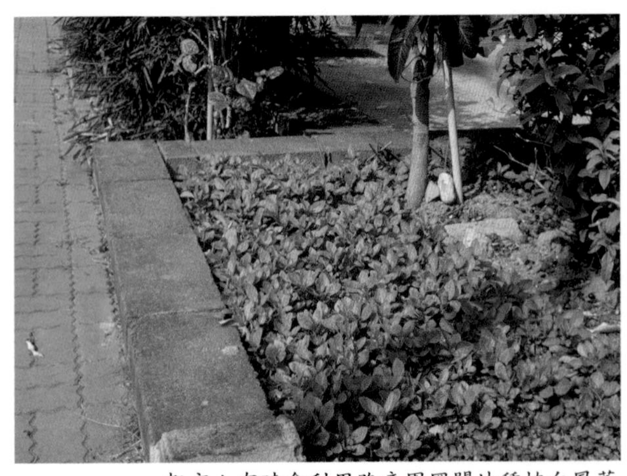
都市人有時會利用路旁園圃閒地種植白鳳菜

若保留下部莖基並補充肥料，約兩週後就能再採收，同時也能當作美麗的觀葉盆栽呢！在臺灣民間，由於其具有大量的紫紅色汁液，長輩們多公認紅鳳菜為「補血」的最優良蔬菜，尤其認為應該在月經週期結束後食用，而根據營養成分分析，它含有大量的磷、鐵、鎂、鈣及多種維生素、蛋白質，確實很適合發育中的女孩子食用，而紅鳳菜本身也有活血止血、解毒消腫等功效，能治痛經、血崩、產後停瘀腹痛、咳血、創傷出血、潰瘍久不收口等。

一般紅鳳菜的料理法是用大火快炒，調味後再加幾滴米酒，趁熱食用，風味絕佳，若想吃清淡些，也可入滾水燙熟，再拌上醬油及香油食用，或許有些人會排斥它的特殊味道，不過還是推薦您試試這種健康的蔬菜呦！

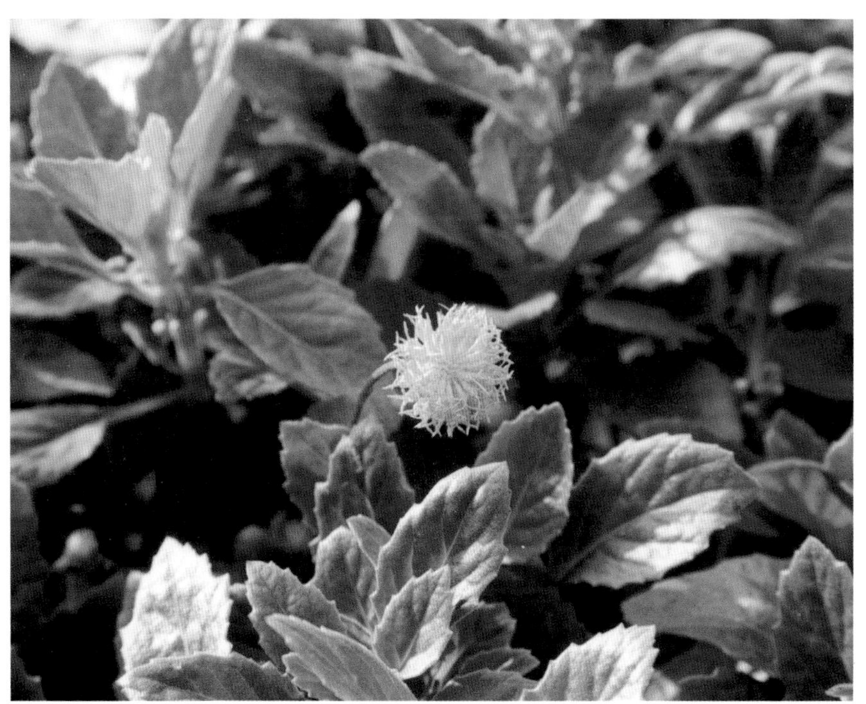

白鳳菜(*G. formosana* Kitamura)爲紅鳳菜之同屬近親

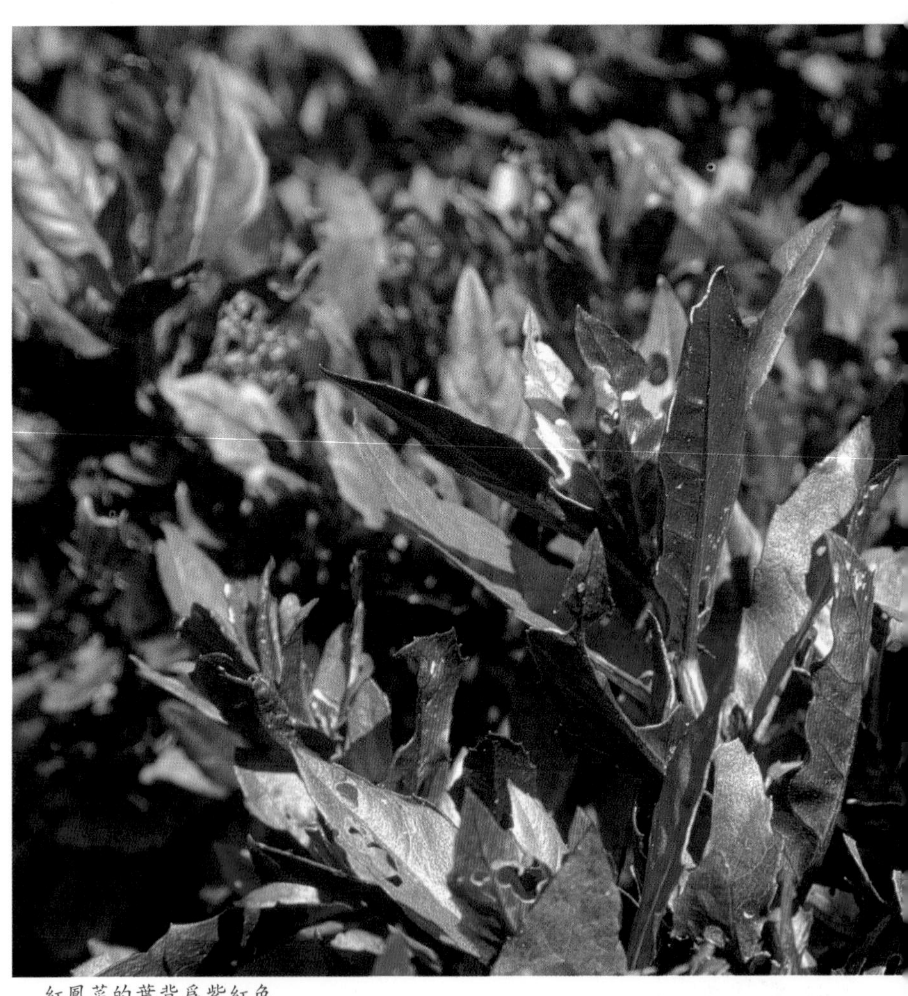

紅鳳菜的葉背爲紫紅色

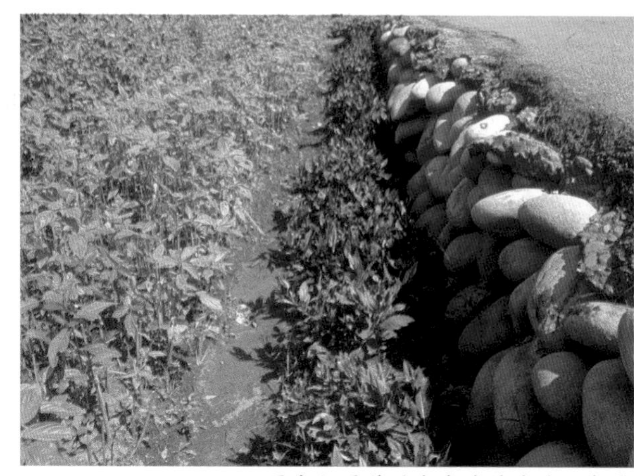
早期紅鳳菜並無專業的栽培，多見農家自行零星栽植於菜圃一角

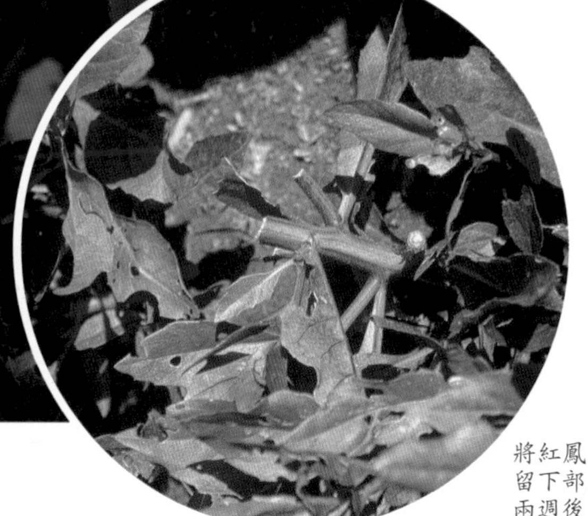
將紅鳳菜上部莖葉摘下，保留下部莖基並補充肥料，約兩週後即可再採收

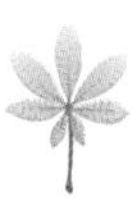
本篇原載於 中華民國九十二年十月十四日 中華日報 第十五版

Gomphocarpus fruticosus R. Br. 釘頭果

第一次看到釘頭果的人大概都會被它奇特的外形給吸引住，看起來膨膨軟軟的果實上卻佈滿了刺，好像一隻隻吹飽了氣，鼓脹起來的小河豚，又像滿佈釘子的小汽球，所以釘頭果又叫做「河豚果」、「氣球果」，而打開果實一看，裡面其實是一個大空腔，沒有果肉，倒是可見許多具有白色棉毛的褐色種子，正等待果熟爆裂後隨風散播，也因此它又得到「風船唐棉」的別稱。

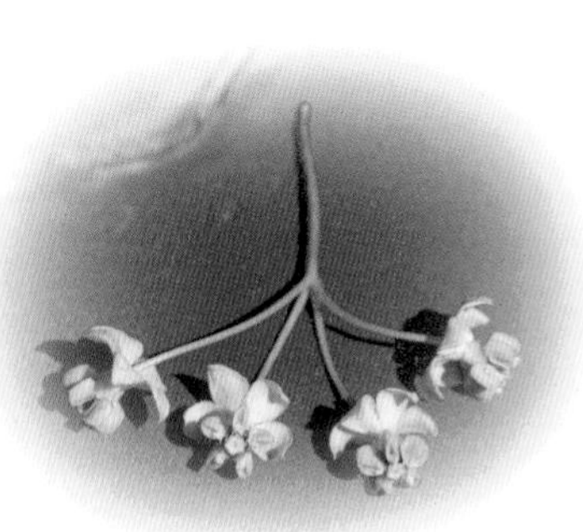

釘頭果的花序

釘頭果在民間藥中使用不多，但臺灣某些地區會採全草來治療小兒的腸胃病，或取莖部作為催嚏劑，也有用其葉治療肺癆的記載。其白色乳汁有瀉下作用，外洗有治療乾癬、牛皮癬的效果，藥理成分分析

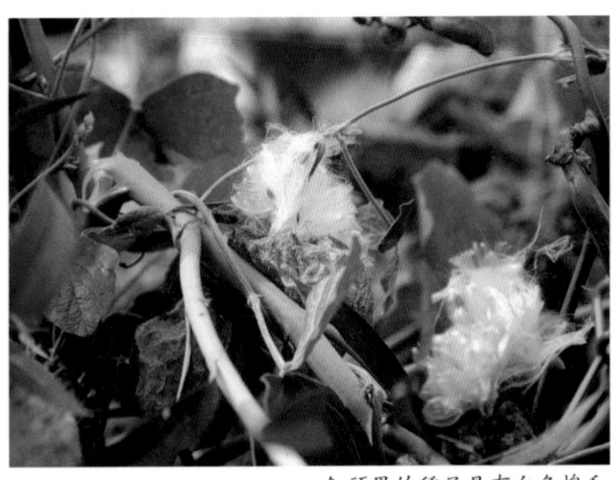

釘頭果的種子具有白色棉毛

則發現其根部含有強心苷，枝葉則另含有香豆素、槲皮素等，但因其所屬之蘿藦科植物一般被視為有毒植物，因此仍不建議輕率入藥使用。

不過，由於釘頭果的容易照顧、不易失水等特性，使得它曾經在花藝界紅極一時，成為居家美化及園藝界的主角，而被推廣種植。如今因價格低落，花農無意願採收而任其自由生長，結果卻意外的使民眾有機會觀賞到成群蝴蝶於釘頭果園中翩翩飛舞的美景，原來釘頭果的葉是樺斑蝶類幼蟲的食草，而香甜的花蜜則是成蝶最喜歡的食物，所以在許多社區營造的計劃中，也把俗稱「蝴蝶樹」的釘頭果種植和樺斑蝶的復育列為重點，或許在全民的努力之下，能夠因此恢復臺灣原本「蝴蝶王國」的美名呢！

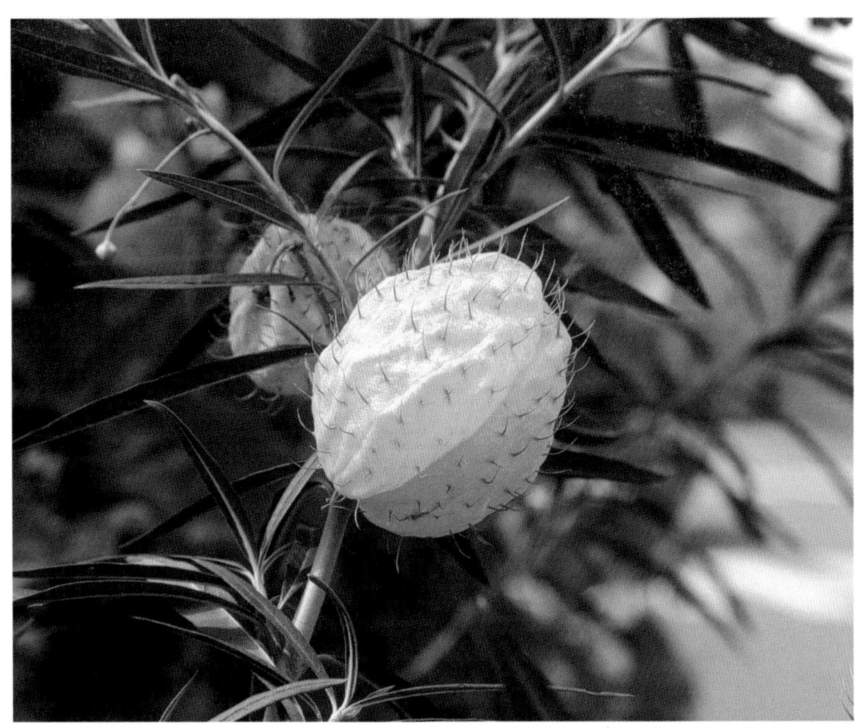

釘頭果的果實好像鼓脹起來的小河豚

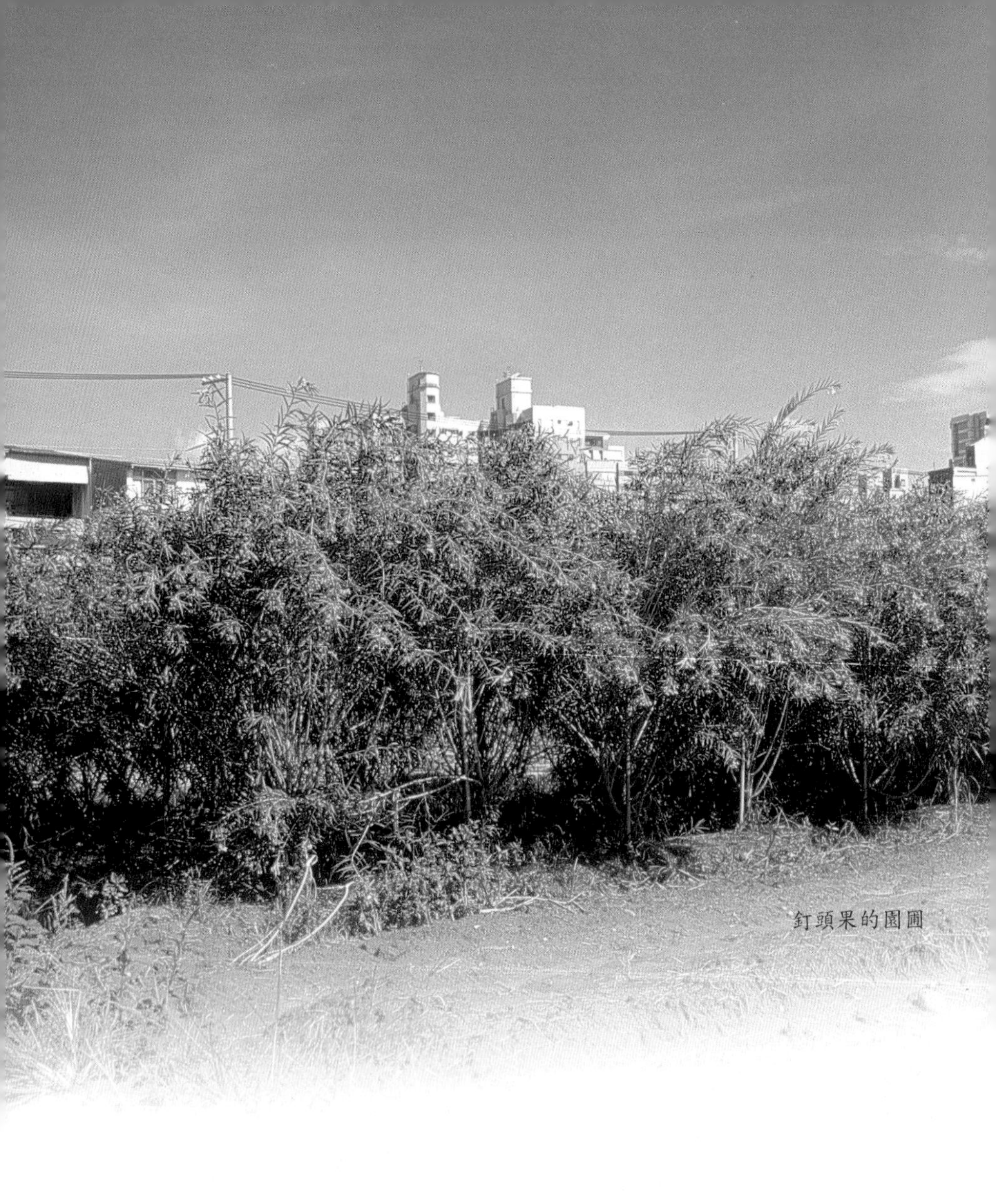
釘頭果的園圃

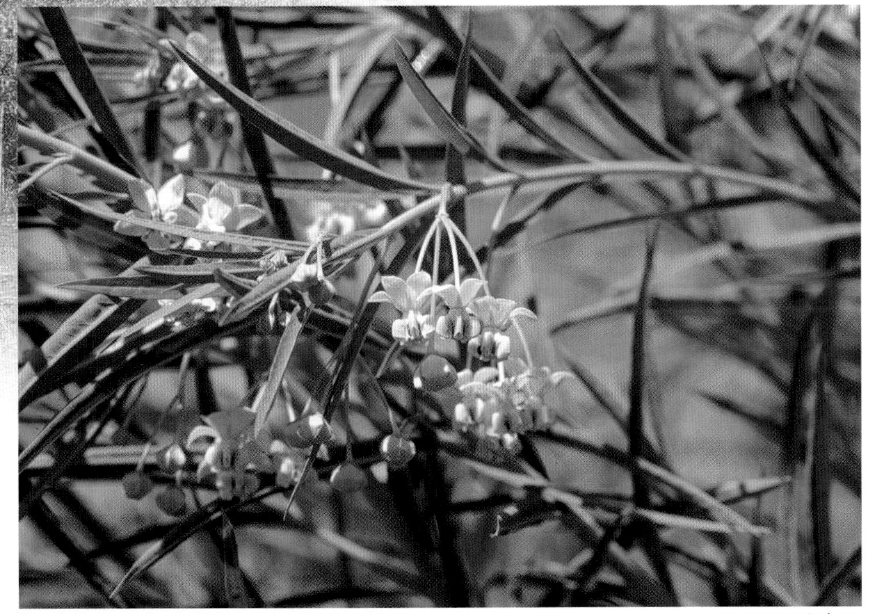
釘頭果開花了

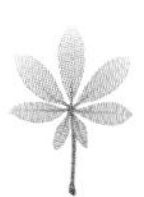
本篇原載於 中華民國九十二年十月二十一日 中華日報 第十五版

白玉蘭

Michelia alba DC.

Magnoliaceae 木蘭科

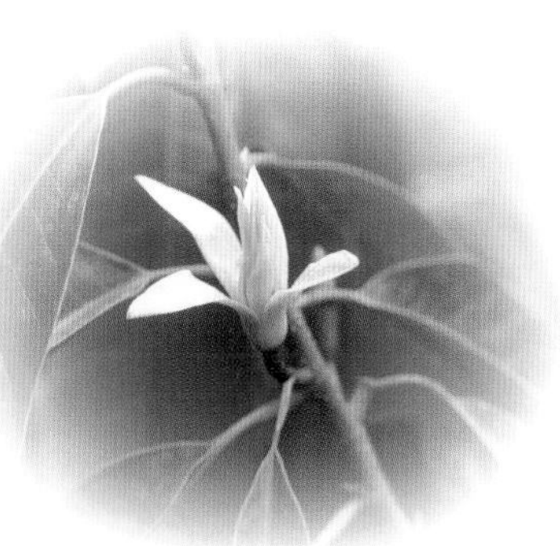
開花的白玉蘭

每年的夏、秋之間，正是白玉蘭花(民間俗呼玉蘭花)盛開的季節，老祖母總是喜歡摘取它潔白芳香的花朵，佩戴在髮鬢、衣襟上聞香，有時採多了，也會用乾淨的小瓷盤盛水裝起，供奉於神明桌前，因此在許多人的童年記憶中，自夏末到初秋，似乎總是縈繞著撲鼻的玉蘭花香。近年來，也常可見到在市區道路邊有人兜售整串的玉蘭花，買來放進車中，似乎就紓解了塞車時的苦悶和疲勞呢！

白玉蘭除了是生產各種香酊、香水的主要原料之外，它的根、樹皮、花、葉分別都可入藥，其根有利尿、解毒之效，能治泌尿系統感染、小便不利、癰瘡

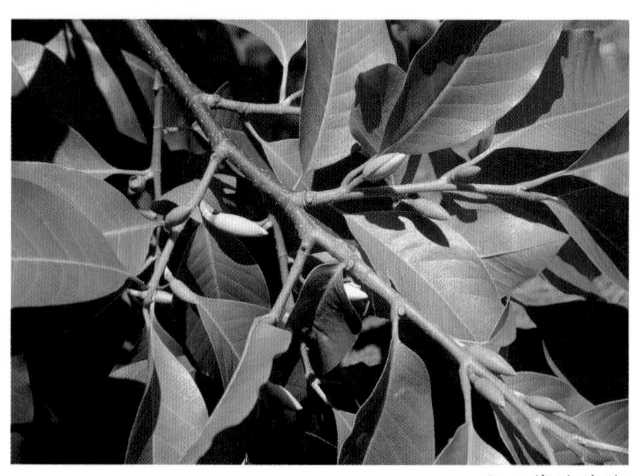
白玉蘭的花蕾

腫毒等；葉有芳香化濕、化痰止咳、利尿消腫之效，可治咽喉腫痛、咽痛咳嗽、急慢性支氣管炎、中暑頭暈、小便不通等；於花期採花曬乾或鮮用，能行氣通竅、理氣化濕，治濕阻中焦、氣滯腹脹、婦女帶下、前列腺炎、暑熱胸悶、小兒支氣管炎、虛勞久咳等，若煮水加蜂蜜飲用，能改善咳嗽不適症狀；其鮮葉則含有揮發油、酚類等成分，具有袪痰、鎮咳、平喘等藥理作用，大陸地區更直接採葉蒸餾，製成「玉蘭露」，以治療慢性支氣管炎，據臨床報導有不錯的療效。

腦筋動得快的家庭主婦，也不妨將玉蘭花化身為可口的料理，不論是涼拌、清炒、油炸都很適合，也可作成沙拉，或用於增添魚類菜餚的香氣，此外，在泡茶時放入一些玉蘭花瓣沖泡，還能減輕工作一天下來的頭暈、鬱悶喔！

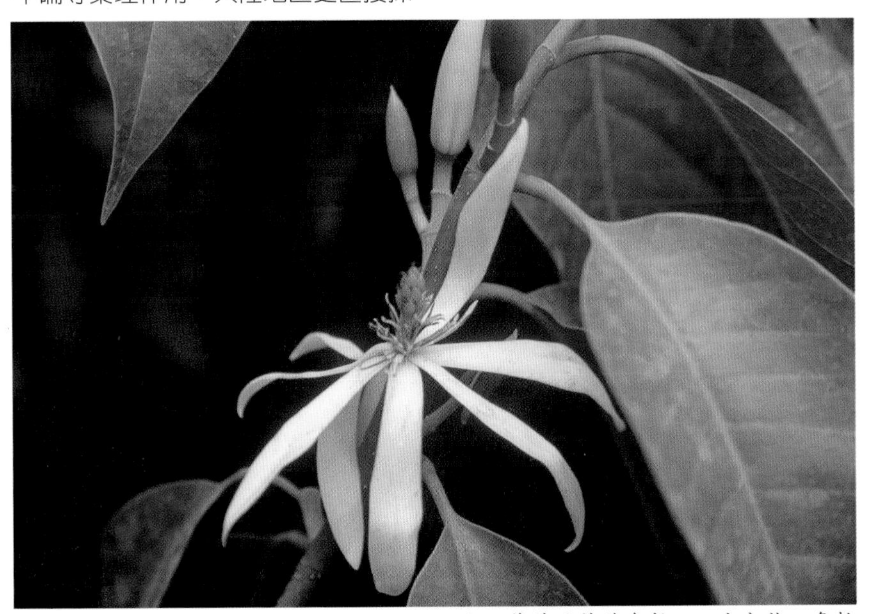

白玉蘭花具雄蕊多數，心皮分離、多數

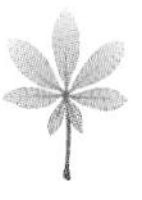

本篇原載於 中華民國九十二年十月二十八日 中華日報 第十五版

林投

Pandanus odoratissimus L. f. var. *sinensis* (Warb.) Kanehira

大部分臺灣人對林投的印象大多來自於民間流傳的苦命女人，因千里尋夫仍被拋棄，而自盡於林投樹上的悲情故事，不過呢，我們今天要從別的角度來談談林投，給大家一些不一樣的觀感！

林投又稱「露兜樹」，是海邊及離島常見的植物，果實成熟後為橙紅色，可食，外形酷似鳳梨，常使得某些人誤以為「鳳梨原來長在樹上啊！」，因此它又有「野菠蘿」、「山菠蘿」這些別名。林投常成大片群落生長，能耐濕、耐鹽及風砂，是優良的防風植物，在蘭嶼則是四處可見，也因此成了當地的達悟族人(即雅美族)最常用的植物。他們會取林投的枝芽嫩髓當成蔬菜炒來吃，取其氣生根用來製成吊曬飛魚的繩索，也會砍伐其樹幹當作家居圍籬或臨時的建材，此外，由於對海洋的重視，捕捉飛魚的船隻下水前都會經過細心的圖騰彩繪，而具有豐富纖維的林投果實也就成了製作繪筆的好材料，同時達悟人也相信林投葉具有辟邪祛魔的功用，可謂把林投一身上下的功能發揮到極致呢！

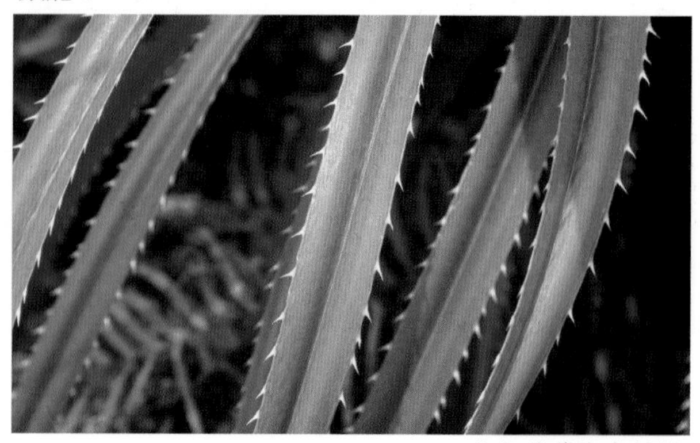

林投的葉緣有銳刺

而根據古醫籍的記載，林投的果實有補脾胃、固元氣、壯精益血、寬中消痰、解酒毒等功效，能治療痢疾、目翳、小便不利、疝氣等，根部煮水喝可治療傷寒、目赤發熱等，外洗則能癒汗癬、治癰瘡。不過更值得告訴大家的是，林投葉也是國家一級保育動物「津田氏大頭竹節蟲」唯一的食草，這種瀕臨滅絕的生物只棲息在林投樹上，因騎在葉上的型態像一匹小馬，因此又被稱為「林投馬」，如果有機會在墾丁一帶的林投樹上發現牠們，可要好好保護這種脆弱的生物喔！

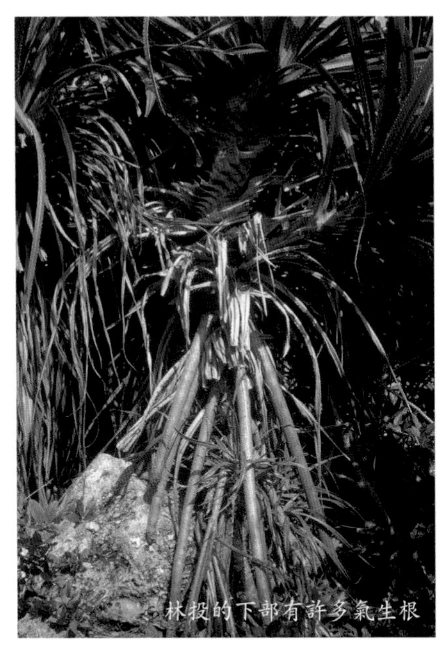
林投的下部有許多氣生根

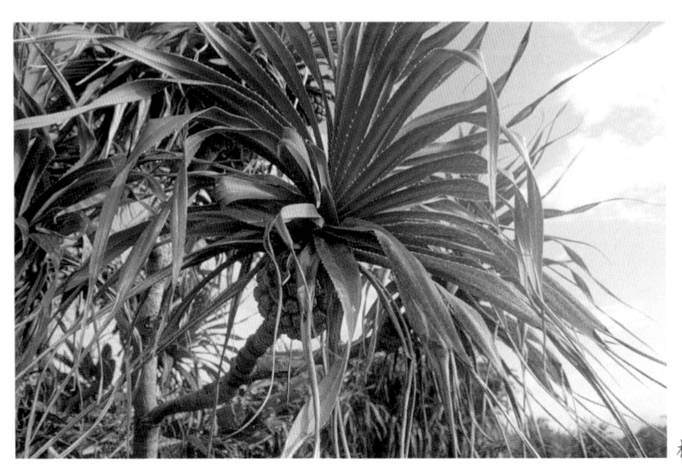
林投結果了

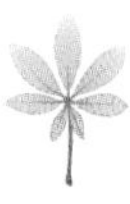
本篇原載於 中華民國九十二年十一月四日 中華日報 第十五版

Xanthium strumarium L.

蒼耳

蒼耳的果實外包裹著佈滿了鈎刺的總苞，可以牢牢黏附在人畜的身上，以達到繁衍種族的效果，這也是為什麼在臺灣全境都很容易看到蒼耳植株的原因，根據古籍所述：「......洛中有人驅羊入蜀，胡枲子多刺粘綴羊毛，遂至中國，故名羊負來。」這就是我們通稱蒼耳為「羊帶來」的原因。

蒼耳的莖葉有解毒殺蟲、祛風散熱等功效，可治頭風頭暈、目赤腫痛、風癩疔腫、熱毒瘡瘍、皮膚搔癢等。全草煎湯熏洗，可治療疥瘡痔漏、風疹及遍身濕癢。花蓮的阿美族人並採取嫩葉用熱水燙去苦味後，再調理食用。

「蒼耳子」即蒼耳的果實，為中醫臨床上用於治療鼻竇炎、過敏性鼻炎、慢性鼻炎的常用藥，一般搭配辛夷使用，可增加通鼻竅的效果，如「蒼耳散」就是典型的代表方劑，此外，蒼耳子還可祛風濕、止痛，古本草記載其「溫和疏達，流利關節，宣通脈絡，遍

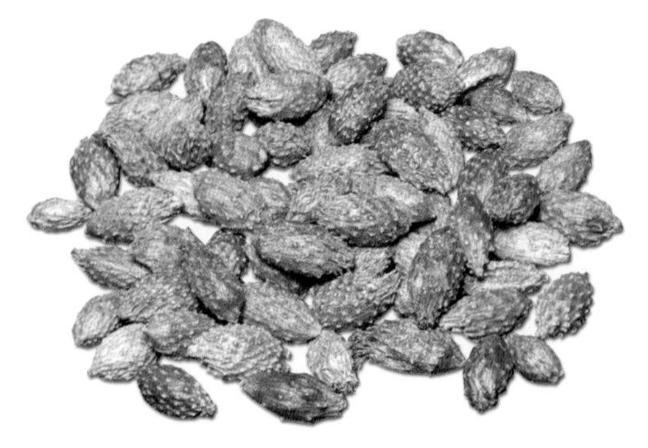

蒼耳子藥材

及孔竅肌膚而不偏於燥烈......」，可見古醫家對本藥的推崇。但根據現代藥理研究顯示，蒼耳子具有毒性，誤食過量可能造成肝腎損害，因此千萬不可自行採集蒼耳子貿然食用，必須遵從醫師處方服藥。

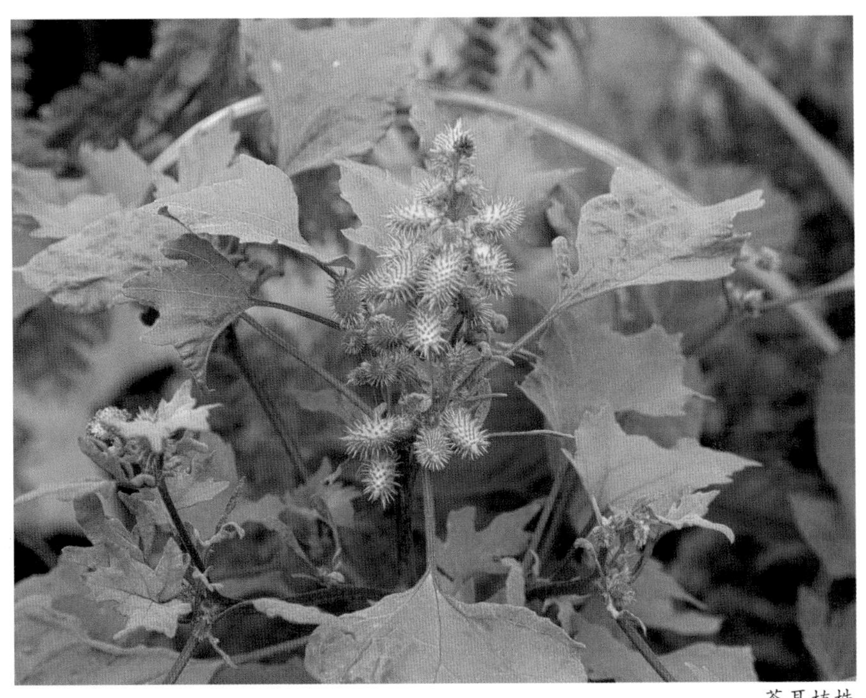

蒼耳植株

Jasminum sambac (L.) Ait. 茉莉

在居家的庭園中，要想找出最具實用性的植物，茉莉應該是榜上有名的。它的花期甚長，自初夏至仲秋陸續開放，持久不斷，在花卉的王國中，茉莉不以豔態著稱，而以芳香取勝，它不僅芳馥絶倫，而且香味純正，濃而不濁，香氣持久，可謂衆香花之首，曾有古人就評定它為「人間第一香」。若取其花朵經由蒸餾處理所得之蒸餾液，稱為「茉莉花露」，能理氣、醒脾、美容、澤肌，治胸膈陳腐之氣，並可潤澤肌膚，所以，市面上有些化妝品，除了拿它當香料外，也兼取其美容澤肌之效用。

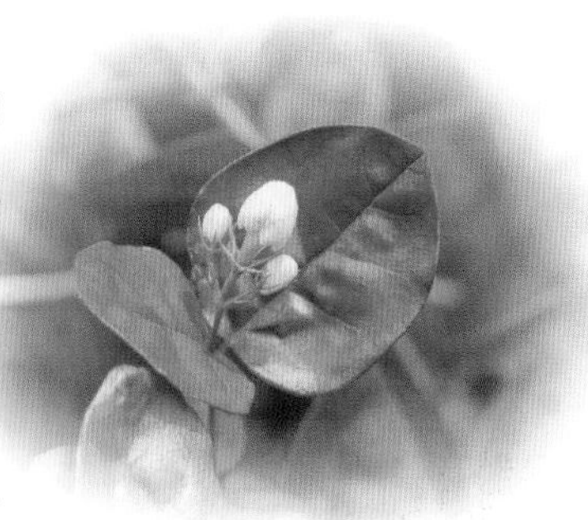

茉莉的花蕾

藥用方面，其根有麻醉、止痛之效，治頭頂痛、失眠、跌打損傷、瘡毒癰腫、牙痛等。葉有疏風解表、消腫止痛之效，治外感發熱、腹脹、腹瀉、腳氣

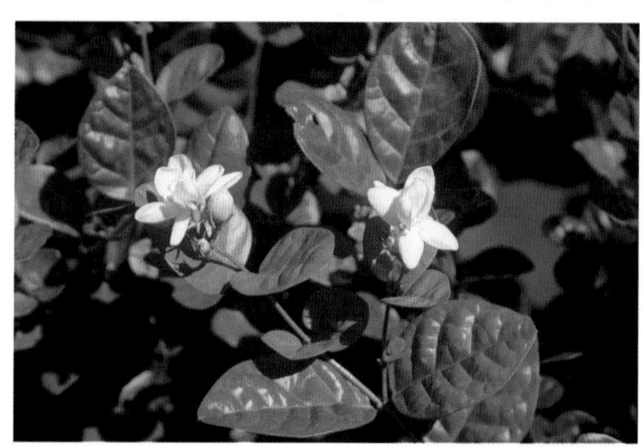

茉莉是著名的香花植物

腫痛、毒蟲螫傷等。花有理氣、解鬱、止痛、和中、辟穢之效，治胸膈不舒、結膜炎、瀉痢、腹痛、瘡毒、腫瘤、眼疾等，而對於頭暈、頭痛者，可取茉莉花5錢、鰱魚頭1個，水燉服；治目赤腫痛、迎風流泪，可用茉莉花、菊花各2錢，金銀花3錢，水煎服。

早期鄉間也常見婦人將茉莉簪花插戴，而明朝《茶譜》提及茉莉曰：「摘其半含半放蕊之香氣全者，量其茶葉多少，摘花為茶」，可見茉莉花被用以薰茶，早已成俗，此茶品即今之香片、茉莉花茶，試想自己邊飲花茶，邊賞名花，您說這不是人間一大樂事嗎？

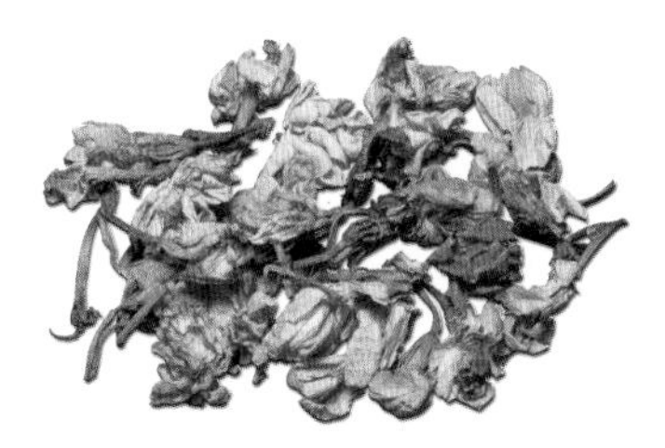

陰乾後的茉莉花，可用以薰茶。

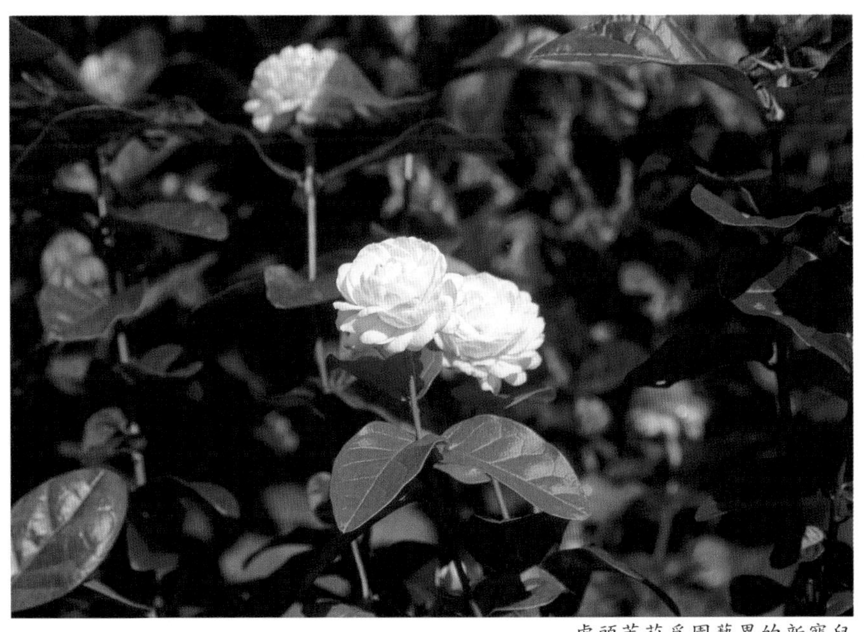

虎頭茉莉爲園藝界的新寵兒

藤紫丹

Tournefortia sarmentosa Lam.

臺灣民間針對某些植物的果實或花白色成串，而看似白米飯團時，常會俗稱它們為「冷飯藤」、「清飯藤」，而藤紫丹花多數，排列成聚繖花序，不僅花白，且成熟的果實亦呈白色，所以，藤紫丹亦有冷飯藤、清飯藤等俗名。又因藤紫丹為匍匐藤本植物，形似爬行之麒麟，民眾有的直接稱它為「倒爬麒麟」。

就臺灣而言，藤紫丹的分布以南部近海之乾燥林中，最容易發現其蹤跡。它在大陸醫藥文獻中，少見記載，是很本土化的草藥，又名「臺灣紫丹」，效用可由其另一俗名「疽草」推測而得，即指其對於治療癰疽腫毒有殊效。使用時以全草為主，能祛風、解毒、消腫、活血、補血，治筋骨酸痛、創傷出血、潰爛、心臟無力、氣虛頭痛、貧血等。對於孩童發育不良的處理，可取藤紫丹4兩，搭配當歸5錢、川芎3錢、白芍4錢、熟地5錢，半酒水燉雄雞角，連服數劑。筆者於田野調查時，亦發現早期鄉間對帶狀皰疹(俗稱皮蛇)之治療，也曾取藤紫丹鮮品搗爛外敷。

而藤紫丹的花期多見於3~6月，喜歡賞花的朋友，可趁該時期到野外去找尋它，不過欣賞時，重點不在單一的花朵，因為其花朵太小了！倒是它的花序形狀很特別，頗具觀賞價值。

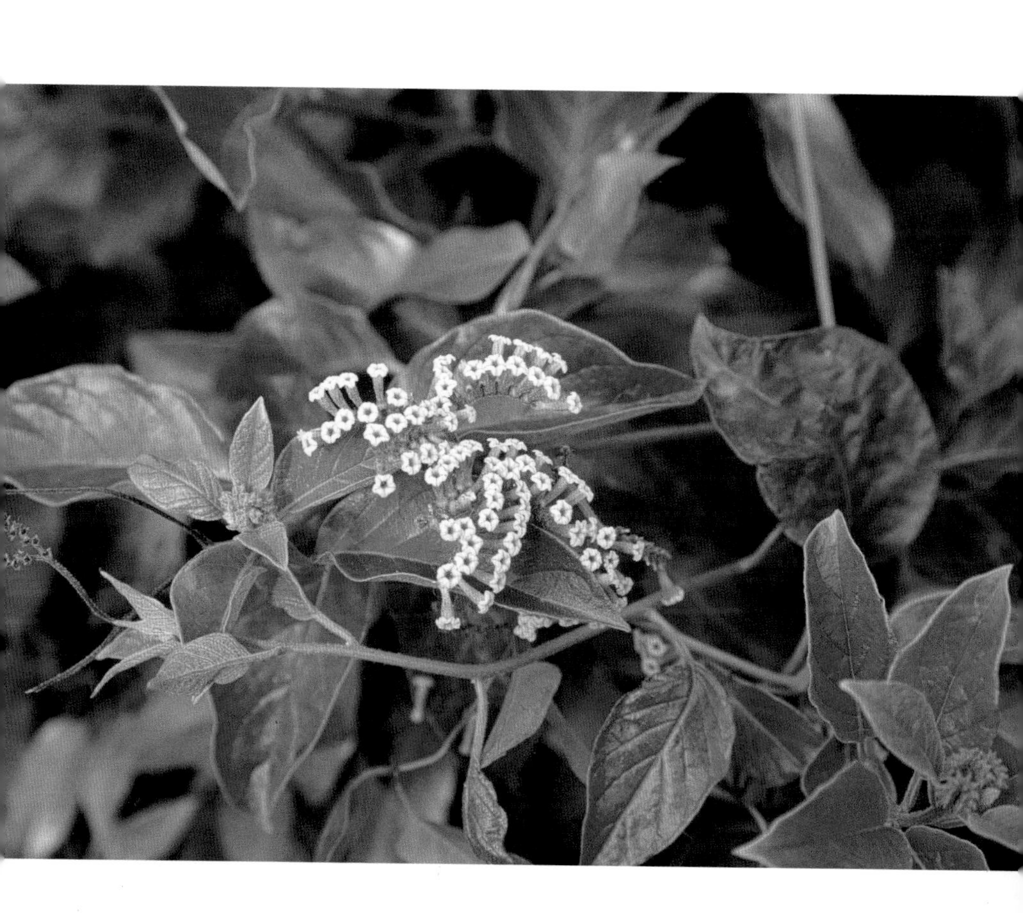

Ficus carica L. 無花果

Moraceae 桑科

在中國維吾爾族人的心目中，無花果代表的是健康與長壽，更是驅除病邪的聖品。無花果乃因植株雖不見花朵，卻能結出果實而得名。但仔細觀察，它並非無花，而是其花朵都被隱藏在由花托膨大所包圍成的空腔內，該空腔只有一個孔道對外，孔道上有苞片覆蓋，稱為「隱頭花序」，此為榕屬(*Ficus*)植物的特徵，是分類上的重要依據。所以單從外表觀察，一般人常會誤以為榕屬植物只有果實而無花，其實大家口中的「果實」，只是隱頭花序外的肉質花托，真正的果實則是其空腔內眾多雌花經授粉後所發育成的「瘦果」，而肉質花托與其內的瘦果則合稱為「隱花果」。

一般人對無花果最深的印象，多是其「隱花果」可被製成蜜餞。此隱花果不僅好吃，也兼具有食療之效喔！即能清熱生津、健脾開胃、消腫解毒，可治乳汁不足、燥咳聲嘶、咽喉腫痛、腸熱便秘、食慾不

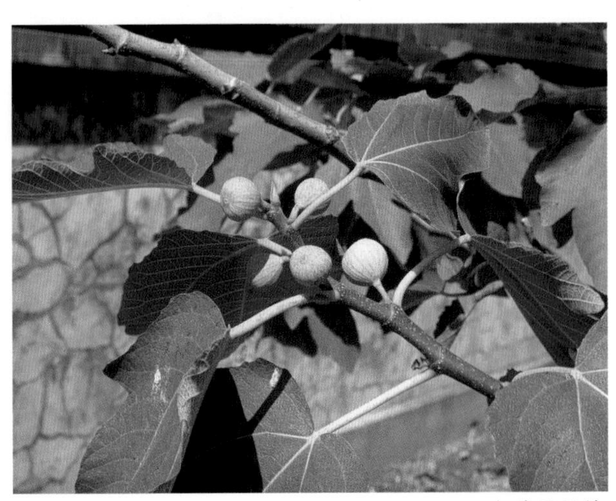

無花果植株

振、消化不良、泄瀉、痢疾、癰腫、癬疾等。對於乾咳、久咳之症，可用葡萄乾15克、無花果乾9克、甘草6克，水煎服。另外，葉還能清濕熱、解瘡毒、消腫止痛，治濕熱泄瀉、痔瘡、帶下、癰腫疼痛、瘰癧等。根有清熱解毒、散瘀消腫之效，治咽喉腫痛、肺熱咳嗽、痔瘡、癰疽、瘰癧、筋骨疼痛等。

這下您可見識到無花果的神奇功效了吧！不過，還是再次提醒您，當您下次再叫出「無花果」這名字時，可別忘了，它可是有花朵的植物呦！

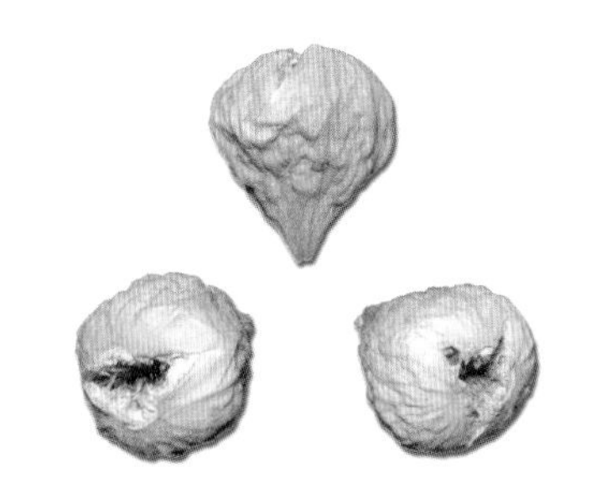

市售無花果蜜餞

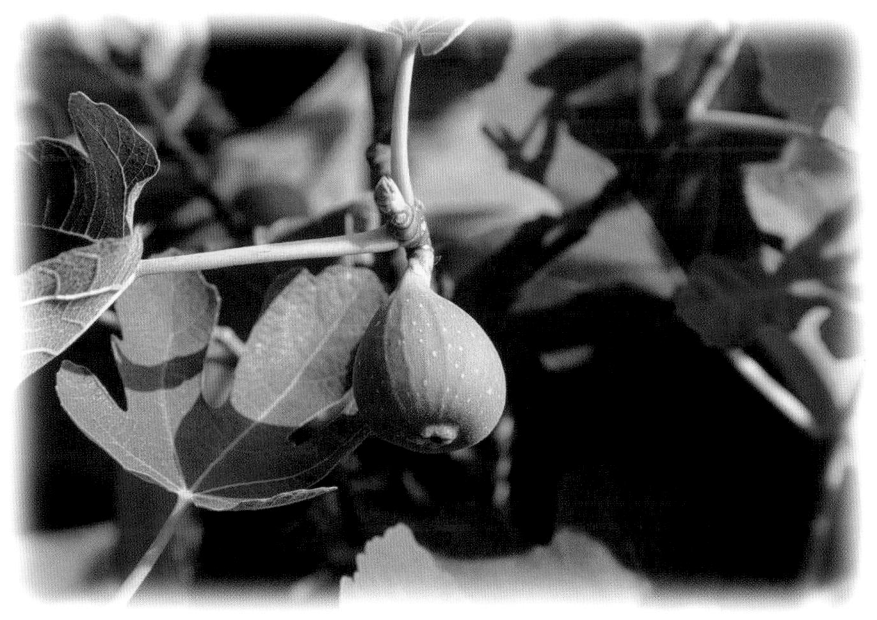

無花果的「隱花果」

對面花

Randia spinosa (Thunb.) Poir.

第一次看到對面花，正是它結滿果實的時候，猛然一看，還真以為它是哪種「芭樂」呢！再近看才發現它的莖節處有刺，且每節僅有1刺，不過，卻具有對生的托葉，托葉又與葉片互成十字對生，因此，初步判斷它是茜草科植物。後來查閱植物圖鑑，才知道它是俗稱「山菝仔」(臺語)的對面花，正因其果實外形酷似番石榴(即芭樂，又俗稱菝仔、那菝)，因此鄉間對它有山石榴、山刺菝、刺菝仔、假石榴等稱呼。

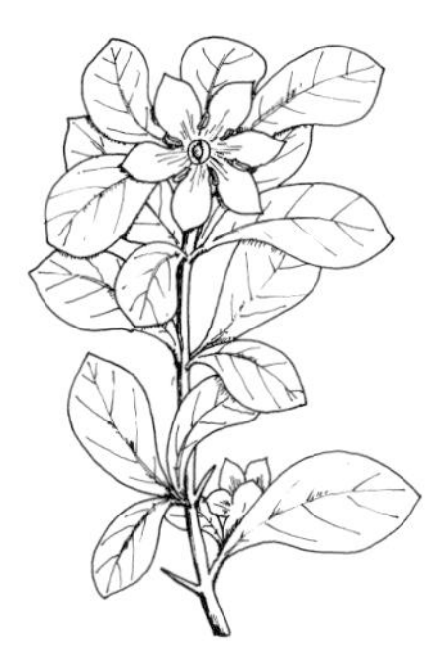

開花的對面花(作者手繪)

對面花最大的特色，是其未成熟果實含皂苷成分，早期民間將其未成熟果實與根混搗，用以毒魚。若去果殼，可充作洗滌清潔劑，是一種「古早肥皂」。

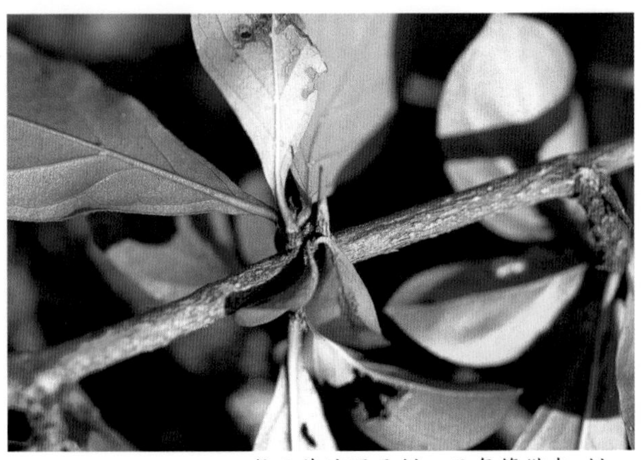

對面花腋間具刺，且每節僅有1刺。

但它也是藥草喔！樹皮、根、葉及果有散瘀消腫、祛風除濕、解毒止血之效，可治跌打瘀腫、風濕疼痛、外傷出血、皮膚瘡疥、腫毒等，只是入藥時需特別注意：不可內服，只可外用。例如：皮膚瘡疥就可取其鮮果搗爛，放入熱水中攪拌，泛出白色泡沫時，外洗。

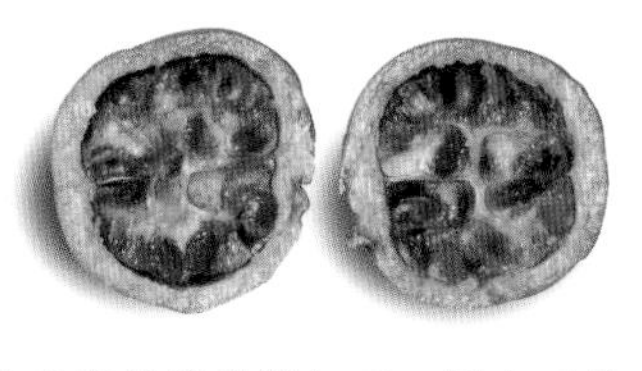

對面花的果實橫切面，圖中可見其含有許多種子。

而其枝上的棘刺，雖令想接近它的人感到退卻，但也使它成為最受歡迎的圍籬植物之一，因為它不僅能供觀賞，也具有防盜的功能。另外，其木材堅硬，質密緻，還可製手杖、小型農具或用於雕刻喔！

將對面花的果肉置於水中攪拌，可產生許多泡沫，此乃因其含有皂苷成分，可充作洗滌清潔劑。

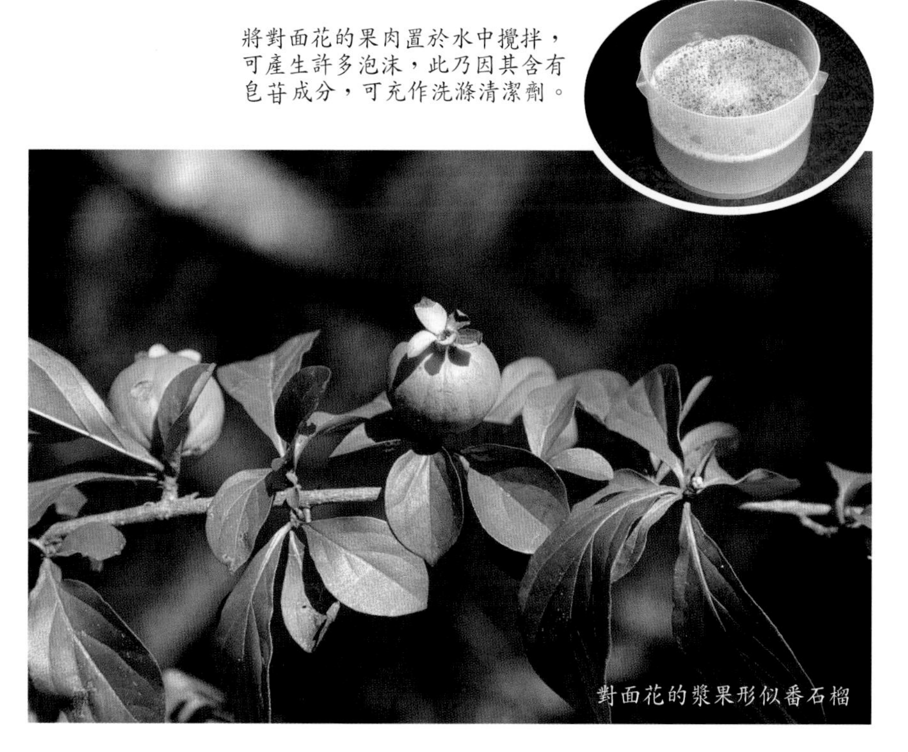

對面花的漿果形似番石榴

Hedyotis diffusa Willd.

白花蛇舌草

白花蛇舌草是著名的抗癌植物，與半枝蓮齊名，常被合併使用以治療肝癌、胃癌、食道癌、直腸癌、子宮頸癌等，而由於白花蛇舌草具有優良的清熱解毒功能，也因此成為抗SARS(Severe Acute Respiratory Syndrome，嚴重急性呼吸道症候群)方的組成藥物之一，在混亂的「防煞」時日中，確實提供了民眾自我保健的方向。

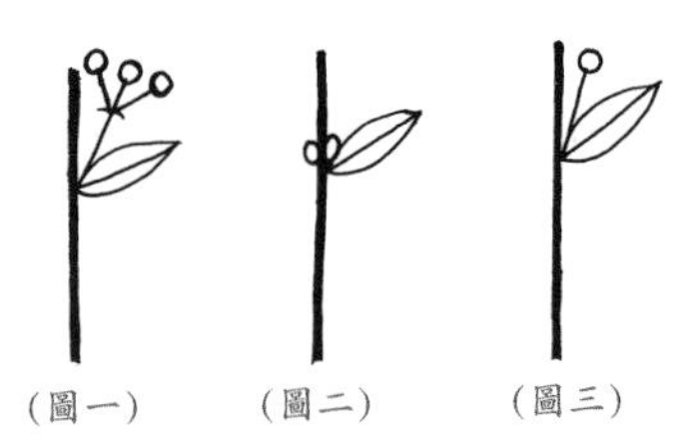

水線草(圖一)、繖花耳草(圖二)及白花蛇舌草(圖三)的花序簡圖(作者手繪)

白花蛇舌草的外形並不起眼，植株僅15~50公分高，若不是小巧的白花幫著吸引一點目光，還真容易將它誤認為雜草呢！在臺灣民間及大陸部分地區，常可見使用白花蛇舌草的近親水線草〔*H. corymbosa* (L.) Lam.，又名繖花耳草，其種名*corymbosa*即指花序呈繖

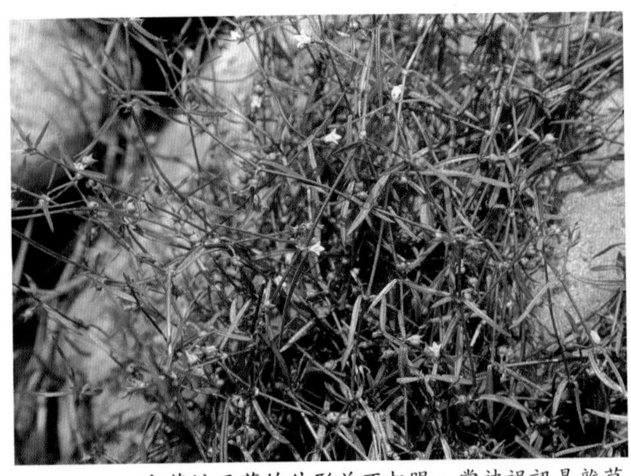
白花蛇舌草的外形並不起眼，常被誤認是雜草

房狀(corymb)〕及纖花耳草(*H. tenelliflora* Blume)來充當白花蛇舌草藥材，三者形態十分相近，但乾燥後的藥材可由它們的果穗明顯看出水線草著生於葉腋的花序為一束多花(即繖房花序)；纖花耳草的花無梗，1~3朵緊貼葉腋生長；白花蛇舌草則是單一花朵，具花梗。臺灣青草藥舖或中藥房備售的藥材來源則大多以水線草的乾燥全草為主。

臨床上，白花蛇舌草也是中醫師

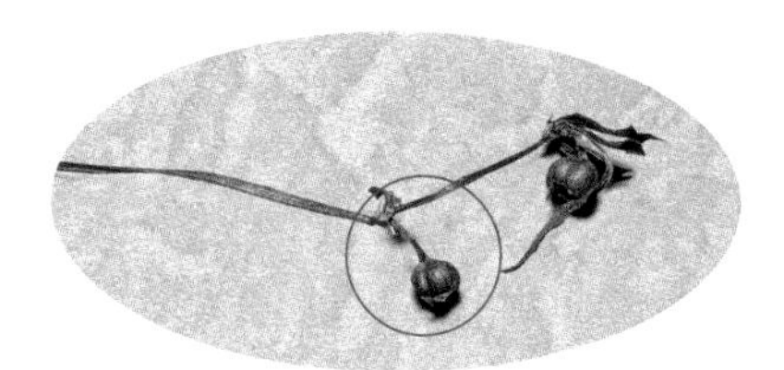

眞正的白花蛇舌草藥材可見葉腋具單一結果(紅圈處)

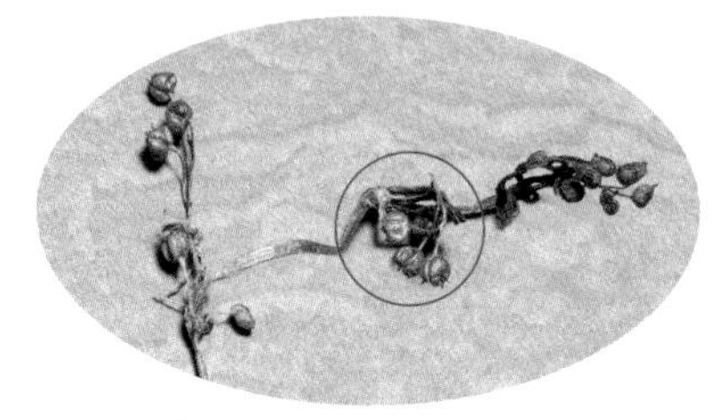

以水線草充當的白花蛇舌草藥材，其果穗是多果的繖房狀排列(紅圈處)

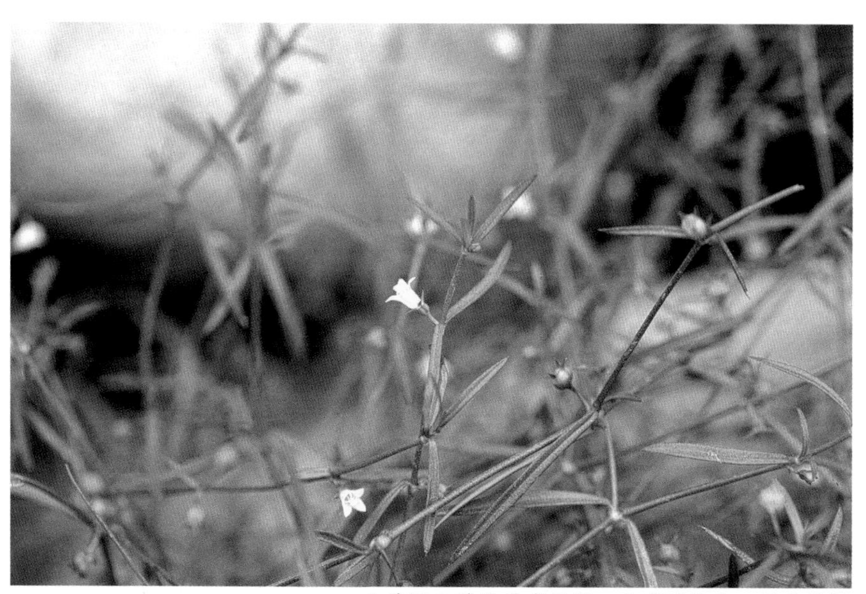

白花蛇舌草的花常是單一自葉腋長出，且具花梗

的常用藥，搭配蘆根、魚腥草可治肺熱喘咳、肺膿瘍；與桔梗、牛蒡子、黃芩、射干等合用可治咽喉腫痛、聲音嘶啞；若遇毒蛇咬傷、皮膚潰爛，可與半邊蓮、紫花地丁、倒地蜈蚣併用內服，再以白花蛇舌草鮮品搗爛外敷治療。此外，根據許多中醫前輩的經驗，在B型肝炎的急性發作期使用白花蛇舌草，能明顯降低肝功能指數，若合併有黃疸症狀，則可配上鳳尾草、茵陳、金錢草等加強利疸退黃的功效，提供大家參考。

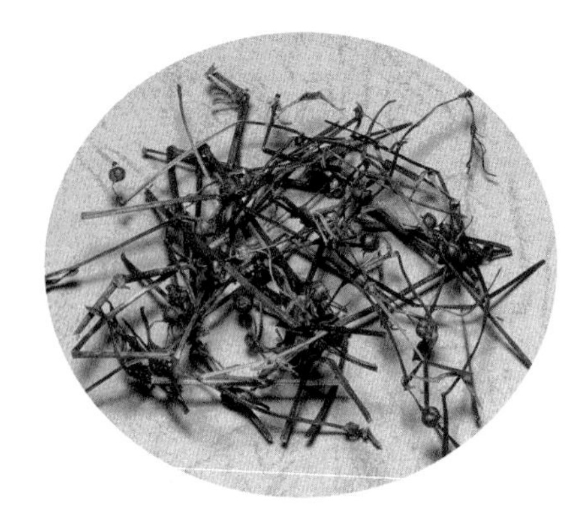

白花蛇舌草藥材

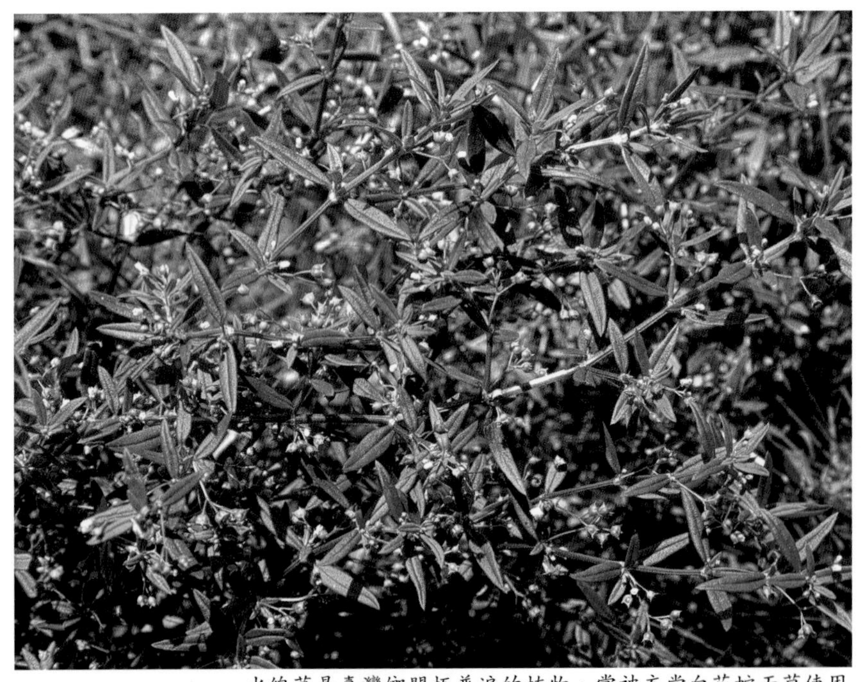

水線草是臺灣鄉間極普遍的植物，常被充當白花蛇舌草使用

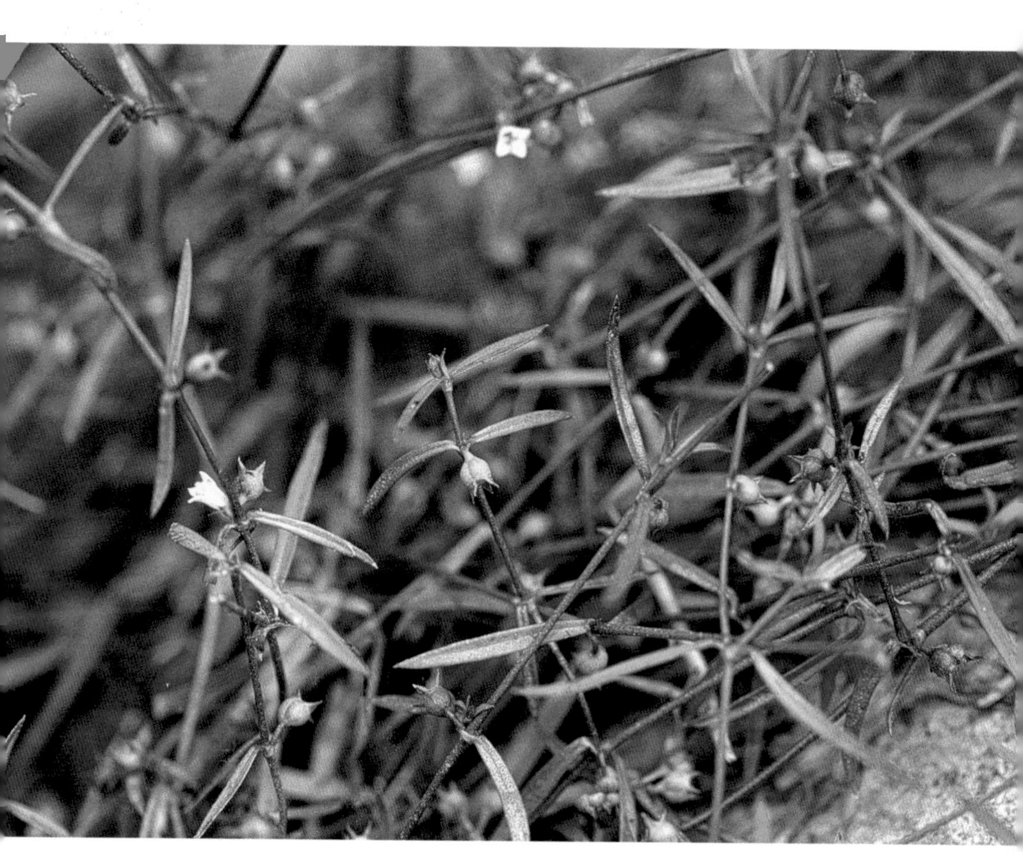

白花蛇舌草結果了

Leonurus sibiricus L.

益母草

看到「益母草」這個名字，想必大家對它的功效已經有了初步的了解，是的，它確實就是「對母親有益處」的藥草，全株皆可入藥，花色常見紅、白兩種，

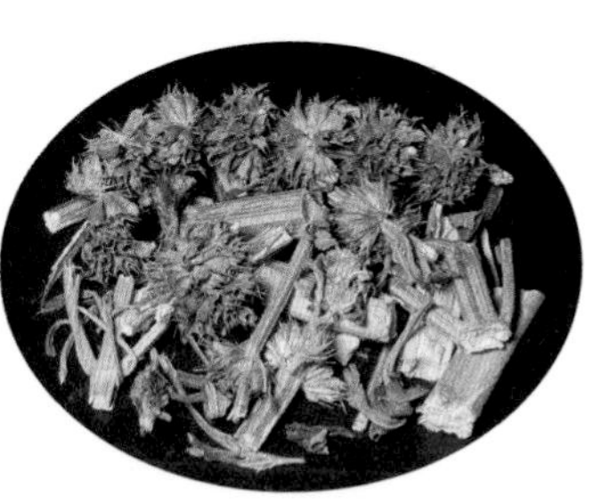
益母草藥材

在中國最早的詩歌總集《詩經》中已有收載，紅花者名為「蓷」，白花者名為「萑」(蓷、萑，皆音ㄊㄨㄟ)，到了《神農本草經》時期，則以「茺蔚」之名收錄，又名「益母」，並將之列為上品，李時珍為其釋名曰：「此草及子皆茺盛密蔚，故名茺蔚。其功宜于婦人及明目益精，故有益母之稱」，現今多以「益母草」一名稱之。

一般所稱的「益母草」，多指開紅花的益母草，它也是益母草藥材之正品，由於其葉形與艾草近似，也

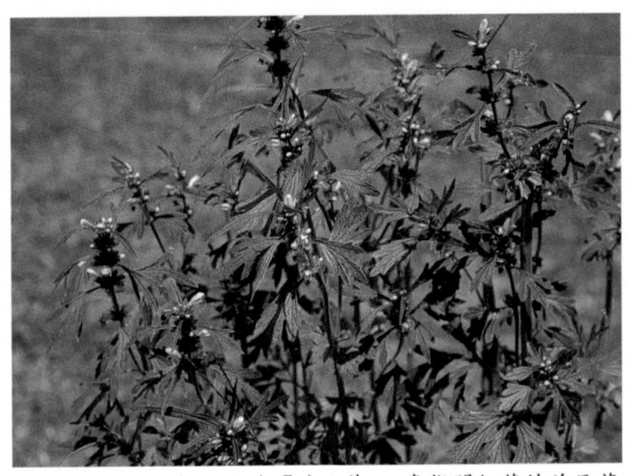
一般所稱的「益母草」，多指開紅花的益母草

有人稱它為「益母艾」，鄉間多以其相似的諧音「鴨母草」(臺語)來稱呼它。但在臺灣民間的用藥習慣，仍公認以白花益母草〔*L. sibiricus* L. forma *albiflora* (Miq.) Hsieh〕入藥較佳，通常是在夏季生長茂盛而花未全開時，採收地上部分，曬乾後使用，全草有利水、調經、活血之效，能治腳氣浮腫、月經不調、胎漏難產、胞衣不下、產後血暈、血崩、尿血、癰腫瘡瘍等，常與理血調經的方劑搭配使用。在大陸江南農村中，則常見年老婦女在宅前屋後種植益母草，於夏天採摘益母花，或加些紅棗煎湯吃，有很好的補血功效。

「茺蔚子」也是中藥材之一，為益母草的乾燥成熟果實，呈三稜形，一端扁平，一端稍尖，有解熱、順氣

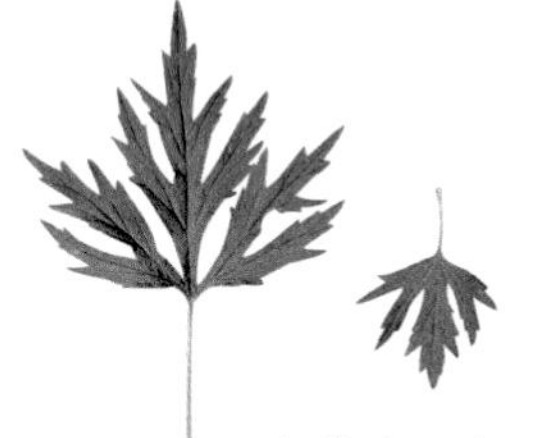

白花益母草的葉形多變

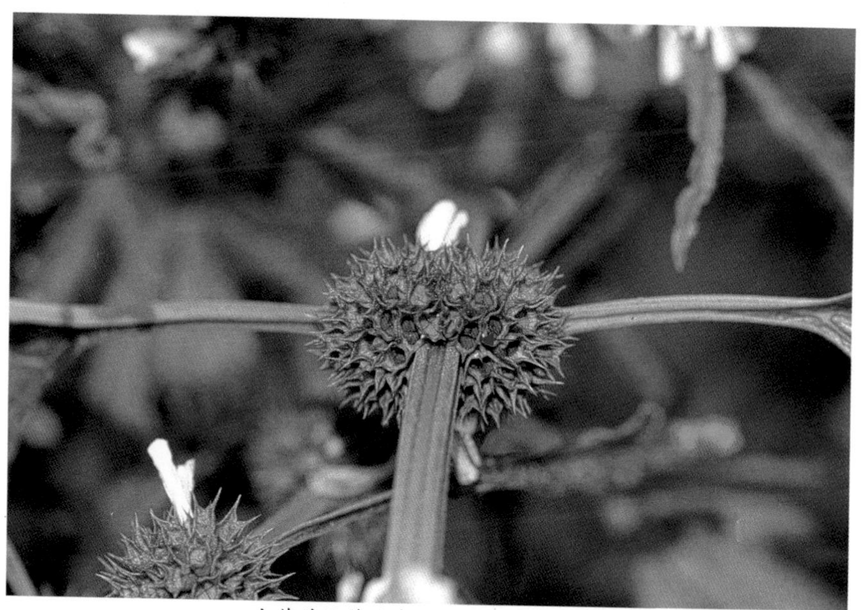

白花益母草具有4枚小堅果(箭頭處)，此爲唇形科特徵之一

活血、疏風清熱之效，功用與益母草基本相同，但在破瘀之中兼有收斂作用，行血的同時又兼有補益作用，適宜治療月經過多或血崩不止，常與止血藥如當歸炭、血餘炭等同用。另外，茺蔚子還有明目之效，代表方為茺蔚子丸，主治病後體虛所致的眼花目昏和眼生翳膜等症。

不過，使用茺蔚子時仍須以醫師處方為主，因曾有報導指出，服食大量的茺蔚子易發生中毒現象，其表現為出汗虛脫、全身無力、酸麻疼痛、下肢活動困難等癱瘓狀態，需即時送醫處理，這是要請大家多多注意的。

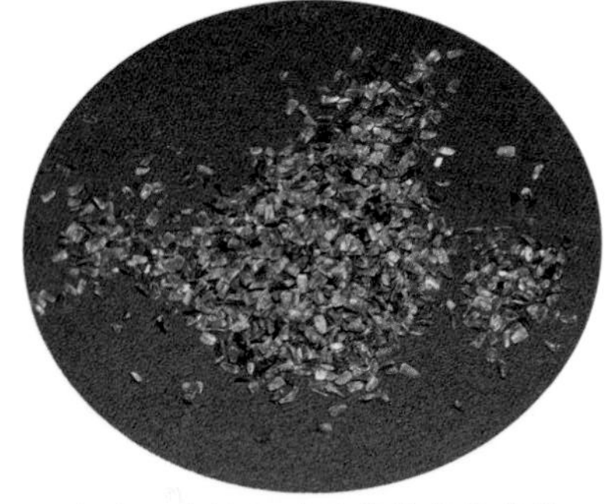

茺蔚子藥材爲益母草的乾燥成熟果實，呈三稜形，又名三角子

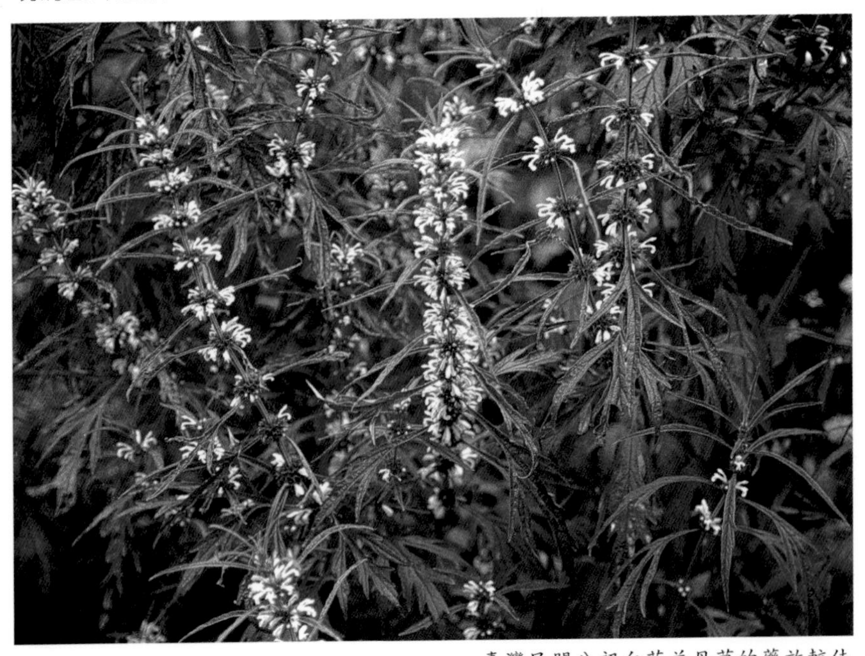

臺灣民間公認白花益母草的藥效較佳

益母草的故事

相傳在江南的一個鄉村裡，住著一位心地善良的姑娘，名叫秀娘，婚後不久，便懷了孕。有一天，秀娘正在家裡紡棉花，突然一隻受傷的黃麂(ㄐㄧˇ，獸名，皮極細軟，可製手套、長袋等物)跑進了屋內，仰頭對她"各各"直叫，樣子十分可憐。秀娘看到遠處有位獵人，正朝這邊追來，善良的秀娘趕緊把黃麂藏到自己的坐凳下，再用衣裙遮蓋起來。不久，獵人追到秀娘家的門口，問道：「大嫂，有看到一隻受傷的黃麂嗎？」秀娘不慌不忙地一邊紡棉花一邊說：「已經往東邊去了。」獵人立即向東追去。秀娘放出黃麂，說：「快快向西邊逃跑吧！」黃麂好像聽懂了她的話，屈膝下跪，連連叩頭，然後往西逃走了。

過些時日，秀娘臨盆了，不幸難產，接生婆也束手無策，雖吃了催生藥，也無效驗，一家人急得團團轉，嗚嗚直哭。此時，門外傳來"各各"的叫聲，秀娘一看，正是那隻她曾救過的黃麂，只見它嘴裡叼著一棵香草，慢慢地走到她的床前，仰頭對著秀娘"各各"直叫，雙眼含著淚水，顯得十分親切。秀娘明白了黃麂的來意，便叫大夫把香草從黃麂的嘴裡接過來，它才點頭而去。

秀娘服下了香草煎的湯藥，疼痛漸止，渾身輕鬆，沒多久，嬰兒"哇哇"墜地。秀娘知道了這種草的用處，於是採了許多栽種在房前屋後，專門給產婦生孩子服用，並稱它為「益母草」。

本套書重要藥草花語節錄

毛地黃：謊言（上冊；第78頁）

向日葵：崇拜、敬慕（下冊；第136頁）

安石榴：豐饒（上冊；第76頁）

百　合：尊敬、純潔、百年好合（下冊；第56頁）

西番蓮：聖愛（下冊；第162頁）

夾竹桃：咒罵（上冊；第148頁）註：黃花夾竹桃代表深刻的友情。

牡　丹：富貴（上冊；第10頁）

虎耳草：情愛（下冊；第104頁）

金銀花：獻愛、誠愛（上冊；第18頁）註：若名稱改為忍冬則代表背棄。

長春花：追憶（上冊；第80頁）

茉莉花：你屬於我（下冊；第190頁）

桑樹類：不尋常（上冊；第44頁）

桃　花：愛慕（下冊；第148頁）

馬鞭草：正義、期待（下冊；第106頁）

曼陀羅類：詐情、騙愛（上冊；第52頁）

梅　花：高潔、貞節（下冊；第100頁）

牽牛花類：稍縱即逝、矯飾（下冊；第114頁）

無花果：爭論（下冊；第194頁）

紫茉莉：臆測、猜忌（上冊；第68頁）

腎　蕨：神祕、魅力（下冊；第14頁）

酢漿草：歡悅（上冊；第174頁）

鳳仙花：紀念、不耐、性急（下冊；第130頁）

薄　荷：感情溫暖、美德、再愛我一次（上冊；第198頁）

植物花語選定的大原則

1.根據外表：
高：高貴
低：卑微
爬藤：依附、寄生
有刺：麻煩
無刺：不麻煩

2.根據生長：
春天再生：永生
脆弱：敏感
花期甚長：不死
生長環境惡劣：勇氣
普遍生長：民主
不持久：死亡

3.根據香氣：
芳香：靈性
不香：不具靈性

4.根據顏色：
紅色：愛情、熱情、害羞
黃色：不忠實或其他負面特質
綠色：希望
藍色：高貴
紫色：權力、尊貴
白色：純潔、天真、率直
黑色：死亡、悲傷、哀悼

玫瑰花之數字物語

1朵 你是唯一
2朵 你儂我儂
3朵 我愛你
4朵 誓言、承諾
5朵 無悔
6朵 順利
7朵 喜相逢
8朵 彌補
9朵 堅定的愛
10朵 完美的你，十全十美
11朵 一心一意、最美
12朵 心心相印
13朵 暗戀
17朵 好聚好散
20朵 此情不渝
21朵 最愛
22朵 雙雙對對
24朵 思念
33朵 我愛你，三生三世
36朵 海誓山盟
44朵 至死不渝
50朵 無悔的愛
56朵 吾愛
57朵 吾愛吾妻
66朵 情場順利，真愛不變
77朵 有緣相逢
88朵 用心彌補
99朵 長相守
100朵 白頭偕老，百年好合
101朵 唯一的愛
108朵 求婚
110朵 無盡的愛
144朵 愛你生生世世
365朵 天天想你
999朵 天長地久
1001朵 直到永遠

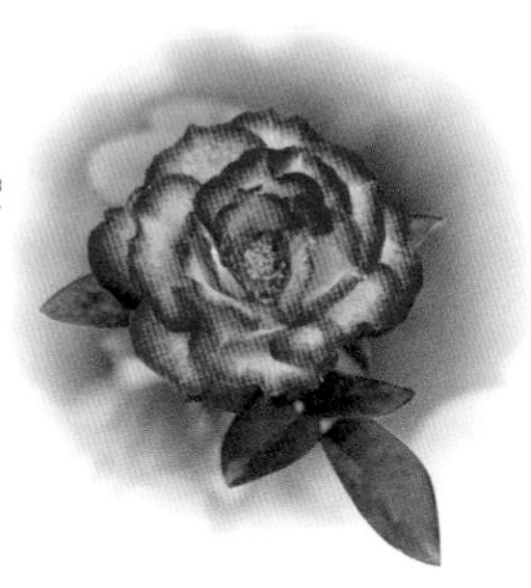

擴充閱讀書籍

(一) 本草學及醫學

朱橚(明) 1996 救荒本草 北京：中醫古籍出版社。

朱曉光、朱玲玲等 1999 嶺南本草古籍三種 北京：中國醫藥科技出版社。

李飛 2002 方劑學(上、下冊) 北京：人民衛生出版社。

李時珍(明) 1994 本草綱目 臺北市：國立中國醫藥研究所。

汪訒庵(清) 1986 醫方集解、本草備要 臺北市：文光圖書有限公司。

吳其濬(清) 1992 植物名實圖考 臺北市：世界書局。

吳其濬(清) 1991 植物名實圖考長編 臺北市：世界書局。

那琦 2000 本草學 臺北市：國立中國醫藥研究所。

那琦、謝文全、李一宏輯校 1989 重輯嘉祐補註神農本草[宋．掌禹錫等] 臺中市：私立中國醫藥學院中國藥學研究所。

那琦、謝文全、林麗玲輯校 1988 重輯本草拾遺[唐．陳藏器] 臺中市：華夏文獻資料出版社。

岡西為人 1982 重輯新修本草[唐．蘇敬等] 臺北市：國立中國醫藥研究所。

尚志鈞輯校 1998 開寶本草[宋．劉翰、馬志等]輯復本 合肥：安徽科學技術出版社。

尚志鈞輯校 2003 食療本草[唐．孟詵撰，唐．張鼎增補]考異本 合肥：安徽科學技術出版社。

胡乃長、王致譜輯注 1988 圖經本草[宋．蘇頌]輯復本 福州：福建科學技術出版社。

孫思邈(唐) 1990 備急千金要方 臺北市：國立中國醫藥研究所。

孫星衍、孫馮翼輯錄(清) 1985 神農本草經[後漢] 臺北市：五洲出版社。

唐慎微等(宋) 1977 經史證類大觀本草(柯氏本) 臺南市：正言出版社。

唐慎微等(宋) 1976 重修政和經史證類備用本草(金．張存惠重刊) 臺北市：南天書局有限公司。

國家中醫藥管理局《中華本草》編委會 1999 中華本草(1～10冊) 上海：上海科學技術出版社。

國家中醫藥管理局《中華本草》編委會 2002 中華本草(藏藥篇) 上海：上海科學技術出版社。

寇宗奭(宋) 1987 本草衍義(重刊) 臺中市：華夏文獻資料出版社。

鄭金生、劉暉楨、王立、張同君校點 1990 食物本草[元．李杲編輯，明．李時珍參訂，明．姚可成補輯] 北京：中國醫藥科技出版社。

謝文全 2000 本草學 臺中市：私立中國醫藥學院中國藥學研究所。

(二) 藥用植物學及藥材學

方鼎、沙文蘭、陳秀香、羅金裕、高成芝、陶一鵬、覃德海 1986 廣西藥用植物名錄 南寧

：廣西人民出版社。

甘偉松 1991 藥用植物學 臺北市：國立中國醫藥研究所。

江蘇新醫學院 1992 中藥大辭典(上、下冊) 上海：上海科學技術出版社。

呂明方、王福大等 1996 常用中藥材圖鑑 臺北市：渡假出版社有限公司。

邱年永 1991 百草茶原植物 臺中市：弘祥出版社。

邱年永、張光雄 1983～2001 原色臺灣藥用植物圖鑑(1～6冊) 臺北市：南天書局有限公司。

洪心容、黃世勳 2004 臺灣鄉野藥用植物(1) 臺中市：文興出版事業有限公司。

徐國鈞、何宏賢、徐珞珊、金蓉鸞等 1996 中國藥材學(上、下冊) 北京：中國醫藥科技出版社。

許鴻源 1972 臺灣地區出產中藥藥材圖鑑 臺北市：行政院衛生署中醫藥委員會。

張永勳等 2000 臺灣原住民藥用植物彙編 臺北市：行政院衛生署中醫藥委員會。

張賢哲、蔡貴花 1992 中藥炮製學 臺中市：私立中國醫藥學院。

雲南省藥材公司 1993 雲南中藥資源名錄 北京：科學出版社。

馮耀南、莫宗明、黃文青、高明、劉明、陳學鵬、蘇耀富、劉儉 1990 常用中藥材真偽鑑別 廣州：廣東科技出版社。

楊春澍等 2002 藥用植物學 上海：上海科學技術出版社。

閻文玫等 1999 實用中藥彩色圖譜 北京：人民衛生出版社。

蕭培根、連文琰等 1998 原色中藥原植物圖鑑(上、下冊) 臺北市：南天書局有限公司。

(三) 植物學

中國科學院植物研究所 1972～1983 中國高等植物圖鑑(1～5冊)及補編(1、2冊) 北京：科學出版社。

中國科學院植物研究所 1991 中國高等植物科屬檢索表 臺北市：南天書局有限公司。

呂福原、歐辰雄、呂金誠 1997～2001 臺灣樹木解說(1～5冊) 臺北市：行政院農業委員會。

姚榮鼐 1996 臺灣維管束植物植種名錄 南投縣：國立臺灣大學農學院實驗林管理處。

侯寬昭等 1991 中國種子植物科屬詞典(修訂版) 臺北市：南天書局有限公司。

陳德順、胡大維 1976 臺灣外來觀賞植物名錄 臺北市：台灣省林業試驗所育林系。

郭城孟、楊遠波、劉和義、呂勝由、施炳霖、彭鏡毅、林讚標 1997～2002 臺灣維管束植物簡誌(1～6卷) 臺北市：行政院農業委員會。

黃增泉 1997 植物分類學 臺北市：南天書局有限公司。

彭仁傑、許再文、曾彥學、黃士元、文紀鑾、孫于卿 1993 臺灣特有植物名錄 南投縣：臺灣省特有生物研究保育中心。

楊再義等 1982 臺灣植物名彙 臺北市：天然書社有限公司。

臺灣植物誌第二版編輯委員會 1993～2003 臺灣植物誌第二版(1～6卷) 臺北市：臺灣植物誌第二版編輯委員會。

鄭武燦 2000 臺灣植物圖鑑(上、下冊) 臺北市：茂昌圖書有限公司。

劉棠瑞、廖日京 1980～1981 樹木學(上、下冊) 臺北市：臺灣商務印書館股份有限公司。

(四) 研究報告

那琦、謝文全 1976 重輯名醫別錄[魏晉]全文 私立中國醫藥學院研究年報 7：259-348。

那琦、謝文全、童承福 1990 嘉祐補注神農本草所引日華子諸家本草之考察 私立中國醫藥學院中國藥學研究所。

那琦、甘偉松、陳正川、吳琇卿 1982 臺灣產葛根之生藥學研究 私立中國醫藥學院研究年報 13：251-299。

那琦、謝明村、蔡輝彥、張永勳、謝文全 1995 神農本草經之考察與重輯 私立中國醫藥學院中國藥學研究所。

東丈夫、名越規 朗、賴榮祥 1970 山豆根之生藥學研究 私立中國醫藥學院研究年報 1：137-147。

林俊清、宋端靖 1993 藤三七之藥理學及病理學研究 私立高雄醫學院藥學研究所。

林慧怡、郭盛助、李珮端、林宗旦 1988 藤三七植物中的新成分 私立中國醫藥學院研究年報 14：381-384。

張月江、趙淑明 1994 三七混淆品藤三七的鑑別 中草藥 25(10)：557。

鄭元春、蔡振聰、安奎 1986 臺灣蜜源植物之調查研究 臺灣省立博物館年刊 29：117-155。

Kupchan SM. Uchida I. Branfman AR. Dailey RG Jr. Fei BY. 1976. Antileukemic principles isolated from euphorbiaceae plants. Science. 191(4227):571-2.

Vanhaelen M. Vanhaelen-Fastre R. But P. Vanherweghem JL. 1994. Identification of aristolochic acid in Chinese herbs. Lancet. 343(8890):174.

(五) 其他

丁兆平 2003 趣味中藥 北京：人民衛生出版社。

丘應模 1988 臺灣之經濟作物 臺北市：臺灣商務印書館股份有限公司。

朱英杰 1999 百草趣聞錄 北京：華文出版社。

全中和、林學詩 2002 民俗植物(花蓮、宜蘭地區原住民部落) 花蓮縣：行政院農業委員會花蓮區農業改良場。

李雲昌、李江、馬百平 2000 藥趣 北京：軍事醫學科學出版社。

李瑞宗 1994 丹山草欲燃 臺北市：內政部營建署陽明山國家公園管理處。

洪心容、黃世勳 2002 藥用植物拾趣 臺中市：國立自然科學博物館。

洪心容、黃世勳 2003 花顏藥語(2004年日誌) 臺中市：文興出版事業有限公司。

馬文飛、李俊杰、王志剛 1999 百草藥用趣話 南昌：江西科學技術出版社。

曹克蘭 2003 聊醫珍經 上海：上海科學技術文獻出版社。

陳文達等 1993 臺灣縣志 南投市：臺灣省文獻委員會。

連雅堂 2001 臺灣通史 臺北市：黎明文化事業股份有限公司。

許喬木、邱年永 1989 原色野生食用植物圖鑑 臺北市：南天書局有限公司。

張碧員、張蕙芬 1997 臺灣野花365天(春夏、秋冬篇) 臺北市：大樹文化事業股份有限公司。

華惠倫、李世俊、邱蓮卿、趙爾宓 1992 動植物致毒的防治 臺北市：渡假出版社有限公司。

農委會臺灣農家要覽增修訂再版策劃委員會 1995 增修訂再版臺灣農家要覽農作篇(一、二) 臺北市：財團法人豐年社。

趙存義、趙春塘 2000 本草名考 北京：中醫古籍出版社。

鄭元春 1988 植物趣談 臺北市：臺灣省立博物館。

鄭元春 1992 有毒植物 臺北市：渡假出版社有限公司。

賴麗娟 2002 臺灣野果觀賞情報 臺中市：晨星出版有限公司。

薛聰賢 1999～2000 臺灣花卉實用圖鑑(1～12輯) 彰化縣：臺灣普綠有限公司。

薛聰賢 2000～2001 臺灣蔬果實用百科(1～3輯) 彰化縣：臺灣普綠有限公司。

鍾國基、林德勳 2003 植物解說事典 臺中市：晨星出版有限公司。

中文索引

※依筆劃順序排列

六劃

七劃

八劃

九劃

十劃

十一劃

十二劃

十三劃

外文索引

※依英文字母順序排列

植物圖片索引

※依科別排列

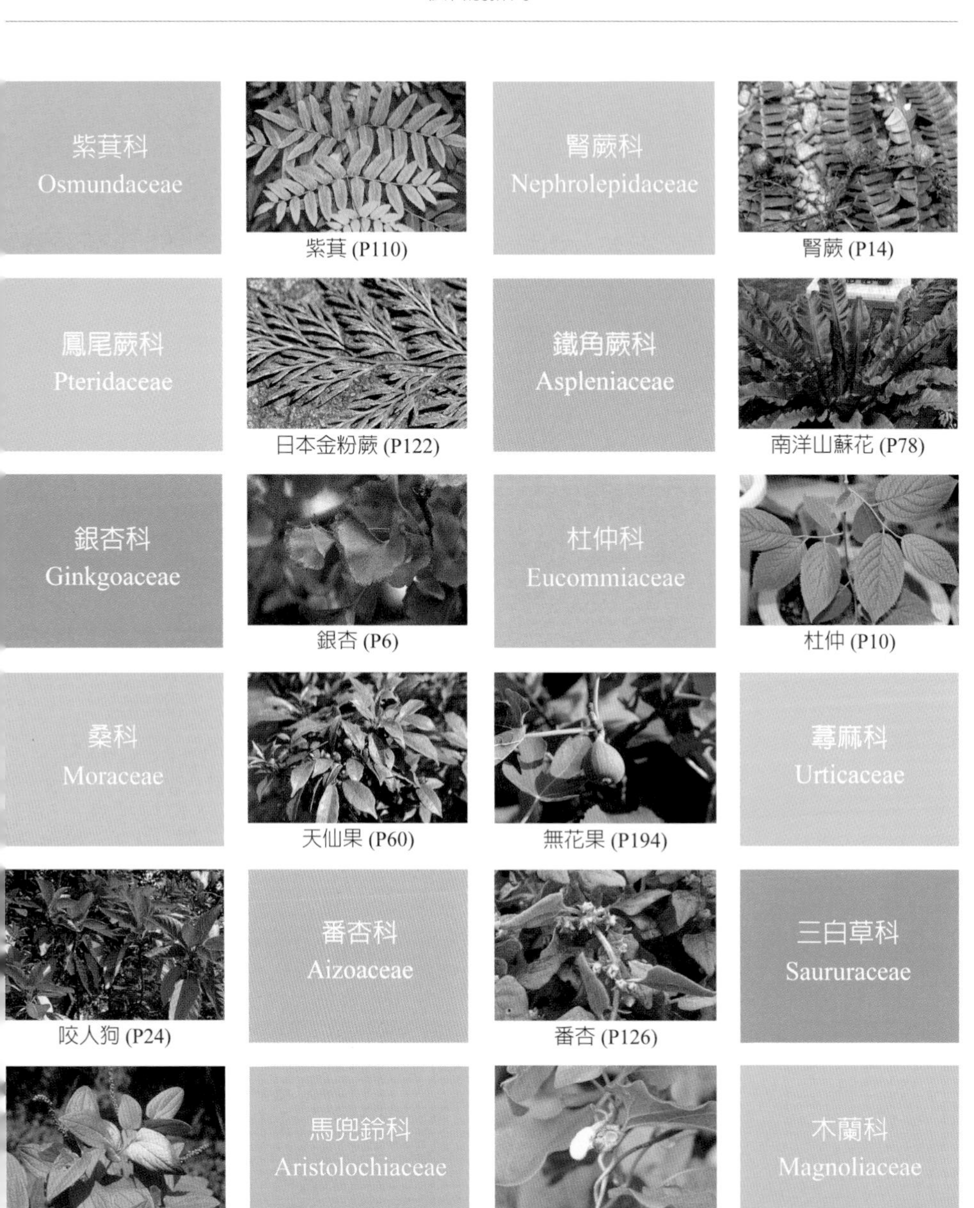

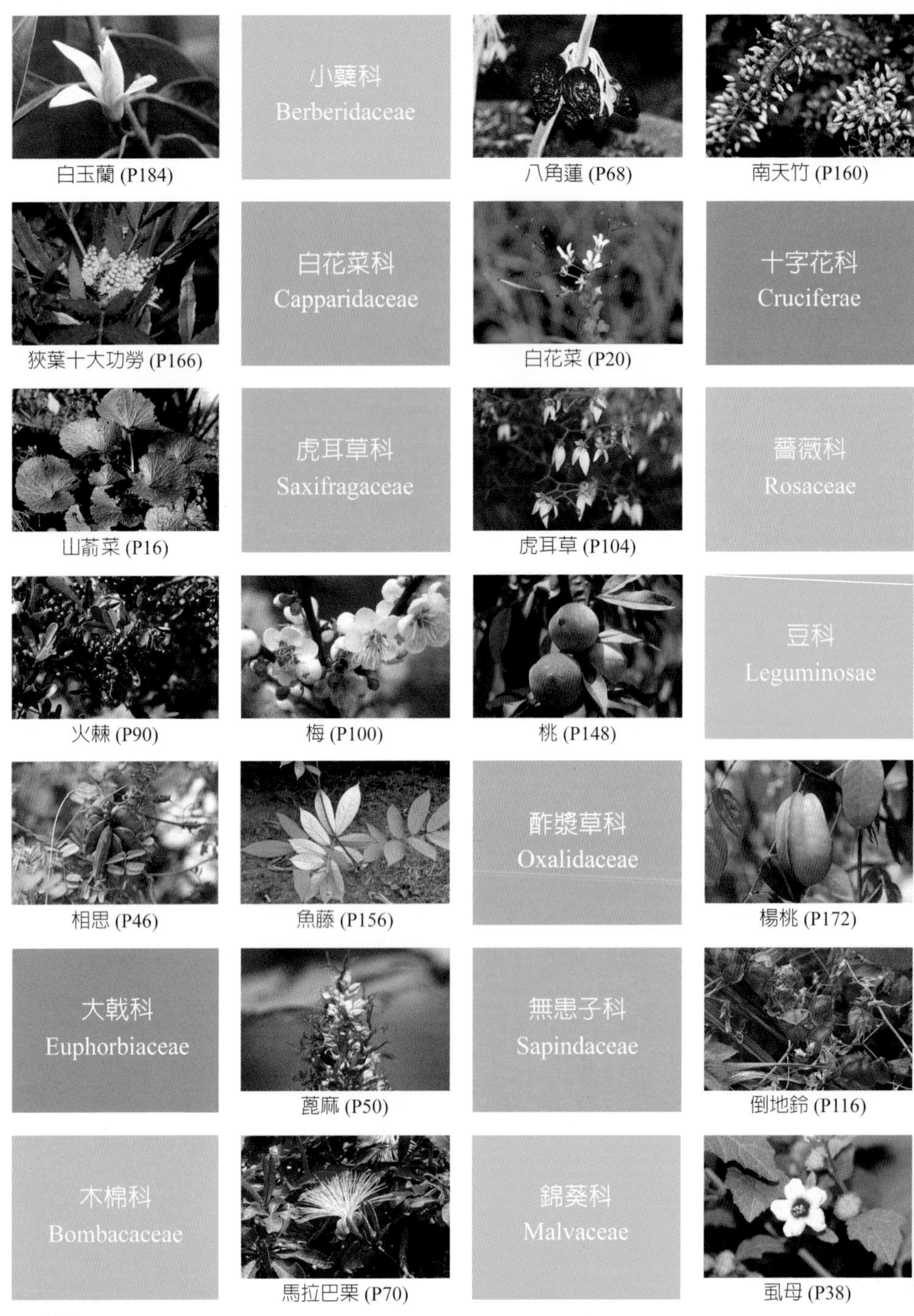
白玉蘭 (P184)
小蘗科
Berberidaceae
八角蓮 (P68)
南天竹 (P160)
狹葉十大功勞 (P166)
白花菜科
Capparidaceae
白花菜 (P20)
十字花科
Cruciferae
山葥菜 (P16)
虎耳草科
Saxifragaceae
虎耳草 (P104)
薔薇科
Rosaceae
火棘 (P90)
梅 (P100)
桃 (P148)
豆科
Leguminosae
相思 (P46)
魚藤 (P156)
酢漿草科
Oxalidaceae
楊桃 (P172)
大戟科
Euphorbiaceae
蓖麻 (P50)
無患子科
Sapindaceae
倒地鈴 (P116)
木棉科
Bombacaceae
馬拉巴栗 (P70)
錦葵科
Malvaceae
虱母 (P38)

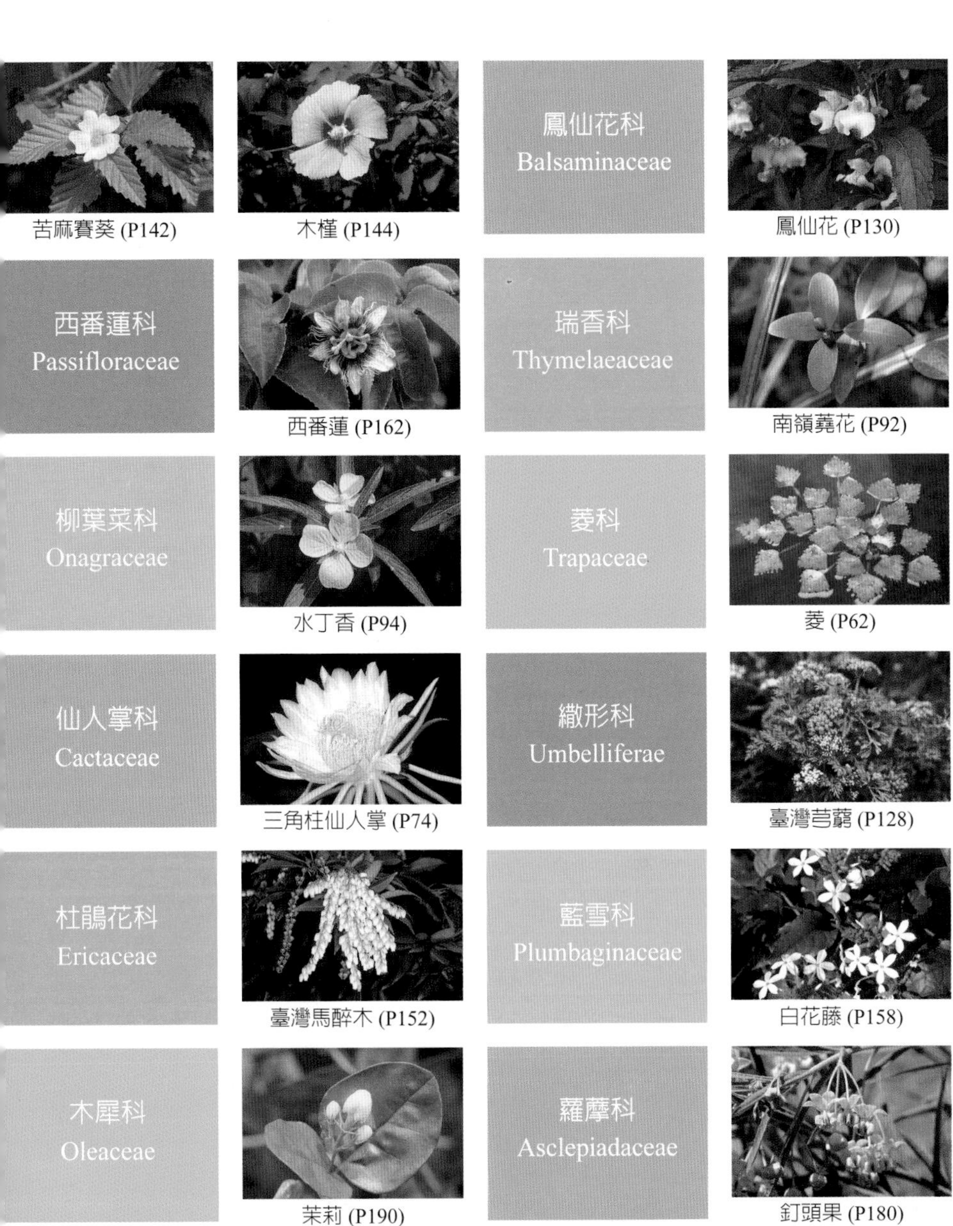

苦麻賽葵 (P142)

木槿 (P144)

鳳仙花科
Balsaminaceae

鳳仙花 (P130)

西番蓮科
Passifloraceae

西番蓮 (P162)

瑞香科
Thymelaeaceae

南嶺蕘花 (P92)

柳葉菜科
Onagraceae

水丁香 (P94)

菱科
Trapaceae

菱 (P62)

仙人掌科
Cactaceae

三角柱仙人掌 (P74)

繖形科
Umbelliferae

臺灣芎藭 (P128)

杜鵑花科
Ericaceae

臺灣馬醉木 (P152)

藍雪科
Plumbaginaceae

白花藤 (P158)

木犀科
Oleaceae

茉莉 (P190)

蘿藦科
Asclepiadaceae

釘頭果 (P180)

茜草科
Rubiaceae

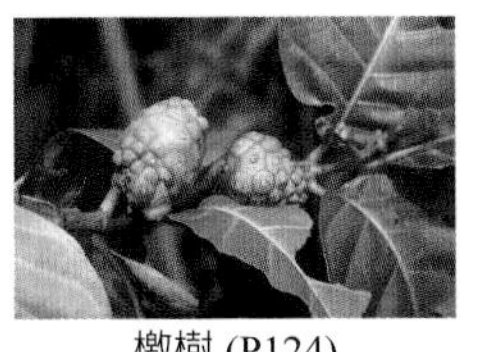

欖樹 (P124)

對面花 (P196)

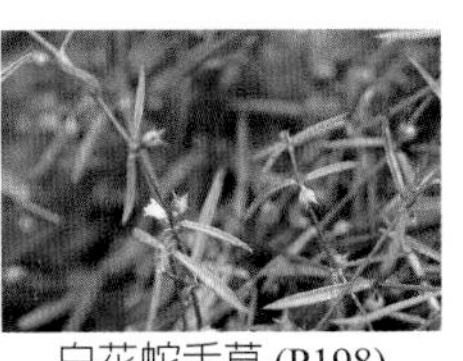

白花蛇舌草 (P198)

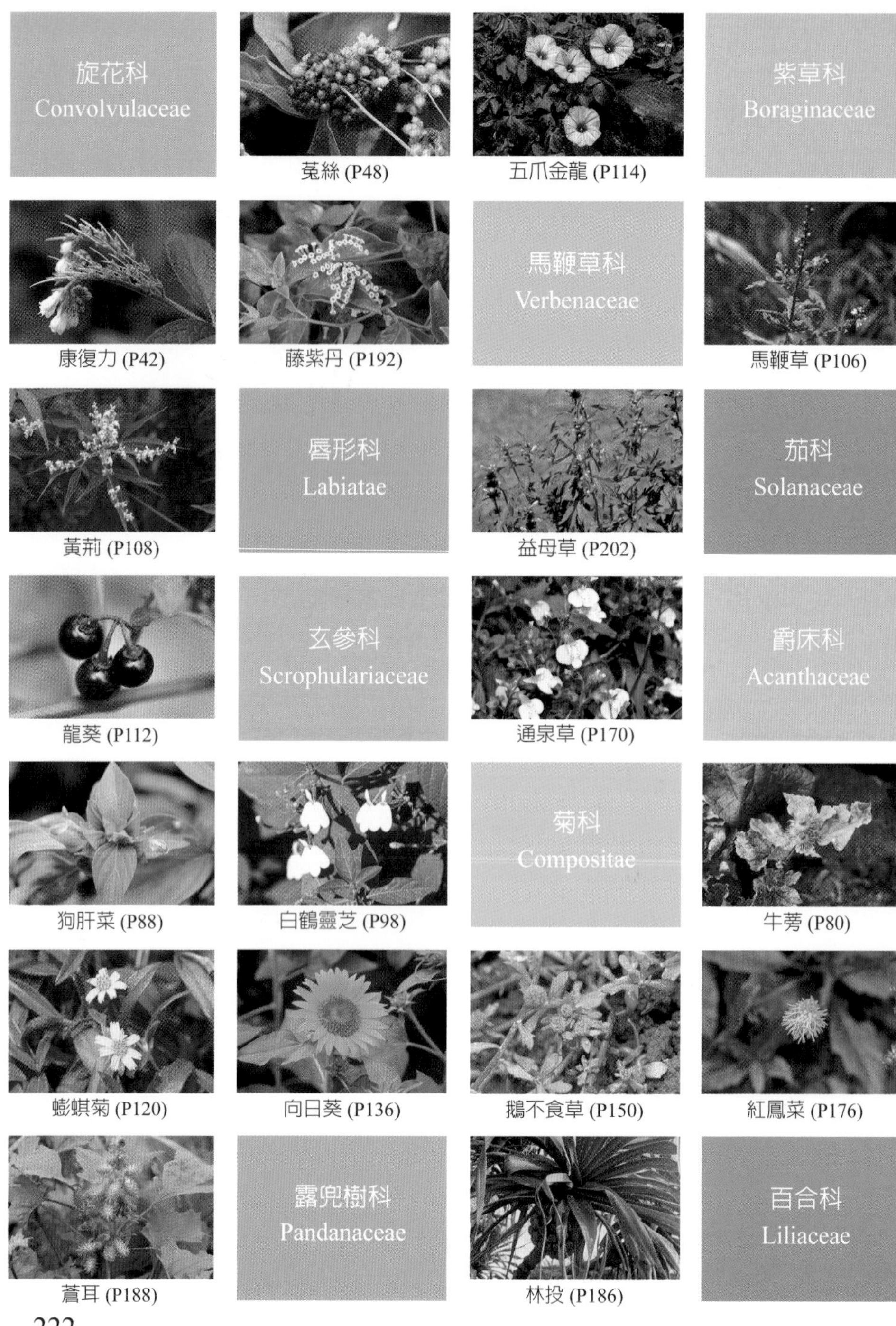

菟絲 (P48)
五爪金龍 (P114)
康復力 (P42)
藤紫丹 (P192)
馬鞭草 (P106)
黃荊 (P108)
益母草 (P202)
龍葵 (P112)
通泉草 (P170)
狗肝菜 (P88)
白鶴靈芝 (P98)
牛蒡 (P80)
蟛蜞菊 (P120)
向日葵 (P136)
鵝不食草 (P150)
紅鳳菜 (P176)
蒼耳 (P188)
林投 (P186)

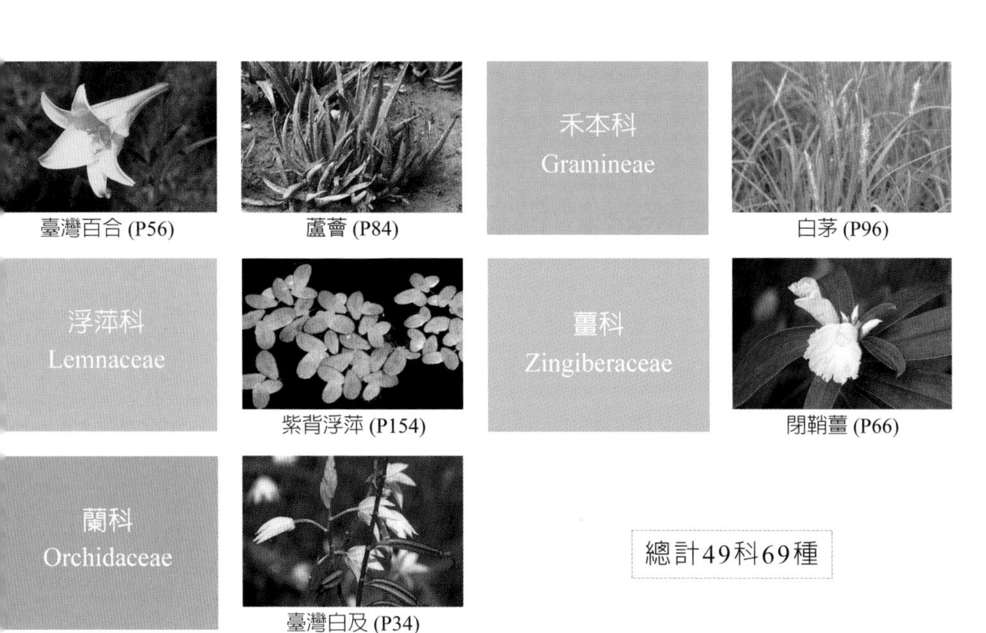

臺灣百合 (P56)　蘆薈 (P84)　白茅 (P96)

紫背浮萍 (P154)　閉鞘薑 (P66)

臺灣白及 (P34)

總計49科69種

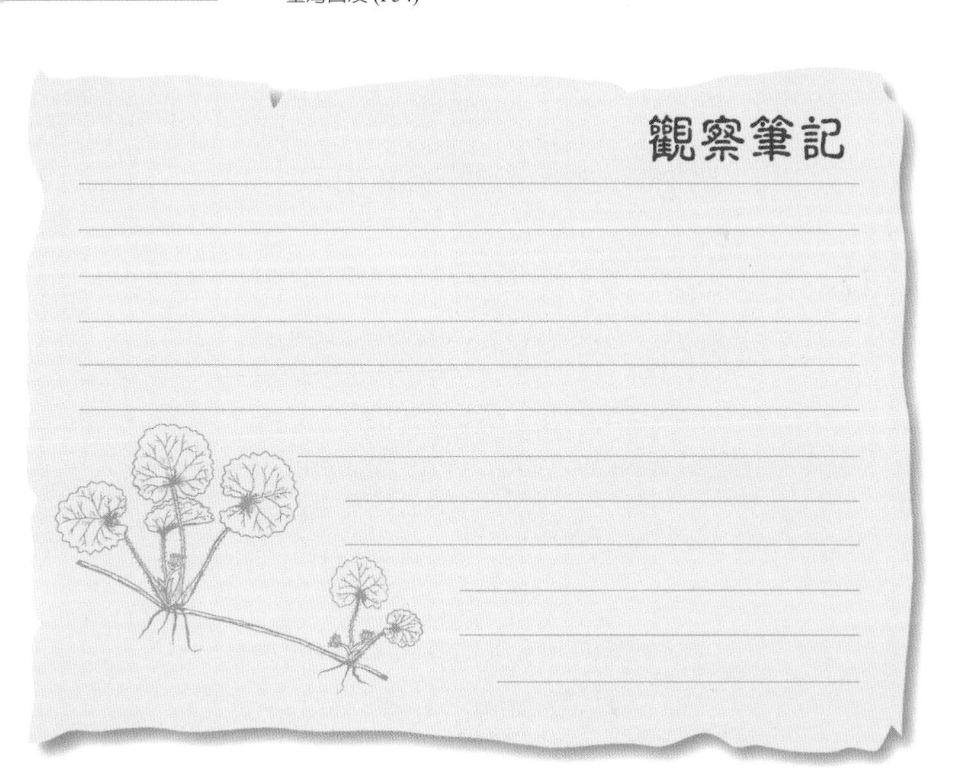

國家圖書館出版品預行編目資料

趣談藥用植物 / 洪心容, 黃世勳, 黃啓睿合著.
-- 初版. -- 臺中市 : 文興出版, 2004-
〔民93- 〕
冊; 公分
參考書目:面
含索引
ISBN 957-28932-4-6(上冊 : 精裝)
ISBN 957-29955-1-0(下冊 : 精裝)
ISBN 957-29955-2-9(全套 : 精裝)

1. 藥材 2. 藥用植物
414.31 93001084

中華日報專欄

趣談藥用植物 下

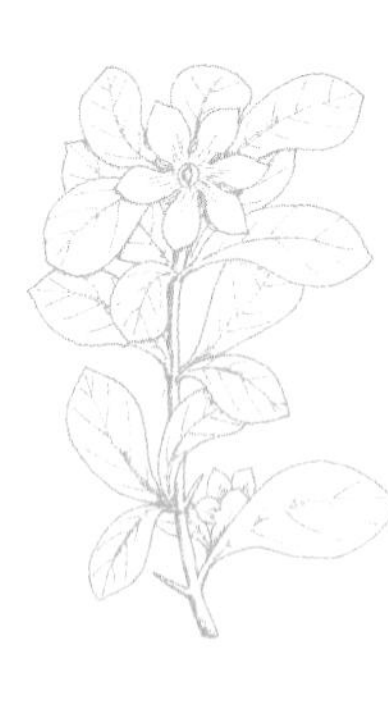

出版者:文興出版事業有限公司
地址:臺中市西屯區漢口路2段231號
電話:(04)23160278 傳真:(04)23124123
E-mail: wenhsin.press@msa.hinet.net
發行人:洪心容
總策劃:黃世勳
作者:洪心容、黃世勳、黃啓睿
繪圖:黃世勳、洪心容、葉美杏
攝影:黃世杰、黃世勳、洪心容
色彩監製:賀曉帆
版面構成:方莉惠
封面設計:方莉惠
總經銷:紅螞蟻圖書有限公司
地址:臺北市內湖區舊宗路2段121巷28號4樓
電話:(02)27953656 傳真:(02)27954100
印刷:鹿新印刷有限公司
地址:彰化縣鹿港鎮民族路304號
電話:(04)7772406 傳真:(04)7785942
初版:西元2004年9月
定價:新臺幣450元整
ISBN:957-29955-1-0(下冊:精裝)
957-29955-2-9(全套:精裝)

郵政劃撥

戶名:文興出版事業有限公司 帳號:22539747